Integration und Effizienz im Gesundheitswesen

Instrumente und ihre Evidenz
für die
integrierte Versorgung

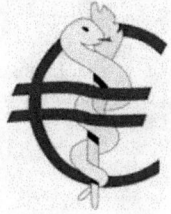

Integration und Effizienz im Gesundheitswesen

Instrumente und ihre Evidenz
für die
integrierte Versorgung

Stefan Sohn

Sohn, Stefan

Universität Erlangen-Nürnberg
Lehrstuhl für Gesundheitsmanagement
Lange Gasse 20
90403 Nürnberg, Deutschland

Integration und Effizienz im Gesundheitswesen - Instrumente und ihre Evidenz für die
integrierte Versorgung
Schriften zur Gesundheitsökonomie 8, HERZ, Burgdorf, 2006
Zugl.: Erlangen, Nürnberg, Univ., Diss., 2006
ISBN 3-936863-07-5

Herstellung: Books on Demand GmbH, Norderstedt

Inhaltsverzeichnis

Abbildungsverzeichnis

Abbildungsverzeichnis

Tabellenverzeichnis

Abkürzungsverzeichnis

AABG	Arzneimittelausgabenbegrenzungsgesetz
AAPCC	Adjusted Average Per Capita Cost
AFDC	Aid for Families with Dependent Children
AG	Aktiengesellschaft
AOK	Allgemeine Ortskrankenkasse
AQUA	Institut für angewandte Qualitätsförderung und Forschung im Gesundheitswesen GmbH
ARC	Aggregated Rx Categories
ATC	Anatomisch-Therapeutisch-Chemische Klassifikation
BDT	Behandlungsdatenträger
BEK	Barmer Ersatzkasse
BIP	Bruttoinlandsprodukt
BSC	Balanced Scorecard
CC	Condition Category
CDS	Chronic Disease Score
CT	Computer Tomographie
DCG	Diagnostic Cost Group
DDD	Defined Daily Doses
DICOM	Digital Imaging and Communications in Medicine
DKR	Deutsche Kodierrichtlinien
DMD	Disease Modifying Drug
DMP	Disease Management Programm
DRG	Diagnosis Related Group
EBM	Einheitlicher Bewertungsmaßstab
EGK	Elektronische Gesundheitskarte
ELV	Einzelleistungsvergütung
EPA	Elektronische Patientenakte
ETG	Episode Treatment Group
EU/BU	Erwerbs-/Berufsunfähigkeit
GBA	Gemeinsamer Bundesausschuss der Ärzte und Krankenkassen
GEK	Gmünder Ersatzkasse
GKV	Gesetzliche Krankenversicherung
GMG	GKV-Modernisierungsgesetz
GOÄ	Gebührenordnung Ärzte

GRG	Gesundheitsreformgesetz
HAM	Hausarztmodell
HCC	Hierarchical Condition Category
HEDIS	Health Plan Employer Data and Information Set
HMO	Health Maintenance Organization
HSK	Dr.-Horst-Schmidt-Kliniken
ICD	International Classification of Diseases
ICD-9-CM	International Classification of Diseases - Version 9 - Clinical Modification
ICD-10-GM	International Classification of Diseases - Version 10 - German Modification
IDA	Initiative Demenzversorgung in der Allgemeinmedizin
IDS	Integrated Delivery System
IGeL	Individuelle Gesundheitsleistung
IGES	Institut für Gesundheits- und Sozialforschung
IQWiG	Institut für Qualität und Wirtschaftlichkeit im Gesundheitswesen
IT	Informationstechnologie
IV	Integrierte Versorgung
KAM	Key Account Management
KBV	Kassenärztliche Bundesvereinigung
KHG	Krankenhausfinanzierungsgesetz
KHK	Koronare Herzkrankheit
KIS	Klinikinformationssystem
KV	Kassenärztliche Vereinigung
KVB	KV Bayern
MBO	Musterberufsordnung
MDK	Medizinischer Dienst der Krankenkassen
MQMH	Medizinische Qualitätsgemeinschaft Modell Herdecke
MRT	Magnet Resonanz Tomographie
MS	Multiple Sklerose
MSD	Merck, Sharp & Dohme
MVZ	Medizinisches Versorgungszentrum
NDC	National Drug Code
NHS	National Health Service
NICE	National Institute for Clinical Excellence
NQMC	National Quality Measures Clearinghouse
OPS	Operationen- und Prozedurenschlüssel

OTC	Over The Counter (freiverkäuflich)
PACS	Picture Archiving and Communication System
PCG	Pharmacy-based Cost Group
PDD	Prescribed Daily Doses
PKV	Private Krankenversicherung
PNN	Praxisnetz Nürnberg-Nord
PPMC	Physician Practice Management Company
PR	Predictive Ratio
PTZ	Pharmakotherapeutische Qualitätszirkel
PVS	Praxisverwaltungssystem
PZN	Pharmazentralnummer
QM	Qualitätsmanagement
RIS	Radiology Information System
RLV	Regelleistungsvolumen
ROI	Return on Investment
RSA	Risikostrukturausgleich
SGB	Sozialgesetzbuch
SVR	Sachverständigenrat
TCO	Total Cost of Ownership
TEP	Totalendoprothese
TTM	Transtheoretisches Modell
UWG	Gesetzes gegen den Unlauteren Wettbewerb
VCS	VDAP Communication Standard
WIdO	Wissenschaftliches Institut der AOK
WMS	Workflow Management System

1. Einleitung

Modernes Leben in einer westlichen Demokratie bedeutet Unabhängigkeit und Freiheit. Dieses wird ermöglicht durch eine Befreiung von vielerlei Zwängen und die in vielen Fällen staatlich geregelte Pufferung von natürlichen und sozialen Härten, die den modernen Menschen in die Lage versetzt sich unabhängig und frei in immer größerem Maße der Optimierung seiner Lebensqualität zu widmen. Diese sozialpolitische Vision war in den letzten Jahrzehnten für weite Teile der Bevölkerungen der westlichen Welt Realität.

Phänomene wie Arbeitslosigkeit, mangelnde Wirtschaftskraft, hohe Scheidungsraten, ein hohes Niveau bei Frühberentungen, zunehmende Inzidenz- und Prävalenzraten bei psychischen und chronischen somatischen Erkrankungen und leere Kassen der Sozialversicherungen, die zunehmend das öffentliche Erscheinungsbild und den öffentlichen Diskurs prägen, waren in dieser Vision nicht vorgesehen.

Erklärungsansätze für diese Erscheinungen existieren verschiedene. Der Marx'-sche Entfremdungsbegriff, primär bezogen auf die taylorisierten Arbeitsprozesse, ist hier einer der bekanntesten.[1] Eine interessante Verfeinerung dieses Ansatzes bietet Nefiodow, der neben der grundsätzlichen Entfremdung des Menschen von seiner Natur weitere konkrete Ursachen aufführt; unter anderem die nachlassende Bedeutung der Religion und die zunehmende Psychologisierung in modernen Gesellschaften, die er für die individuelle und gesellschaftliche Zerrissenheit mit allen ihren negativen Folgen im sozialen, psychosozialen und medizinischen Umfeld hauptsächlich verantwortlich macht. Als Lösungspunkt sieht Nefiodow die Chance, im 6. Kondratieffzyklus einen Paradigmenwechsel in Richtung Ganzheitlichkeit zu bewirken. Konkret argumentiert er, dass bei dem anstehenden Übergang von der Produktions-, über die Informations-, hin zur Wissensgesellschaft eine Effizienzsteigerung innerhalb der westlichen Volkswirtschaften erforderlich ist. Das gebotene Denkmodell geht davon aus, dass eine für den weiteren Bestand und die Finanzierbarkeit des westlichen Wohlstands benötigte Steigerung der

---

[1] Vgl. Marx, K. (1985), S. 512.

Produktivität hauptsächlich über den Abbau innergesellschaftlicher Entropien und damit einhergehender Effizienzsteigerungen einhergehen muss.[2]

Erreichbar werden innergesellschaftliche Verbesserungen dieser Art nur über eine deutliche Anhebung der psychosozialen Gesundheit, die neben dem bisherigen hauptsächlich somatisch bezogenen Gesundheitsbegriff zunehmend an Bedeutung gewinnen wird bzw. werden muss. Es wird ein bereits mehrfach postuliertes Umdenken erforderlich vom kurativen medizinischen Reparaturbetrieb zur ganzheitlichen präventiven Gesunderhaltung und Krankheitsvermeidung unter Einbeziehung mehrerer nicht ausschließlich medizinischer Disziplinen.[3]

Die obigen Ausführungen werden weiter unterstützt durch die Weiterentwicklung der für Entwicklungsländer als gültig angesehenen Feststellung: „Gesundheit ist eine wichtige Voraussetzung für Wohlstand und politische Stabilität."[4] Durch die höheren Anteile an psychischer und sozialer Beanspruchung im Produktionsprozess der zunehmend virtuellen Güter und Dienstleistungen unter Einsatz von hochspezialisiertem Technologie- und Methodenwissen muss sie für entwickelte Länder in noch höherem Maße auch für den psychosozialen Bereich gelten. Forschung, Entwicklung und Produktion in Hochtechnologiebranchen, als ein Beispiel für zukünftig als erfolgreich angesehene Wirtschaftsbereiche, sind ohne effiziente Teamprozesse nicht denkbar.

Für die Umsetzung dieses Postulats ist eine Erweiterung des Begriffs „Gesundheit" erforderlich, der u. a. verbesserte Sozialkompetenz, bessere Einbettung in soziale Kontexte und nicht zuletzt die auch in anderem Zusammenhang immer häufiger geforderte positive Selbststeuerung des Individuums (patient empowerment) beinhaltet.[5]

Die Implementierung dieses neuen Gesundheitsbegriffs wird auf mehreren Ebenen stattfinden müssen. Im politischen Bereich werden entsprechende Rahmenbedingungen primär im Gesundheits- und Bildungsbereich geschaffen werden müs-

---

[2] Vgl. Nefiodow, L. A. (2001), S. 118-137.
[3] Vgl. Händeler, E. (2003), S. 329.
[4] Möller, J., Schmidt, C., Sonntag, A.-K. (2003), S. 376.
[5] Vgl. Segal, L. (1998), S. 42-43.

sen, um geeignete Umsteuerungsprozesse einzuleiten und zu verstetigen. Darüber hinaus ist im Bereich der Bevölkerung und auf Seiten der Leistungserbringer ein geeignetes Instrumentarium erforderlich, das sowohl Einsicht erzeugt als auch mehrschichtige Anreize zur Umsetzung der postulierten Änderungen schafft. Laut Nefiodow führt dies im 6. Kondratieffzyklus zur Schaffung eines neuen Gesundheitsmarktes, der durch seine Wirkung und dem Abbau psychosozialer Entropie zu einer erneuten Steigerung der Produktivität der Gesamtgesellschaft beiträgt.[6] Auch wenn die bisherigen Leistungserbringer des Gesundheitswesen wegen ihrer bisher eher bio-chemo-technischen Orientierung nicht als primäre Partizipanten an diesem neuen Markt gesehen werden,[7] wäre ein Aufbau auf den bestehenden Strukturen sinnvoll.

Ob dies gelingt, ist aufgrund der bestehenden verkrusteten Machtstrukturen des deutschen Gesundheitswesens mehr als fraglich.[8] Auch ist das Ziel der Effizienzverbesserung innerhalb der Gesamtgesellschaft ein insgesamt sehr abstraktes und langfristiges. Es ist von daher sicher nötig, dieses im Auge zu behalten und als Metazielsetzung schon an geeigneter Stelle zu diskutieren und zu beforschen.

Für kurz- und mittelfristige Fragestellungen muss allerdings ein anderer Fokus gesetzt werden, der etwas enger auf das Gesundheitswesen und dessen Effizienz gerichtet ist. Zwei grundsätzliche Perspektiven, die allerdings aus der Gesamtschau über die gesellschaftlich prognostizierten Erfordernisse in die Detailschau des Gesundheitswesens mitgenommen werden können, sind zum einen die Stärkung eines ganzheitlichen Ansatzes in der Betrachtung des Individuums und damit die Notwendigkeit eines höheren Integrationsgrades zwischen allen in Frage kommenden Professionen und ihren Behandlungsprozessen. Zum anderen ist auch die oben bereits angesprochene deutlichere Beteiligung und Aktivierung des Patienten zur Selbststeuerung (letztlich auch eine Form der Integration) ein Punkt, der auf beiden Ebenen deutlich im Mittelpunkt steht.

Die vorliegende Ausarbeitung wird einleitend eine kurze Motivation zur Thematik Effizienzsteigerung innerhalb des deutschen Gesundheitswesens geben. Nach-

---

[6] Vgl. Nefiodow, L. A. (2001), S. 137.
[7] Vgl. Nefiodow, L. A. (2001), S. 137.
[8] Vgl. Deppe, H.-U. (2000), S. 20.

folgend werden als zentrale Zielsetzung Anregungen zu einem Umbau der bestehenden Strukturen auf Leistungserbringerebene in Richtung Effizienzsteigerung
sukzessive erarbeitet. Begonnen wird mit der zentralen Frage nach einer neuen
Vergütungsform zwischen Kassen und Leistungserbringern, die eine für alle Beteiligten befriedigendere Anreizsituation schafft. Darauf aufbauend werden die
Themen Organisationsform und Steuerung, sowie Prozessorientierung durch IT-
Unterstützung behandelt. Ergänzend werden verschiedene Ansätze für eine inhaltliche und in Teilen auch finanzielle Integration eines der Hauptzulieferer des Gesundheitssystems, der pharmazeutischen Industrie vorgestellt.

Um nicht in rein technokratischen Ansätzen zu verharren, wird als zweiter
Schwerpunkt auf für die Umsetzung entscheidende Fragen zur psychologischen
Situation und Motivation der einzelnen Beteiligten eingegangen. Die Situation der
Versicherten und Patienten im deutschen Gesundheitssystem wird hier eine he-
rausgehobene Berücksichtigung finden, da sie sowohl aus definitorischer Sicht
des Gesundheitssystems als auch aus ökonomischer Sicht die zentrale Rolle spielen. Letzteres deshalb, weil die Kosten eines Gesundheitssystems wesentlich stärker vom Verhalten der zu versorgenden Bevölkerung abhängt, als von den Strukturen des Systems.[9]

Eine erste Bündelung der Informationserfordernisse zur Realisierung der vorgestellten Konzepte aus den bis dahin vorangegangenen Kapiteln verbunden mit der
Vorstellung einer für Aufbau und Betrieb integrierter Versorgungsstrukturen geeigneten Controllingstruktur bilden das inhaltlich abschließende Kapitel.

Nach einer zusammenfassenden Gesamtschau auf die vorliegende Ausarbeitung
erfolgt ein abschließender Ausblick auf verbleibende offene Fragen und den sich
aus ihnen ergebenden Forschungsbedarf.

---

[9] Vgl. Rosenbrock (2001), S. 751.

2. Status und Wirkbeziehungen in der GKV

2.1 Einnahmen und Ausgaben der GKV

Die sichtbarste Manifestation der derzeitigen Situation des deutschen Gesundheitswesens sind die fortlaufenden Meldungen in allen Medien über den finanziellen Status der gesetzlichen Krankenversicherung (GKV). Eine kurze Betrachtung
der Ursachen und auch der weiteren zu erwartenden Entwicklungen lässt sich bei
Untersuchung der Einnahmen- und Ausgaben der GKV gut veranschaulichen.

Die Einnahmenseite bemisst sich maßgeblich durch

- die Anzahl der einzahlenden Mitglieder und
- deren beitragspflichtigen Einkommen, sowie
- den Beitragssatz der Krankenkassen.

Durch die Stagnation der Anzahl der Mitglieder der GKV seit Ende der 90er Jahre
auf einem Niveau von knapp 51 Millionen und einem Wachstum der beitragspflichtigen Einkommen, das deutlich unterhalb dessen des Bruttoinlandsproduktes
(BIP) liegt, ist die Einnahmebasis der GKV deutlich hinter dem gesamtwirtschaftlichen Wachstum zurückgeblieben.

Wie Abbildung 1 zeigt, ist die aus den ersten beiden Faktoren errechnete Grundlohnsumme sogar deutlich hinter den allgemeinen Bruttolohnsteigerungen zurückgeblieben, was sich aus verschiedenen Ursachen erklärt. Zum einen wird dieser Einbruch auf der Einnahmenseite zurückgeführt auf eine Veränderung von
Erwerbsbiografien in Richtung freiberufliche oder geringfügige Beschäftigung
und gleichzeitig immer weiter steigender Arbeitslosigkeit.[10] Zum anderen ist ein
großer Anteil von Versicherten zwischen 1995 und 2003 in die Private Krankenversicherung (PKV) gewechselt. So wuchs der Mitgliederbestand der GKV zwischen 1995 und 2003 nur um ca. 200.000 (50,7 zu 50,9 Mio.),[11] während in der

---

[10] Vgl. Heinzen, F. (2002), S. 60.
[11] Vgl Bundesministerium für Gesundheit und soziale Sicherung (2004), S. 53.

PKV ein Zuwachs von 1,1 Mio. Mitgliedern zu verzeichnen war (7,0 zu 8,1 Mio.).[12]

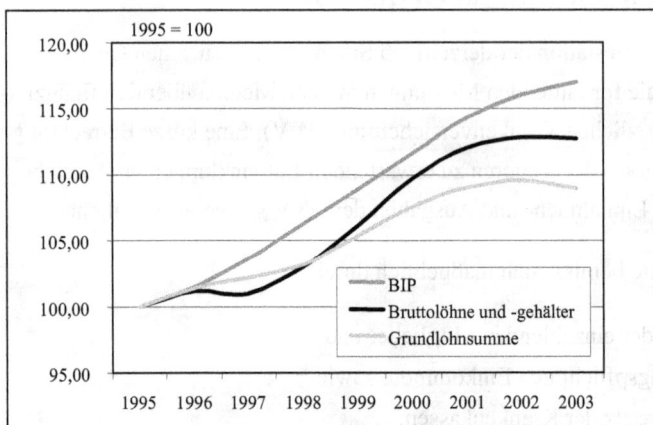

Abbildung 1:   Bruttoinlandsprodukt, Bruttolöhne und -gehälter und Grundlohnsumme im Vergleich[13]

Da die Ausgabenseite mit der gesamtwirtschaftlichen Entwicklung mithielt und seit 2000 sogar noch stärker stieg als das BIP,[14] waren für eine Sicherung der Finanzbasis der GKV fortgesetzte Beitragsatzanpassungen unausweichlich. Insgesamt ist der Beitragsatz der Krankenkassen seit 1970 kontinuierlich gestiegen und hat im Jahr 2003 eine Höhe erreicht (bisheriges Maximum: 14,32 % im Dezember 2003)[15], die durch ihren direkten Effekt auf die Lohnnebenkosten die internationale Wettbewerbsfähigkeit Deutschlands gefährdet.

Eine minimale Senkung des Beitragssatzes wurde zwar durch die Umsetzung des GKV-Modernisierungsgesetzes (GMG) erreicht. Mittel- und langfristig sind allerdings für alle maßgeblichen Einzelfaktoren der Einnahmeseite keine positiven

---

[12] Vgl. Gesundheitsberichterstattung des Bundes (2006)

[13] Quelle: Eigene Darstellung und Berechnung in Anlehnung an Statistisches Bundesamt (2006), Gesundheitsberichterstattung des Bundes (2003), Deutsche Bundesbank (2004), S. 21.

[14] Vgl. Bäcker, G., Bispinck, R., Hofemann, K., Naegele, G. (2005).

[15] Vgl. Bundesministerium für Gesundheit und soziale Sicherung (2004), S. 54.

Trends zu erwarten, weder in Bezug auf die Höhe der Löhne und Gehälter, noch eine drastische Senkung der Arbeitslosenquote.[16]

Gemäß dieser Betrachtungsweise hätte die GKV primär ein Einnahmeproblem, welches sich allerdings unter den derzeitigen gesamtkonjunkturellen Vorzeichen auf volkswirtschaftlicher Ebene nicht oder nur sehr begrenzt lösen lässt.[17] Aktuell wird die dargestellte Betrachtungsweise und der argumentative Schluss auf ein Einnahmeproblem zwar methodisch in Frage gestellt,[18] darauf soll an dieser Stelle allerdings nicht näher eingegangen werden, da für den weiteren Verlauf der Darlegung ein anderer Punkt entscheidend ist. Dies ist die Feststellung, dass eine zunehmend sich öffnende Schere zwischen Einnahmen und Ausgaben der GKV gegeben ist und alles darauf hindeutet, dass diese Situation sich allein auf der Einnahmenseite in absehbarer Zeit nicht grundlegend lösen lässt.

Damit tritt die Ausgabenseite der GKV in den Fokus der Betrachtung. Der Fragestellung, ob bei konstanter Stagnation der Einnahmenseite nicht das Wachstum der Ausgabenseite entsprechend angepasst werden kann, wird schon in soweit Rechnung getragen, als dass bereits zu Beginn der 90er Jahre des letzten Jahrhunderts strikte Budgetbeschränkungen in den einzelnen Sektoren auf der Ausgabenseite eingeführt wurden. Diese Budgetierungen führten allerdings nicht zum gewünschten Ziel der nachhaltigen Kostendämpfung. Sie provozierten in erster Linie, teilweise erbitterte, intra- und intersektorale Verteilungskämpfe (Hausärzte vs. Fachärzte, Niedergelassene Ärzte vs. Krankenhäuser) und erst in zweiter Linie, und das auch nur sehr kurzfristig, wirksame Kostendämpfungen.

Da diese Problematik sich durch die anstehenden demographischen Veränderungen sowie die gleichzeitigen kostensteigernden Innovationen im pharmazeutischen und medizintechnischen Bereich weiter verschärfen wird und die reine Budgetierungspolitik nicht zu den gewünschten Ergebnissen geführt hat, müssen an dieser Stelle nachhaltigere Veränderungen herbeigeführt werden als dies bisher der Fall war.

---

[16] Vgl. DIW (2004).

[17] Vgl. u. a. Braun, B., Kühn, H., Reiners, H. (1999), S. 245, Kayser, B., Schwefing, B. (1998), S. 29-30.

[18] Vgl. Schulze Ehring, F. (2004), S. 50-53.

Für eine weitere Analyse der Problematik bietet sich ein Blick an auf den Outcome des diese Ausgaben produzierenden medizinischen Versorgungssystems. So existieren in Deutschland deutliche Versorgungsmängel und eine verbreitete Unter-, Über- und auch Fehlversorgung.[19] Das bedeutet, dass trotz ständig steigender Ausgaben und einem im internationalen Vergleich sehr hohen Kostenniveau[20] die Gesamtleistung des Systems an vielen Stellen unzureichend und verbesserungswürdig ist.

Insgesamt ergibt sich damit das Bild, dass an der Einnahmenseite keine großen Steigerungen zu erwarten sind und gleichzeitig sich Kostenansprüche von Seiten des Versorgungssystems stetig erhöhen. Die festgestellten Versorgungsmängel speziell in den Bereichen der Über- und Fehlversorgung lassen allerdings darauf schließen, dass innerhalb des Systems eine Fehlallokation von Ressourcen stattfindet.

So liegt der Verdacht nahe, dass neben der Finanzierungsproblematik der GKV auf Kassenseite innerhalb des nachgeschalteten Versorgungssystems durch Fehlallokationen bedingte Effizienzdefizite[21] existieren, denen in der vorliegenden Ausarbeitung weiter nachgespürt und Ansätze zur Lösung dargelegt werden sollen.

2.2 Effizienz des Versorgungssystems

Da eine Effizienzmessung für ein gesamtes Versorgungssystem in der Größenordnung des deutschen Gesundheitssystems aufgrund der komplexen und multidimensionalen Anforderungen im Gesundheitsbereich nur sehr aufwändig, wenn überhaupt durchführbar ist, so können doch durch Untersuchungen partieller Strukturmerkmale diesbezügliche Problembereiche identifiziert werden.

Betrachtet man ein Versorgungssystem gemäß dem klassischen systemtheoretischen Ansatz, so ist die Versorgungsleistung als Output abhängig von Versor-

---

[19] Vgl. Sachverständigenrat für die Konzertierte Aktion im Gesundheitswesen (2001a), S. 33-99.
[20] Vgl. OECD (2004).
[21] Effizienz als Verhältnis der eingesetzten Mittel zum erreichten Ziel. Im Unterschied zum Begriff der Effektivität, der den Grad der Zielerreichung bzw. der Wirksamkeit beschreibt.

gungsstrukturen, -prozessen und -technologien.[22] Gesteuert und betrieben werden diese wiederum von Agierenden innerhalb des Systems, die in einem rückgekoppelten, hochkomplexen und dynamischen Beziehungsgeflecht zueinander stehen.[23] Maßgeblichen Anteil an der Steuerung erhalten somit auch die jeweiligen individuellen Antriebe und Anreizsituationen der einzelnen Beteiligten.

Legt man nun als Zielgröße zur Effizienzbetrachtung einen jeweils durchgängigen, medizinisch angemessenen und zeitlich stringenten Behandlungsprozess unter optimaler Ressourcenverwendung zugrunde, so kann man die jeweilige Anreizsituation der einzelnen Beteiligten an diesem Gesamtprozess aus verschiedenen Perspektiven beleuchten. Neben den intrinsischen Motivationsfaktoren, sind es primär die materiellen extrinsischen Faktoren in Form finanzieller Anreize,[24] die das Verhalten der maßgeblich steuernden Teilnehmer im Versorgungssystem beeinflussen.

Eine Untersuchung der Vergütungssysteme für die einzelnen Versorgungssektoren, die historisch bedingt sehr unterschiedlich strukturiert sind, im Hinblick auf eine positive Unterstützung des oben postulierten effizienten Gesamtprozesses erbringt die im folgenden dargestellten Ergebnisse.

2.2.1 Anreizsystem bei niedergelassenen Ärzten

Die Vergütung niedergelassener Ärzte im Bereich der GKV ist der Grundstruktur nach eine Einzelleistungsvergütung (ELV) auf Basis eines Punktekatalogs, die bei festen Geldwerten pro Punkt grundsätzlich eine Mengen- und Leistungsausweitung anreizt.[25]

Durch politische Korrekturen seit Beginn der 90er Jahre wurde versucht, durch sektorale Budgetierung die Dynamik der Ausgabenentwicklung in diesem Bereich zu bremsen.[26] Hierbei wurden die Geldwerte pro Punkt dynamisiert und ex-post je nach abzurechnender Leistungsmenge und zur Verfügung stehender Geldmenge

---

[22] Vgl. Pfaff, H. (2004), S. 3.
[23] Vgl. Luhmann, N. (2002).
[24] Vgl. Opaschowski, H. W. (1991).
[25] Vgl. Amelung, V. E., Schumacher, H. (2000), S. 93.
[26] Eine ausführliche Darstellung der Historie des ambulanten Vergütungssystems ist zu finden bei Steinbach, H., Sohn, S., Schöffski, O. (2004), S. 36-49.

angepasst, was zu einem kontinuierlichen Punktwertverfall führte, der wiederum die Ärzte zur Sicherung ihres Einkommensniveaus dazu zwang weitere Leistungsausweitungen zu betreiben (Hamsterradeffekt).[27] Es folgten weitere politische Maßnahmen, wie Praxisbudgets und mittlerweile die im Gesetz ab 2006 vorgesehenen Regelleistungsvolumen (RLV).

Die momentane Anreizsituation des niedergelassenen Arztes ist damit extrem unübersichtlich und kontrovers. Bis zur Erreichung der, eventuell zusätzlich noch in verschiedene Unterbudgets unterteilten, Budgetobergrenzen (bis 2004 Praxisbudgets, ab 2006 Regelleistungsvolumen) gilt der Anreiz der Mengen- und Leistungsausweitung. Ab dieser Grenze wird nicht mehr oder nur mit abgestaffelten Punktwerten vergütet, so dass hier eine kostendeckende Leistungserbringung nicht mehr möglich ist. Ökonomisch optimal wäre eine Punktlandung am Ende jedes Quartals, die aber im Tagesgeschäft einer niedergelassenen Praxis, bedingt durch äußere Unwägbarkeiten, wie Patientenverhalten, saisonale und regionale epidemiologische Einflüsse, nur schwer planbar ist. Durch den Zwang zur Ökonomisierung innerhalb der stagnierenden Budgets innerhalb dieser kontroversen Situation kommt es eventuell sogar zu einem Verdrängungs- oder Korrumpierungseffekt,[28] der auch die ursprüngliche intrinsische Motivation des Arztes überlagert und eine noch stärkere Fixierung auf die finanziellen Aspekte seiner Arbeit herbeiführt als dies naturgemäß bereits der Fall ist.

Ob nun die beschriebene Anreizsituation die Zielsetzung eines effizienten Behandlungsprozesses unterstützt, darf an dieser Stelle wohl deutlich verneint werden. Eine ELV in Reinform mit festen Punktwerten reizt grundsätzlich zumindest noch zu einer sektoral qualitativ hochstehenden Versorgung an,[29] aber durch die budgetäre Deckelung darf auch das in Frage gestellt werden. Effiziente Versorgung - womöglich sektorübergreifend - ist damit nur unter Missachtung der eigenen ökonomischen Interessen möglich.

---

[27] Vgl. Lang, H. (2001), S. 48.
[28] Vgl. Frey, B. S., Osterloh, M. (2000), S. 26.
[29] Vgl. Schroeders, N. v., Köbberling, J. (2002), S. 431.

2.2.2 Anreizsystem in Akutkrankenhäusern und Reha-Kliniken

Im stationären Sektor herrschte lange Zeit eine Vergütung auf Basis tagesgleicher Pflegesätze vor, die grundsätzlich spätestens ex-post für Kostendeckung sorgte. Nach einer zunehmenden Kostenausweitung, die zum einen durch den in den 70er Jahren vom Gesetzgeber im Krankenhausfinanzierungsgesetz (KHG 1972) explizit gewünschten Ausbau des stationären Bereichs und zum anderen durch den impliziten Anreiz des Vergütungssystems zur Leistungs- und Mengenausweitung begründet wird, kam es auch hier ähnlich wie im ambulanten Bereich zu einer zunehmenden Budgetierung und Deckelung der Ausgaben während der 80er und 90er Jahre.[30] Da eine sukzessive Umstellung auf eine fallorientierte Vergütung Mitte der 90er Jahre mit der Bundespflegesatzverordnung (BPflV 1995) nur teilweise mit Erfolg gekrönt war, wurde schließlich vom Gesetzgeber mit dem GKV-Gesundheitsreformgesetz (GRG 2000) der vollständige Umstieg auf Diagnosis Related Groups (DRGs) beschlossen.[31]

Diese Form der fallpauschalierten Vergütung soll grundsätzlich für eine mindestens landesweit evtl. auch bundesweite einheitliche Vergütung pro Falldiagnose und Fallschwere sorgen. War bisher der Hauptanreiz eine möglichst hohe Bettenauslastung bei Punktlandung bezogen auf das vereinbarte Abrechnungsbudget zu erreichen, kehrt sich dieser Anreiz bei vollständig fallpauschalierter Vergütung zum Teil um. Jetziges Ziel ist ein effizientes Fallmanagement mit entsprechender fallweiser Erlösoptimierung, die als Grundvoraussetzung für Steuerungsmöglichkeiten eine Leistungs- und Kostentransparenz fordern.[32]

Der gegebene Anreiz ist hierbei bereits teilweise auf Effizienz ausgerichtet, allerdings primär bezogen auf den einen Sektor. Die Effizienz des Gesamtprozess betreffend sind durch die DRGs leichte Anreize gegeben potentiell höhere Erlöse zu erzielen durch eine Intensivierung des Einweisermanagements und der Optimierung von Schnittstellen sowohl zum ambulanten als auch zum Reha-Bereich. Da die in anderen Sektoren entstehenden Kosten aber nach wie vor im stationären Bereich nicht sichtbar werden, kann von einer Grundausrichtung auf Gesamteffi-

---

[30] Vgl. Arnold, M., Stillfried, D., Gr. v. (1996), S. 3-5.
[31] Vgl. Simon, M. (2000), S. 1.
[32] Vgl. Roeder, N., Hensen, P., Hindle, D., u. a. (2003), S. 1149.

zienz nicht ausgegangen werden und es verbleibt auch der Grundanreiz der Fall-
mengenausweitung, der fallorientierten Vergütungsformen immer immanent ist.[33]

Bezüglich der Hauptaussagen Vergleichbares kann für den Bereich der Reha-
Kliniken konstatiert werden, die zunehmend fallpauschaliert vergütet werden.

2.2.3 Anreizsystem in der Medikamentenversorgung

Die Vergütung der Apotheken für die Medikamentenversorgung von Patienten
erfolgte in Deutschland bis zum Jahr 2003 prozentual orientiert am Preis des abgegebenen Präparates. Der abgebende Apotheker hatte zwar durch die Einführung
der „aut-idem"-Regelung im Jahr 2002 durch das Arzneimittelausgabenbegren-
zungsgesetz (AABG) die Möglichkeit bzw. sogar die Verpflichtung ein wir-
kungsgleiches und preislich günstigeres Präparat anstelle des Verordneten ab-
zugeben (falls der verschreibende Arzt dies nicht ausdrücklich auf dem Rezept
ausgeschlossen hatte),[34] gleichzeitig war er aber durch die prozentuale Bindung
gezwungen seinem ökonomischen Interesse zuwider zu handeln.

Die Einführung eines fixen „Abgabehonorars" durch das GMG im Jahre 2004
verändert diese Situation grundlegend.[35] Der Apotheker erhält seine Vergütung
unabhängig vom Preis des Präparates und es entfällt für ihn der grundsätzliche
Anreiz der Abgabe von möglichst hochpreisigen Medikamenten. Er erhält damit
erstmals die Möglichkeit zur ökonomisch unabhängigeren Beratung des Patienten,
dessen Interesse an preisgünstigen Präparaten durch Änderungen der Zuzahlungs-
regelungen durch das GMG ebenfalls gestiegen ist.

Ein Interesse an den Gesamtkosten bzw. der Gesamteffizienz des Behandlungsprozesses des Versicherten gewinnt er durch diese Regelung allerdings noch
nicht.

Der verordnende niedergelassene Arzt, der die maßgebliche Stelle für diesen
Ausgabenbereich darstellt, ist lediglich über das sehr grobe Instrument der Arz-
neimittel-Richtgrößen in Verbindung mit einer Regressandrohung bei Überschrei-

---

[33] Vgl. Krauth, C., Schwartz, F. W., Perleth, M., u. a. (1997), S. 8.

[34] Vgl. o. V. (2001a).

[35] Vgl. Bundesministerium für Gesundheit und Soziale Sicherung (2003).

tung relativ indirekt finanziell beteiligt. Überdies wirkt dieser Anreiz lediglich negativ, d. h. wirtschaftliches Verordnungsverhalten wird nicht belohnt.

2.2.4 Anreizsystem in ambulanten bzw. stationären Pflegeeinrichtungen

Da bei ambulanten Pflegediensten teilweise nach Einzelleistungen und teilweise fallpauschaliert vergütet wird, existiert in jedem Fall der Anreiz der Mengenausweitung. Für Einzelleistungen tritt der Anreiz der Leistungsausweitung hinzu.

Stationäre Pflegeeinrichtungen werden durch tagesgleiche Pflegesätze finanziert, deren Anreiz deutlich mengenausweitend ist.

Finanzielle Anreize zur Verbesserung der Gesamteffizienz existieren damit im Bereich der Pflege ebenfalls nicht. Interessant ist in diesem Zusammenhang im Pflegesektor, dass die Finanzierung nicht wie in den o. g. Sektoren durch das Sozialgesetzbuch V (SGB V) „Gesetzliche Krankenversicherung", sondern durch das SGB XI „Soziale Pflegeversicherung" geregelt wird. Damit ist hierfür als Kostenträger die entsprechende Pflegeversicherung der Versicherten zuständig. Bestand in den obigen Sektoren immerhin noch Interesse des Kostenträgers nach einer sektorübergreifenden Gesamteffizienz, so ist dies durch die Trennung von Kranken- und Pflegeversicherung im Sektor der Pflege bezüglich der medizinischen Leistungen der o. g. Sektoren nicht mehr gegeben.

2.2.5 Anreizsystem des Patienten

Diese Betrachtung soll abgeschlossen werden mit der Untersuchung des Anreizsystems des Hauptakteurs: des Patienten. Als GKV-Versicherter zahlt er regelmäßig einen leistungsunabhängigen Kranken- und Pflegeversicherungsbeitrag, womit er ein grundsätzliches Interesse an niedrigen Beitragssätzen hat. In seinem individuellen Fall ist er allerdings an einer hohen Qualität der Versorgung naturgemäß wesentlich stärker interessiert, als an den Kosten, die diese Versorgung im GKV-System verursacht.

Es lag in der Intention des Gesetzgebers an dieser Situation durch die Verabschiedung des GMG etwas zu ändern, allerdings ist die Höhe der festgelegten Zuzahlungen (u. a. 5 bis 10 Euro bei Medikamenten; 10 Euro Praxisgebühr pro Quartal

14

bei Arztbesuchen) im Verhältnis zu den Gesamtkosten und im Vergleich zu Selbstbeteiligungen in anderen Ländern (Schweiz 2004: 400 sFr. obligatorische Jahresfranchise) verhältnismäßig gering ausgefallen, so dass eine deutliche Steuerungswirkung nicht erwartet werden kann.[36]

Trotz dieser Änderungen weist der Versicherte nach wie vor weitgehend eine „Nullkostenmentalität" auf, d. h. die Inanspruchnahme von Leistungen des Gesundheitssystems ist für ihn nicht mit entscheidenden Kosten verbunden und da er sowohl feste Prämien in nicht geringer Höhe zahlt und Gesundheit generell als besonderes Gut angesehen wird, will er primär ein Maximum an Leistung und damit vermeintlich maximale Qualität erhalten.[37] In dieser Anreizsituation kommt es auf Seiten des Versicherten zu einer doppelten „Moral Hazard"-Problematik. Er möchte zum einen wie beschrieben ein Maximum an Leistung in Anspruch nehmen und erhöht zum anderen, in der Gewissheit seines Versicherungsschutzes, die Wahrscheinlichkeit zu erkranken, durch krankheitsbegünstigendes und krankheitsförderndes Verhalten.

Ein Interesse an der Effizienz kommt erst sekundär zum Tragen, wenn es für ihn bei der Leistungsinanspruchnahme zu unangemessenen bzw. unangenehmen Belastungen kommt, beispielsweise bei Doppeluntersuchungen oder ausufernder Diagnostik.

2.3 Doppelte Desintegration

Durch diese größtenteils historisch gewachsene Anreizsetzung kommt es in Verbindung mit der strikten sektoralen Gliederung im deutschen Gesundheitswesen zur sog. „doppelten Desintegration". Dabei wird einerseits die stark arbeitsteilige medizinische Versorgung (organisatorische Desintegration) als auch andererseits die strikte Trennung zwischen medizinischer und ökonomischer Verantwortung (ökonomische Desintegration) gesehen.[38]

Organisatorische Desintegration tritt an verschiedenen inter- und intrasektoralen Schnittstellen auf, die bedingt sind durch unterschiedliche zugrunde liegende

---

[36] Vgl. Flintrop, J. (2003).
[37] Vgl. Steiner, A., Wyss, P., Zemp, R. (1998), S. 13.
[38] Vgl. Popp, E. (1997), S. 13-18.

Rechts- und Infrastruktursysteme, die zu unterschiedlichen Arbeitsweisen und - kulturen führen. Genannt seien hier zur Verdeutlichung einige Beispiele an der Schnittstelle zwischen dem ambulanten und dem stationärem Bereich. So werden beispielsweise im Bereich der Knie- und Hüft-Totalendoprothese (TEP) Operationen durch verkürzte Wartezeiten und inhaltliche Absprachen zwischen diagnostizierendem und operativ-therapierendem Arzt Einsparungen und Verringerung der Strahlenbelastung bei der Erstellung von Röntgenbildern von bis zu 25 % bzw. 75 % als möglich angesehen.[39] Im stationären Sektor kommt es auch regelmäßig zu unnötigen präoperativen Liegezeiten bis hin zu kurzfristigen Absagen und Verschiebungen von geplanten Operationsterminen aufgrund fehlender Unterlagen aus dem ambulanten Bereich; Folge sind bis zu 25 % Leerstand im OP-Bereich.[40] Die bisherigen Anstrengungen, diese Schnittstellenproblematiken der organisatorischen Desintegration mit Hilfe von Überweisungen, Befunden und Arztbriefen zu überwinden, sind aufgrund fehlender Standards und zu hoher Informationsreduktion nicht ausreichend.[41]

Ebenfalls ein interessantes Beispiel an dieser Schnittstelle ist die Thematik Arzneimitteltherapie nach stationärem Aufenthalt. Hierbei wird der Patient für eine poststationäre Therapiefortsetzung oder eine Dauertherapie auf ein bestimmtes Präparat noch im Krankenhaus eingestellt, das nach der Entlassung weiter eingenommen werden soll. Es erfolgt sehr häufig eine Grundeinstellung bei Therapiebeginn auf Originalpräparate, die die Krankenhausapotheke aufgrund verbesserter Konditionen der Pharmahersteller standardmäßig bereitstellt. Da der Patient aber üblicherweise die für die Komplettierung der Behandlung erforderliche Menge nicht vollständig vom Krankenhaus zur Verfügung gestellt bekommt, benötigt er eine Folgeverschreibung von seinem weiterbehandelnden niedergelassenen Arzt. Dieser ist allerdings verpflichtet, möglichst wirtschaftlich zu verordnen, und muss sein Arzneimittelbudget im Blick behalten, aus dem ihm bei deutlicher Überschreitung ein Regress drohen könnte. Der niedergelassene Arzt wäre hier aus ökonomischer Sicht gezwungen, einen Wechsel des Präparates innerhalb des Therapiezeitraumes vorzunehmen. Dies ist zum einen medizinisch nicht unproblema-

---

[39]   Vgl. Riedel, R., Schmidt, J., Hefner, H. (Hrsg.) (2005), S. III-5.
[40]   Vgl. Busse, T. (2003).
[41]   Vgl. Mühlbacher, A. (2002), S. 54.

tisch und zum anderen seinem Patienten gegenüber nur mit Mühe darstellbar. Hier führen die ökonomischen Zwänge und das Kalkül der Pharmaindustrie, die die verbesserten Konditionen gegenüber der Krankenhausapotheke auch genau im Hinblick auf diese typische Situation des Therapiebeginns im Krankenhaus anbietet, zu einer für den Gesamtprozess und das medizinische Ergebnis fragwürdigen organisatorischen Zwangslösung.[42]

Ein weiterer Punkt, der die organisatorische Desintegration fördert, ist der in Deutschland sehr freizügige Zugang des Patienten zu allen Versorgungsebenen. So ist sogar eine Selbsteinweisung in den stationären Sektor – die teuerste Versorgungsform – ohne vorherige Konsultation eines ambulanten Arztes möglich. International gesehen ist die in den meisten westlichen Gesundheitssystemen üblicherweise implementierte Zugangsform die des Hausarztes als Gatekeeper, der den Zugang des Patienten zu höheren Versorgungsstufen veranlasst, überwacht und auch entsprechende Rückmeldungen aus den Sektoren sammelt, analysiert und für die weitere Entscheidungsfindung heranzieht. Sie wird in Deutschland zwar in Teilen praktiziert, eine strikte Vorgabe für Patienten und Leistungserbringer stellt sie aber nicht dar, so dass von einem systematisch koordinierten durchgängigen Behandlungsablauf nicht ausgegangen werden kann.[43]

Besondere Brisanz erlangt diese Unkoordiniertheit im Bereich der Arzneimittelversorgung. Durch Wechselwirkungen kann es sowohl medizinisch als auch ökonomisch zu unerwünschten Effekten führen, wenn ein Patient von verschiedenen Behandlern parallel unkoordiniert behandelt wird. Durch Unverträglichkeiten ist eine zusätzliche Belastung bzw. sogar Gefährdung des Patienten bis hin zu Todesfällen möglich. Die ökonomischen Implikationen von gegebenenfalls auftretenden Komplikationen und deren Behandlung liegen auf der Hand.[44]

Insgesamt kommt es also sowohl im diagnostischen als auch im therapeutischen Bereich zu unkoordinierter Vorgehensweise, die in erster Linie aus der sektoralen Trennung innerhalb des Gesundheitswesens resultiert.

---

[42] Gespräch mit Oliver Schöffski, Professor für Gesundheitsmanagement an der FAU Erlangen-Nürnberg, am 16.6.2005.
[43] Vgl. Popp, E. (1997), S. 13-15.
[44] Vgl. Schnurrer, J. U., Frölich, J. C. (2003).

Die **ökonomische Desintegration** in der GKV kommt primär durch die Trennung zwischen medizinischer und der ökonomischer Verantwortung zum Ausdruck. Eine ökonomische Verantwortung der Leistungserbringer besteht nur für selbst erstellte Leistungen. Nach wie vor gibt es sowohl getrennte Budgets als auch differenzierte Abrechnungsmodalitäten für die verschiedenen Sektoren wie in den vorangegangenen Abschnitten bereits dargestellt. Diese sektorale Trennung der Versorgungsbudgets zusammen mit der stark arbeitsteiligen Leistungserstellung verhindert die Kooperation der verschiedenen Leistungsbereiche.[45]

Durch getrennte Budgets und unterschiedliche Vergütungs- und Veranlassungsregelungen kommt es im Bereich der ambulanten Operationen und der ambulanten Rehabilitationsmaßnahmen zu Effekten, die dazu führen, dass die Leistungserbringung auf einer höheren und damit teureren Versorgungsstufe stattfindet. Für diverse ambulant erbringbare operative Eingriffe unterschreitet die Vergütung des ambulanten Bereichs die des stationären Bereichs für den gleichen Eingriff teilweise erheblich, so dass eine ambulante Erbringung ökonomisch nicht attraktiv oder eventuell sogar unrentabel ist.

Ähnliches findet durch die strikte Budgetierung im ambulanten Bereich bei der Behandlung von besonders leistungsintensiven Patienten statt. Je nach ökonomischer Situation des niedergelassenen Arztes ist es unter rein ökonomischen Gesichtspunkten absolut sinnvoll, solche Patienten nach Ausreizung des ihm zugestandenen ambulanten Fallbudgets an einen Kollegen oder in die nächste Versorgungsstufe zu überweisen.

Auch die ineffiziente Vorhaltung von teurer, primär diagnostischer, Medizintechnik (z. B. Computer Tomographie (CT), Magnet Resonanz Tomographie (MRT)) wird durch die ökonomische Trennung der Sektoren in Verbindung mit der im deutschen Gesundheitssystem implementierten doppelten Facharztstruktur (ambulant und stationär) begünstigt. Die Finanzierung von Beschaffung und Betrieb der Geräte wird jeweils sektoral kalkuliert und der tatsächliche Bedarf zwischen den Sektoren nur ungenügend koordiniert. In der Folge kommt es aus betriebswirtschaftlichem Kalkül in Bezug auf die einzelne Praxis oder Kranken-

---

[45] Vgl. Popp, E. (1997), S. 13-18.

hausabteilung und dem ökonomischen Zwang zur möglichst hohen Auslastung des Gerätes zu deutlichen Effekten von anbieterinduzierter Nachfrage, die zu unnötigen durch die Versichertengemeinschaft zu tragenden Kosten führt.[46]

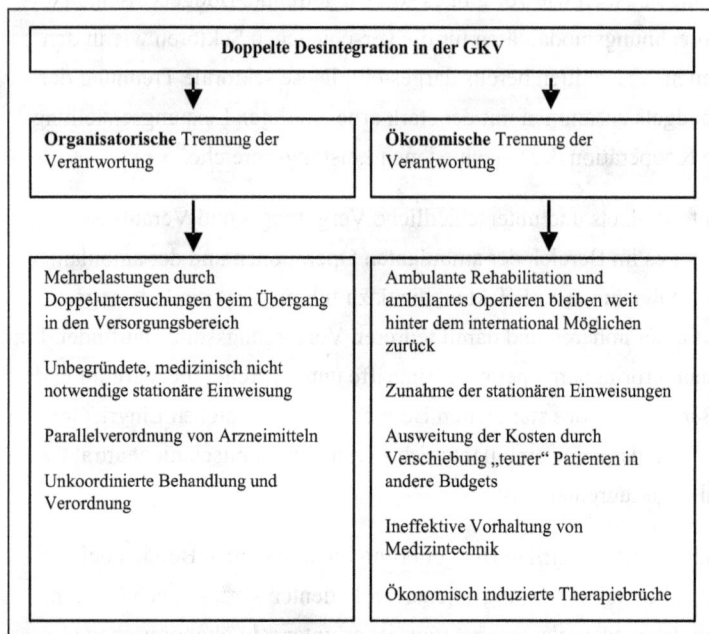

Doppelte Desintegration in der GKV	
Organisatorische Trennung der Verantwortung	**Ökonomische** Trennung der Verantwortung
Mehrbelastungen durch Doppeluntersuchungen beim Übergang in den Versorgungsbereich	Ambulante Rehabilitation und ambulantes Operieren bleiben weit hinter dem international Möglichen zurück
Unbegründete, medizinisch nicht notwendige stationäre Einweisung	Zunahme der stationären Einweisungen
Parallelverordnung von Arzneimitteln	Ausweitung der Kosten durch Verschiebung „teurer" Patienten in andere Budgets
Unkoordinierte Behandlung und Verordnung	Ineffektive Vorhaltung von Medizintechnik
	Ökonomisch induzierte Therapiebrüche

Abbildung 2:   Doppelte Desintegration und ihre Konsequenzen[47]

Zusammen bilden die organisatorische und ökonomische Desintegration das strukturelle Defizit der medizinischen Versorgung in der GKV. Dieses führt zu Effektivitäts- und Effizienzverlusten (die konkreten Konsequenzen in der Übersicht zeigt Abbildung 2) und ist sowohl unter medizinischen als auch unter ökonomischen Gesichtspunkten verbesserungswürdig.

Um eine doppelte Desintegration zu vermeiden und ein effizientes selbststeuerndes System zu realisieren und aufrecht zu erhalten, sollten alle Anreize und Rahmenbedingungen so gesetzt werden, dass die Aktivitäten jedes einzelnen Sektors

---

[46]   Gespräch mit Roman Machens, Allgemeinarzt und Berater für Praxisführung, am 6.6.2005.
[47]   Quelle: Eigene Darstellung in Anlehnung an Popp, E. (1997), S. 17.

nicht nur dem eigenen Vorteil sondern im Idealfall stets der optimalen Abwicklung der transsektoralen Behandlungsprozesse dienen.

Ein geeignetes Lösungsmodell kann eine transsektoral integrierte Versorgung in Verbindung mit verschiedenen Managed Care Instrumenten darstellen. Konkretere Möglichkeiten der Ausgestaltung eines übergreifenden Ansatzes und entsprechender geeigneter Instrumente schildern die folgenden Kapitel.

3. Vergütung

3.1 Capitation als Grundlage eines effizienten Anreizsystems

Ausgehend von dem im vorhergehenden Kapitel konstatierten Status quo bezüglich der gegebenen problematischen Anreizsystematik der einzelnen Akteure bietet sich im ersten Schritt eine Suche nach Alternativen in punkto Vergütung an. Erforderlich ist im Rahmen der Gesamteffizienz eine Vergütungsform, die es ermöglicht zum einen die ökonomische Desintegration zu überwinden und zum anderen eine Anreizsituation zu schaffen, die ein ausgewogenes Verhältnis zwischen medizinischem Ergebnis und Ressourceneinsatz gestattet und gleichzeitig die maßgeblich steuernden Leistungserbringer im positiven wie im negativen an den transsektoralen Konsequenzen ihres Handelns beteiligt.

Eine Analyse der Steuerungswirkungen unterschiedlicher Vergütungsformen zeigt die sog. „Capitation" als mögliche Vergütungsform, die diesen Anforderungen am ehesten gerecht wird.[48] Sie weist im Vergleich zu anderen Vergütungsformen die größte Steuerungseffizienz und -effektivität vor Einzelleistungsvergütung, Gehalt und anderen pauschalierten Formen auf.[49]

Die Capitation stellt eine kopfpauschalierte Vergütung dar, die bezogen auf ein Patientenkollektiv morbiditätsadjustiert und sektorübergreifend berechnet und prospektiv gezahlt wird. In anderer Formulierung bedeutet dies, dass der bzw. die Leistungserbringer für ihre Patienten die Summe Geldes von den Kostenträgern erhalten, die diese Patienten voraussichtlich kosten werden. Dies stellt im Verhältnis zu den derzeit im Einsatz befindlichen Vergütungsformen einen einschneidenden Paradigmenwechsel dar, denn den Leistungserbringern wird damit die Möglichkeit gegeben, durch die Gesunderhaltung von Patienten ihr Einkommen zu erwirtschaften. Alle anderen Vergütungsformen sind bisher ausgerichtet auf das Vorliegen einer Krankheit der Patienten und sichern das Einkommen der Leistungserbringer nur durch die Existenz von Krankheit.

---

[48] Eine detaillierte Dokumentation der Analyse der Vergütungsformen bei Steinbach, H., Sohn, S., Schöffski, O. (2004), S. 23-35.
[49] Vgl. Breyer, F., Zweifel, P. (1992), S. 245-248.

Neben diesen positiven grundlegenden Anreizwirkungen ergeben sich durch die Verwendung einer Capitation auch für den oder die Leistungserbringer, speziell im durch diverse Budget- und Abrechnungsvorgaben überregulierten deutschen Gesundheitswesen, wieder medizinische und ökonomische Behandlungsspielräume, die ein sinnvolles medizinisches Arbeiten eher ermöglichen als die bisherigen Regelungen.[50] Es muss allerdings an dieser Stelle sehr deutlich gemacht werden, dass lediglich das richtige Vergütungssystem nicht die alleinige Antwort auf alle Fragen zum Thema Effizienzverbesserung im Gesundheitssystem sein kann. Ein Vergütungssystem kann nur effektiv sein in Verbindung mit anderen Instrumenten, die sich mit Struktur- und Prozessverbesserungen im Detail auseinandersetzen.[51] Diese werden sukzessive in den folgenden Kapiteln thematisiert.

Für die weitere Darlegung der mit dem Einsatz der Capitation verknüpften Fragestellungen wird von einer gedanklichen Konstruktion ausgegangen, die den Einsatz dieser Vergütungsform innerhalb des § 140 SGB V vorsieht. Dieser Paragraph versetzt eine Gruppe von Leistungserbringern (beispielsweise ein Arztnetz oder ein integrierter Versorgungsverbund) in die Lage, mit Krankenkassen abweichend vom bisherigen Leistungserbringerrecht eine entsprechende Vergütung zu implementieren. Eine Gruppe von Leistungserbringern ist aus Gründen der Risikoverteilung und des Einschlusses eines Versichertenkollektivs in einer Größenordnung von mindestens 5.000 bis 10.000 Versicherten und der deutlichen Förderung von Netzwerkeffekten bei der Zusammenarbeit im medizinischen Gesamtprozess vonnöten. Ein einzelner Leistungserbringer wäre finanziell und organisatorisch nur schwer in der Lage, die entsprechende Verantwortung und Durchführung der im Folgenden geschilderten erforderlichen Maßnahmen zu übernehmen. Aus diesem Grund wird mittels der Capitation lediglich ein Gesamtbudget für ein Versichertenkollektiv bereitgestellt (1. Vergütungsebene), dessen Verteilung auf die einzelnen beteiligten Leistungserbringer innerhalb der Gruppe (2. Vergütungsebene) nach anderen Kriterien geregelt werden muss.

---

[50] Bei konsequenter Verfolgung dieser Argumentationslinie muss im nächsten Schritt neben der sektorübergreifenden Vergütung innerhalb des SGB V auch der Einbezug der Sozialgesetzbücher XI (Pflegeversicherung) und VI (Rentenversicherung) thematisiert werden.

[51] Vgl. Kongstvedt, P. R. (1996), S. 118.

3.2 Konsequenzen und Erfordernisse für die Umsetzung

Es dürfen neben allen positiven Anreizen die klassischen Probleme der Vergütungsform der Capitation nicht vernachlässigt werden. So bestehen verschiedene Risiken, die im Folgenden kurz beleuchtet und anschließend im Rahmen der Konkretisierung durch entsprechende Rahmenbedingungen und Instrumente abgefangen und minimiert werden.

Für die Versorgung der Versicherten existiert ein grundsätzliches Risiko durch diese Form der Vergütung. Prospektiv gezahlte Budgets geben naturgemäß immer einen Anreiz zur Unterversorgung der betreffenden Versicherten, speziell in Regionen mit geringer Arztdichte.[52]

Auch zeigen Erfahrungen aus dem Bereich der Erbringung therapeutischer Leistungen in der stationären Pflege, dass prospektive Pauschalvergütungssysteme deutliche Effekte auf die Struktur und Ausgestaltung der internen und externen Leistungserbringung haben. So werden Therapie- und Rehabilitationsmaßnahmen, die vor der Einführung der prospektiven Vergütung auch von externen Vertragspartnern erbracht wurden, nach der Einführung entweder durch eigenes Personal oder überhaupt nicht mehr erbracht.[53]

Diesen Anreizen muss durch entsprechende begleitende Maßnahmen zu Erhalt und Verbesserung der medizinischen Qualität und der Erreichung einer möglichst langfristigen Bindung des Patienten an den oder die Leistungserbringer entgegengewirkt werden. Dadurch muss immer damit gerechnet werden, dass die finanzielle negative Konsequenz einer Unterversorgung, beispielsweise eine deutliche Verschlechterung des Gesundheitszustandes mit entsprechend höherem Behandlungsaufwand und daraus resultierenden höheren Kosten, durch die prospektive Vergütung getragen werden muss.

Für die Leistungserbringer, die mittels Capitation die finanzielle Verantwortung übernehmen, ergeben sich in erster Linie zwei Risiken, die in ihren Auswirkungen passend zu begrenzen sind.

---

[52] Vgl. Schulenburg, J.-M., Graf v. d. (1981), S. 240.
[53] Vgl. Zinn, J. S., Mor, V., Intrator, O., u. a. (2003), S. 1484.

24

Zum einen ist durch extreme Streuung der medizinischen Kosten innerhalb eines
Patientenkollektivs die Gefahr gegeben, dass einzelne Patienten Behandlungskosten in Höhe von 6-stelligen Eurobeträgen verursachen. Dies kann je nach Größe
des Patientenkollektivs zu erheblichen finanziellen Folgen bis hin zur Insolvenz
führen. Eine geeignete Maßnahme an dieser Stelle ist die Einführung einer Hochkostengrenze, ab der wiederum der Kostenträger den größten Teil der übersteI-
genden Kosten übernimmt und somit den entsprechenden Teil des Risikos solcher
Fälle auffängt.[54]

Als zweites Risiko ist zu nennen, dass die Leistungserbringer, abgesehen von den
vorgenannten Hochkostenfällen, grundsätzlich mit dieser Form der Vergütung das
Morbiditäts- und Frequenzrisiko über alle Sektoren von den Kostenträgern übernehmen.[55] Dies schließt auch eine allgemeine erhöhte Morbidität beispielsweise
aufgrund von Epidemien mit ein.[56] Abgemildert werden können Auswirkungen
von nicht durch die Leistungserbringer beeinflussbaren Veränderungen in der
Morbidität und dem resultierenden Kostenniveau durch entsprechende nachträgliche Ausgleichsfaktoren, die über adäquate Vergleichsgruppen in der Gesamtbe-
völkerung retrospektiv ermittelt werden.

Als letzter wichtiger Punkt zum Thema der Anreizwirkungen der Capitation ist
die Betonung der Wichtigkeit der morbiditäts- bzw. risikoadjustierten Berechnung.[57] Findet diese nicht in ausreichendem Maße statt, besteht einerseits der Anreiz für die Leistungserbringer Risikoselektion zu betreiben, d. h. gute Risiken
vermehrt aufzunehmen und schlechte Risiken auszuschließen. Andererseits besteht die Gefahr der Unter- bzw. Überfinanzierung der Leistungserbringer. D. h.
es wird ein Defizit bzw. ein vermeintlicher Effizienzgewinn erwirtschaftet, die
aber nicht durch eine schlechtere bzw. bessere Steuerung und Versorgung begründet sind.[58]

---

[54] Vgl. Stock, J. (2001), S. 91.
[55] Vgl. Lang, H. (2001), S. 49.
[56] Vgl. Pfaff, M., Nagel, F. (1995), S. 43.
[57] Vgl. van de Ven, W. P. M. M. (2001), S. 9-11.
[58] Vgl. Stock, J. (2001), S. 90-91.

Nach den einführenden Darlegungen der beiden letzten Abschnitte muss die Frage nach konkreten Implementierungsansätzen im deutschen Gesundheitswesen gestellt werden. Für die reale Umsetzung dieses bis hierher noch theoretischen Konstrukts ist eine Reihe von begleitenden Maßnahmen erforderlich, um eine transparente, praktikable und nicht zuletzt für alle Beteiligten akzeptable Lösung bereitzustellen. Dies umfasst neben der Darlegung von konkreten Vertragselementen, um beispielsweise die oben bereits genannten Risiken zu begrenzen, auch die grundlegende Erläuterung der wichtigsten Berechnungsmodelle für eine risikoadjustierte Capitation.

3.3 Vertragselemente

3.3.1 Versichertenbindung

Wie oben bereits angesprochen ist eine langfristige Bindung der Patienten an die per Capitation vergütete Gruppe von Leistungserbringern zur Vermeidung von kurzfristig ökonomisch orientierten Abschöpfeffekten motivierte Unterversorgung unbedingt vonnöten.

Durch diese Effekte ist auch die im US-amerikanischen Gesundheitssystem seit den 1970er Jahren verwendete Capitationvergütung teilweise in die Kritik geraten. Die Effekte wurden allerdings maßgeblich unterstützt durch zwei Faktoren, die in Deutschland in dieser Form nicht auftreten dürften. Zum einen ist die Krankenversicherung in den USA zu großen Teilen eine freiwillige soziale Leistung der Arbeitgeber, so dass in Verbindung mit durchschnittlich einem Arbeitsplatzwechsel pro Jahr auch die Krankenversicherung des Versicherten gewechselt wurde.[59] Hierdurch wurde der immanente Anreiz der Capitation durch präventivmedizinische Maßnahmen mittel- und langfristige Kosten zu verhindern oder zu verzögern massiv konterkariert. Zum anderen ist ein nicht unerheblicher Anteil der Krankenversicherer und Health Maintenance Organizations (HMOs) börsennotiert, welches auch zu einem Handeln im Sinne des shareholder-value mit kurzfristigen Abschöpfeffekten provoziert haben dürfte.

---

[59] Es erfolgt ein nahezu vollständiger Austausch des eingeschriebenen Versichertenkollektivs einer Health Maintenance Organization (HMO) innerhalb von 5 Jahren. Vgl. Burns, L. R., Walston, S. L., Alexander, J. A., u. a. (2001), S. 21.

26

Einer grundsätzlichen Bindung eines Versicherten an eine Gruppe von Leistungserbringern steht im deutschen Gesundheitssystem primär die freie Arztwahl nach
§ 76 SGB V entgegen.[60] Eine freiwillige Einschränkung durch den Versicherten
im Rahmen der Teilnahme an Projekten der integrierten Versorgung nach § 140
SGB V ist allerdings möglich. Die Gefährdung der Langfristigkeit einer Bindung
durch einen Arbeitsplatzwechsel ist in Deutschland als vernachlässigbar einzuschätzen, da der Wechsel der Krankenkasse im GKV-System der alleinigen Entscheidung durch den Versicherten unterliegt.

Das bedeutet, dass innerhalb der GKV eine Teilnahme an einer Versorgungsform
unter Capitationvergütung einen freiwilligen Entschluss der Versicherten voraus-
setzt. Eine freiwillige aktive Teilnahme hat allerdings auch den Vorteil, dass bei
den Versicherten, die sich beteiligen, ein größeres Engagement und eine verbesserte Compliance zu erwarten ist.[61] Eine Bindung in Form eines Einschreibemo-
dells muss allerdings erfolgen, um eine sachgerechte Kalkulation der jeweiligen
Capitation anhand der Risikomerkmale des Versicherten vornehmen zu können.

Alternativ existieren allerdings auch Überlegungen, Capitationvergütung ohne
explizite Einschreibung für alle Versicherte einer bestimmten Region einzusetzen.
Dies würde allerdings eine sehr hohe Marktabdeckung der kontrahierenden Leistungserbringer zumindest im niedergelassenen Bereich voraussetzen und dürfte in
Deutschland momentan eine Ausnahme darstellen.

3.3.2 Transsektoralität

Da die Anreizwirkung der Capitation sich nur voll entfalten kann, wenn der Pro-
zesssteuernde an den Konsequenzen seines Handelns partizipiert und damit für
alle durch ihn beeinflussbaren Prozessteile zumindest Mitverantwortung übernehmen muss, ist ein möglichst weitgreifender Einbezug von Leistungssektoren
erforderlich.[62] Dies betrifft üblicherweise die Leistungsbereiche:

* ambulante Versorgung,
* Arzneimittel,

---

[60] Vgl. Beske, F. (2002), S. 118.
[61] Vgl. Stock, J. (2001), S. 88-89.
[62] Vgl. Stock, J. (2001), S. 89-90.

- Heilmittel,

- Hilfsmittel,

- akut-stationäre Leistungen,

- ambulante Rehabilitation,

- stationäre Rehabilitation,

- häusliche Krankenpflege,

- Krankengeld und

- eventuell Fahrtkosten.

Andernfalls wird der Anreiz gegeben, Kosten in andere Sektoren zu verschieben, um das eigene Budget zu entlasten, ähnlich wie es bereits im Rahmen der ökonomischen Desintegration im vorangegangenen Kapitel beschrieben worden ist.

Je weitgehender der transsektorale Einbezug von Versichertenkosten ist, desto besser lassen sich die gewünschten Steuerungs- und Integrationseffekte erreichen. Von Seiten der Versicherten ist hierfür Voraussetzung, dass sie neben einer hinreichenden Compliance auch ein hohes Maß an „Treue" gegenüber den sie betreuenden Leistungserbringern aufweisen. Von Seiten der kontrahierenden Kostenträger muss darüber hinaus eine transparente Datenlage über in der Vergangenheit und auch gegenwärtig in Anspruch genommenen Leistungen verfügbar sein, um eine jahresweise prospektive Budgetkalkulation und ebenfalls ein unterjähriges Controlling, auch den Leistungserbringern, zu ermöglichen.[63]

3.3.3 Hoch- und Höchstkostenabsicherung

Durch die extreme Schwankungsbreite medizinischer Ausgaben ergibt sich im Rahmen der Übernahme finanzieller Verantwortung natürlich die Frage nach einer Begrenzung des Risikos für die Leistungserbringer für Fälle, die extreme Kosten durch intensive Betreuung und Behandlung (z. B. dialysepflichtige Patienten) oder durch erforderliche größere Eingriffe wie Organtransplantationen produzieren. Hier kann größenordnungsmäßig davon ausgegangen werden, dass ca. 15 % der Ausgaben für vertragsärztliche Leistungen incl. der verordneten Arzneimittel

---

[63] Vgl. Lindenthal, J., Sohn, S., Schöffski, O. (2004), S. 23.

von ca. 1 % der Versicherten verursacht werden.[64] Bei stationären Kosten ist die
Verteilung der Kosten noch extremer. Hier entfallen ca. 50 % der Kosten auf nur
2 % der Versicherten.[65] Diese Schwankungsbreite trägt das Risiko in sich, dass
bei Auftreten eines solchen Falles innerhalb der eingeschriebenen Versicherten
die finanzielle Lage der kontrahierenden Leistungserbringer sich prekär gestalten
könnte und aus diesem Grund eine Hochkostenabsicherung erforderlich wird.[66]

In Ländern wie den USA und der Schweiz, in denen bereits Capitationvergütungen im Einsatz sind, ist eine gebräuchliche Form der Hochkostenabsicherung die
Vereinbarung einer gewissen Grenze (Hochkostengrenze oder Stopp Loss), ab der
der Versicherer den Großteil (üblicherweise 90 %) der überschießenden Kosten
übernimmt. Diese Grenze liegt für die US-amerikanischen Beispiele bei $ 50.000
und für die Schweizer Modelle zwischen SFr. 10.000 und SFr. 20.000.[67]

Diese Form der Stopp Loss Rückversicherung stellt eine unter Durchführungsas-
pekten relativ effiziente Lösung dar, die durch die proportionale Beteiligung der
Leistungserbringer am Risiko oberhalb der Hochkostengrenze auch aus Anreiz-
perspektive befriedigend ist.[68]

Weitere Formen der Hochkostenabsicherung stellen grundsätzlich Withholds und
Hochkostenpools dar. Bei Verwendung von Withholds kommt es zur Einbehal-
tung eines bestimmten Anteils der prospektiven Zahlung, der erst retrospektiv bei
nachweislicher Einhaltung begleitend vereinbarter Zielwerte zur Auszahlung ge-
langt.[69] Dieses Instrument erzeugt allerdings durch den Vorläufigkeitscharakter
eine Unsicherheit bzgl. der finanziellen Basis und erhöht durch die benötigte retrospektive Betrachtung den Transaktionsaufwand, weshalb ein Einsatz in der 1.
Vergütungsebene ungünstig erscheint. Ihre Funktion der Risikoverringerung erfüllen Hochkostenpools, indem sie die Versicherten mit bekannt hohem Risiko
von der prospektiven Vergütung ausnehmen.[70] Beide Instrumente sollen hier nur

[64] Vgl. Schräder, W. F., Ryll, A. (2003), S. 153.
[65] Vgl. Tophoven, C., Müller, G. (2000), S. 13.
[66] Vgl. Stock, J. (2001), S. 91.
[67] Vgl. Spycher, S. (2002), S. 170, o. V. (2001b), S. 17-18.
[68] Vgl. Kongstvedt, P. R. (2001a), S. 139-141.
[69] Vgl. Seitz, R., König, H.-H., Stillfried, D., Graf v. (1997), S. 13.
[70] Vgl. Spycher, S. (2002), S. 88 und 92.

kurz Erwähnung finden, da Erstere im Hinblick auf die Transaktionskosten und Letztere durch ungünstige Anreizwirkungen gegenüber der Stopp Loss Rückversicherung im Nachteil sind.

Innerhalb einer Anfangsphase oder bei relativ kleinen Versichertenpopulationen (< 5.000) kommt zur Risikobegrenzung bei Hochkostenfällen noch eine Variante des Stopp Loss mit einer zweiten Grenze in Frage, ab der keine weitere proportionale Beteiligung der Leistungserbringer mehr stattfindet. Zur Begrenzung des Gesamtrisikos ist es innerhalb dieser Sondersituationen auch möglich einen Risikokorridor zu vereinbaren, der prozentual abhängig (meist 10 %) vom Gesamtbudget die Gewinne und Verluste einschränkt.[71]

3.3.4 Klärung des Kalkulationsrahmens: Regionalisierung, Fortschreibung und Verlaufseffekte

Neben die bisher geschilderten eher punktuell wirkenden festzulegenden Rahmenbedingungen müssen bezüglich der Vergütung per Capitation auch eine Klärung verschiedener Parameter bezüglich des Kontextes der Kalkulation und eine zeitliche Verlaufsbetrachtung treten. Um die gewünschten Anreizwirkungen zu erzielen und zu erhalten, ist, wie bereits erwähnt, eine versichertenbezogene und morbiditätsorientierte Kalkulation auf der Basis von Vorjahreskosten unabdingbar. Unabhängig von der gewählten Berechnungsmethodik zur Capitationkalkulation, deren verschiedenste Spielarten in den folgenden Abschnitten zur Vorstellung und Erörterung anstehen, müssen Vereinbarungen getroffen werden, um Verzerrungen gegenüber herkömmlich vergüteter Leistungserbringung zu vermeiden und die Persistenz der Anreizwirkungen über die Zeit zu sichern. Hierzu gehört die Festlegung

- der Bezugspopulation für die Berechnung der Capitation,
- der Art und Höhe der Anpassung an regional unterschiedliche Versorgungsniveaus und
- der Methodik der Fortschreibung in die Folgejahre.

---

[71] Vgl. Shalala, D. E. (2000), S. 125.

Wichtig ist eine derartige Festlegung aus verschiedenen Gründen. Für eine erstmalige Berechnung erscheint eine reine Vorjahreskostenbetrachtung lediglich der eingeschriebenen Versichertenpopulation im ersten Ansatz eventuell als ausreichend, spätestens aber bei dem Versuch etwaige Effizienzgewinne zu konstatieren oder bei der Fortschreibung der Summen in die nächsten Budgetjahre käme es zu Verzerrungen gegenüber der restlichen Versorgungslandschaft, da die Veränderungen des medizinischen und gesundheitspolitischen Kontextes vollständig ausgeblendet wären.

Auch eine dynamische Anpassung der Capitationbeträge auf Basis der Vorjahreskosten innerhalb der Population kann zu extrem unerwünschten Effekten führen. Realisieren die Leistungserbringer Effizienzgewinne, werden diese im nächsten Budgetjahr entsprechend berücksichtigt und resultieren in niedrigeren Capitationsummen. Über mehrere Jahre kommt es damit zu einem sog. „Kellertreppeneffekt", der entweder in die Unterversorgung führt, oder aber zum Verlust des Anreizes zur effizienten Steuerung bei den Leistungserbringern.[72] Entsprechend kann eine alternative Strategie darin bestehen grundsätzlich die Leistungsmengen auf einem gewissen Niveau zu halten oder eventuell sogar noch zu steigern, um im nächsten Jahr größere Budgets zur Verfügung zu haben.

Um diese Effekte zu verhindern oder zu minimieren, wird eine Vergleichsbasis benötigt, die es ermöglicht sowohl externe Veränderungen, beispielsweise durch gesetzliche Änderungen oder medizinische Innovation als auch interne Veränderungen durch Effizienzgewinne transparent zu machen und entsprechend zu berücksichtigen. Es bieten sich hierfür zwei Verfahren an.

Eine Möglichkeit wäre der Aufbau einer nach Morbiditäts- und Risikogesichtspunkten äquivalenten Vergleichsgruppe zur eingeschriebenen Versichertenpopulation im Rahmen eines Matched Pairs-Verfahrens, welcher allerdings relativ aufwendig und speziell durch die geringen Anzahlen durch auftretende Dropouts und die gegebene hohe Varianz von medizinischen Kosten fehleranfällig wäre.

Eine zweite Möglichkeit ist die Berechnung der Durchschnittsausgaben nach Morbiditäts- und Risikogesichtspunkten für ein größeres Versichertenkollektiv,

---

[72] Vgl. Düllings, J., Krämer, B. (2000), S. 509.

beispielsweise die Versicherten einer Krankenkasse innerhalb eines Bundeslandes. Diese können, durch vom regionalen Versorgungsniveau abhängige Kennzahlen korrigiert, herangezogen werden, um als Kontrahierungsbasis für eine Capitationvergütung zu dienen. Für eine jahresweise Fortschreibung wären Angaben geeignet, wie sie beispielsweise aus der Statistik KV 45 des Bundesministeriums für Gesundheit hervorgehen und die folgenden Veränderungsraten beinhalten:

- die Kostenentwicklungen der gesamten Gesundheitskosten innerhalb der GKV oder
- die Kostenentwicklungen innerhalb der Einzelsektoren
- bzw. diese je nach Fokus des Vertrags auf Bundes-, Landes- oder Regionsniveau unterschieden.

Bei größeren gesetzlichen Änderungen, die sich deutlich auf die Struktur und Höhe der Leistungsausgaben der GKV auswirken, wie dies beispielsweise im Jahre 2004 durch das GKV-Modernisierungsgesetz (GMG) mit dem weitgehenden Wegfall der Erstattung von nichtverordnungspflichtigen Arzneimitteln der Fall war, sollte allerdings eine erneute Grundberechnung nach Morbiditäts- und Risikogesichtspunkten stattfinden.

3.3.5 Morbiditätsorientierung, Risikoselektion und Manipulationsresistenz

Bevor im nachfolgenden Abschnitt detaillierter auf die verschiedenen konkreten Möglichkeiten der Berechnung von prospektiven Capitationbeträgen eingegangen wird, noch einige für alle Berechnungsmodelle gültige Betrachtungen.

Ziel aller existierenden Modelle ist eine möglichst exakte Vorhersage der durch einen Versicherten verursachten Behandlungskosten. Da diese maßgeblich vom jeweiligen Morbiditätsrisiko der Versicherten abhängig sind, muss eine Vorhersage unter Berücksichtigung dieses Risikos erfolgen.[73] Dies geschieht zum einen zur leistungsgerechten und adäquaten Entlohnung der kontrahierenden Leistungserbringergruppe, zum anderen aber auch um einen Anreiz zur Risikoselektion weitestgehend zu vermeiden. Anreiz zur Risikoselektion ist immer dann gegeben,

---

[73] Vgl. van de Ven, W. P. M. M. (2001), S. 9-11.

wenn zu einem Zeitpunkt absehbar ist, dass die voraussichtlichen Erlöse für einen Versicherten von den durch ihn verursachten Kosten deutlich abweichen. Dies kann es zu einer verstärkten Anwerbung von vermeintlich guten Risiken und zu einem Abweisen bzw. Ausschließen vermeintlich schlechter Risiken führen.

Aus betriebswirtschaftlicher Sicht erscheint dies als ein effizientes Verhalten, während es aus ethischen und sozialpolitischen Gründen zumindest fragwürdig wäre. D. h. es entstünde eine neue Rationalitätenfalle für die Leistungserbringer in dem Sinne, dass nur aus Gründen unzureichender Risikoadjustierung der Aufbau integrierter Strukturen und Prozesse eventuell den Versicherten nicht zugute kommen könnte, für die er ursprünglich gedacht war und denen er den größten Nutzen und Behandlungs- und Lebensqualität bringen könnte (z. B. schwer chronisch Erkrankte).

Hinzu kommt aus betriebswirtschaftlicher Sicht der Effekt, dass bei morbideren und teueren Patienten die Effizienzgewinne potentiell wesentlich höher ausfallen können, als bei gesunden Versicherten, da sie in etwa ein 20-30fach höheres Kostenniveau aufweisen und eine entsprechend hohe Capitationsumme zum Budget beitragen. Ein Steuerungseinfluss der betreffenden Leistungserbringer auf den Leistungsprozess sollte für diesen Fall natürlich medizinisch und organisatorisch gegeben sein.

Eine vertragliche Berücksichtigung der Beobachtung von Tendenzen zur Risikoselektion ist deshalb in jedem Fall, und sei es nur präventiv, empfehlenswert.

Morbiditätsorientierung wird innerhalb der Modelle durch unterschiedliche Klassifikationsmerkmale erreicht. Wie Abbildung 3 zeigt, existieren eine Vielzahl von Einflussmerkmalen auf die Inanspruchnahme von Gesundheitsleistungen.

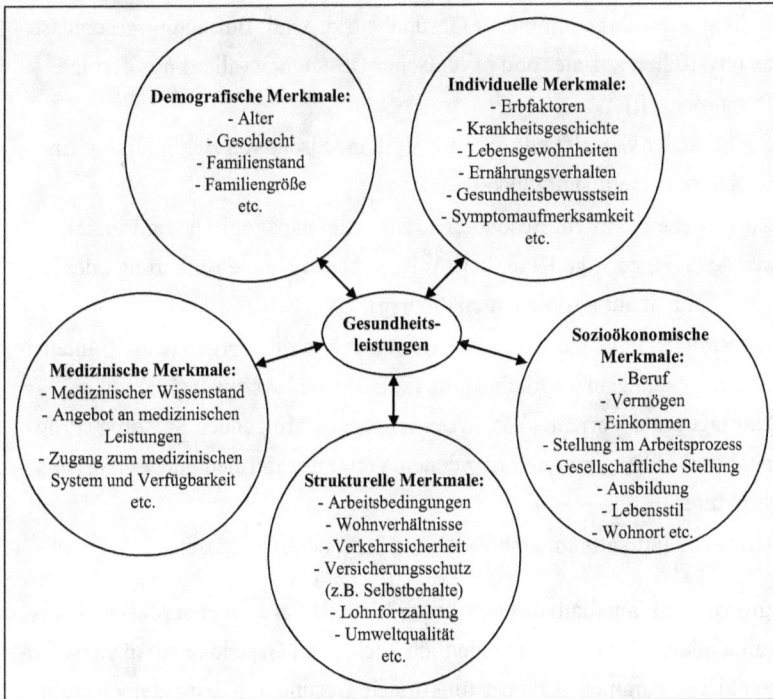

Abbildung 3: Einflussfaktoren der Gesundheitsleistungen[74]

Auf Basis dieser Merkmale werden primär statistische Zusammenhänge gesucht, die es erlauben, den Einfluss des jeweiligen Merkmals zu bestimmen und entsprechende prospektive Ausgabenschätzungen für eine bestimmte Gruppe von Patienten mit einer bestimmten Merkmalskombination vorzunehmen. Für die Ausgabenschätzung können folgende Merkmale Verwendung finden:[75]

- Gesundheitsrisiko: physiologische Zustände (z. B. Fettleibigkeit, Bluthochdruck), Verhaltensweisen (z. B. Nikotin- und Alkoholkonsum)
- Soziodemographische Faktoren: Alter, Geschlecht, Familienstand, Einkommen, etc.

---

[74] Quelle: Sachverständigenrat für die Konzertierte Aktion im Gesundheitswesen (1994).
[75] Vgl. Epstein, A. M., Cumella, E. J. (1988), S. 51-69, Spycher, S. (2002), S. 63-64.

- Individuell wahrgenommener Gesundheitszustand: Befragungsergebnisse zu physischer, sozialer und psychischer Gesundheit (allerdings geringe Prognosekraft)[76]

- Funktionaler Gesundheitszustand: Vorhandensein von Behinderung, Erwerbs- oder Berufsunfähigkeit

- Zusätzliche Faktoren: Besondere krankhafte, pädagogische und soziale Zustände (z. B. geistige Krankheit, Wissen über gesunde Ernährung oder Angewiesenheit auf soziale Unterstützung).

- Inanspruchnahme medizinischer Leistungen in der Vergangenheit: Intensität der Leistungsinanspruchnahme (z. B. Anzahl Arztvisiten, Krankenhaustage) und Vorjahreskosten der leistungserbringenden Sektoren (Prognosekraft abhängig von vorhandenen Vergütungsformen und Versorgungsstrukturen)[77]

- Klinische Indikatoren: ambulante und stationäre Diagnosen

Abhängig von den innerhalb des gewählten Modells verwendeten Merkmalen ist die Manipulationsresistenz unterschiedlich hoch. Sind Gesundheitsrisiken, soziodemographische Parameter und der funktionale Gesundheitszustand noch recht resistent an dieser Stelle, sind doch von der individuellen Gesundheitswahrnehmung bis hin zu den klinischen Indikatoren alle anderen Merkmale mittel- oder unmittelbar durch die Leistungserbringer in ihrem Sinne beeinflussbar. Bei den klinischen Indikatoren spricht man hier von Upcoding und Gaming, wobei ersteres die Dokumentation einer schwereren als der tatsächlichen Diagnose beinhaltet, während unter zweiterem die Durchführung vermeidbarer Behandlungen[78] im Interesse einer höheren Vergütung verstanden wird.[79]

Grundsätzlich ist an dieser Stelle zu postulieren, dass für die zu wählenden Merkmale neben einer hohen Prognosekraft auch eine ausreichende Manipulationsresistenz gegeben sein muss.

---

[76] Vgl. Pope, G. C., Adamache, K. W., Walsh, E., u. a. (1998).

[77] Vgl. Schräder, W. F., Ryll, A. (2003), S. 160.

[78] Vgl. Lamers, L. M., van Vliet, R. C. J. A. (2003), S. 108, American Academy of Actuaries (1999), S. 15.

[79] Vgl. IGES, Lauterbach, K. W., Wasem, J. (2005), S. 41.

Für den in Deutschland einzuführenden morbiditätsorientierten Risikostrukturausgleich (Morbi-RSA) sind im Übrigen ähnliche Modelle in der Diskussion, wie
sie auf den folgenden Seiten vorgestellt werden. Allerdings muss berücksichtigt
werden, dass eine zweistufige Verwendung des gleichen Modells die immanente
Manipulationsanfälligkeit nochmals deutlich verstärkt, da in diesem Falle nicht
nur die Leistungserbringer beispielsweise von einem Upcoding oder Gaming profitieren würden, sondern auch die kontrahierenden Kostenträger.[80]

3.4 Basisinformationen zu Capitationberechnungsmodellen

3.4.1 Kriterien zur Beurteilung der Prognosekraft der Modelle

Vor der Vorstellung der verschiedenen Modellansätze bedarf es noch einer kurzen
Erläuterung, um die Diskussion über ein für den konkreten Fall zu wählendes
Modell ergebnisorientiert führen zu können. Primäres Ziel einer Modellauswahl
ist die möglichst weitgehende Risikoadjustierung der Beträge zur Vermeidung
von Risikoselektionsanreizen und der gleichzeitigen stabilen Finanzierung der
Leistungserbringergruppe.[81] Die Güte der Risikoadjustierung lässt sich direkt ab-
lesen an der statistischen Prognosekraft eines Modells, die durch verschiedene
statistische Maßzahlen ausgedrückt werden kann und damit einen direkten Vergleich der Modelle erlaubt.

Es existieren hierbei primär zwei unterschiedliche Maßzahlen, die die Messung
der Vorhersagekraft auf verschiedenen Ebenen ansetzen. So kann einerseits eine
Messung auf der **individuellen Ebene** stattfinden, die feststellt wie stark über alle
Versicherten hinweg die Abweichungen zwischen den durch das Modell prognostizierten individuellen Ausgaben und den tatsächlichen Ausgaben der einzelnen
Versicherten sind.[82] Andererseits kann auf der **teilkollektiven Ebene** bestimmt
werden, wie hoch die Abweichungen zwischen den durch das Modell prognostizierten und den tatsächlichen Ausgaben für bestimmte Teilpopulationen des Versichertenkollektivs ist, z. B. für Versicherte mit bestimmten Diagnosen.[83]

---

[80] Vgl. Bundesministerium für Gesundheit und soziale Sicherung (2005a), S. 2-3.
[81] Vgl. van de Ven, W. P. M. M. (2001), S. 9-11.
[82] Vgl. van de Ven, W. P. P. M., Ellis, R. P. (2000), S. 22.
[83] Vgl. Cumming, R. B., Knutson, D., Cameron, B. A., u. a. (2002), S. 12.

Auf der individuellen Ebene ist das Bestimmtheitsmaß R^2 das zentrale Maß zur Beurteilung der Vorhersagekraft eines bestimmten Patientenklassifikationssystems.[84] Es ist mathematisch der Quotient aus erklärter Streuung der Ausgaben zwischen den Individuen und der Gesamtstreuung.[85] Es ist gleichzeitig das Quadrat des Pearsonschen Korrelationskoeffizienten und lässt sich damit sehr schnell mit Hilfe von Statistikprogrammen errechnen.

Im Ergebnis resultieren Werte im Intervall zwischen 0 und 1. Im Idealfall nähert sich das Bestimmtheitsmaß dem Wert 1 an. Dies zeigt an, dass die komplette Variabilität durch die im Modell enthaltenen Variablen erklärt wird. Je größer R^2 ist, desto stärker werden die tatsächlichen Kosten durch die für die Prognose verwendeten Variablen determiniert.[86] Der Wert für das Bestimmtheitsmaß R^2 ist also ein Maß dafür, wie gut ein Modell die tatsächlich eingetretenen Kosten prognostiziert hat.

Die hohe Unsicherheit bezüglich der Vorhersagbarkeit von Krankheitskosten, begründet auch durch akute Erkrankungen und Unfälle, verhindert allerdings eine starke Annäherung des R^2-Wertes an den Wert 1 bzw. 100 %. So wurden in der Literatur in der Historie der Modellentwicklung das maximal erreichbare R^2 bei richtiger Kombination der vorhandenen Risikomerkmale für prospektive Kostenvorhersagen unterschiedlich eingeschätzt. Ende der 80er Jahre wurde als maximal erreichbar ein Wert von 20 % geschätzt;[87] andere Autoren allerdings sahen Anfang der 90er Jahre diese Grenze bei 14 %.[88] Durch die geringe Höhe und die breitere Verteilung innerhalb typischer Versichertenpopulationen wird das maximale R^2 bei ambulanten Leistungen höher eingeschätzt (48 %) als bei stationären Leistungen (8 %).[89] Bei der Verwendung von ambulanten Allgemeinarztleistungen verknüpft mit Arzneimittelverordnungen wird sogar ein maximal erreichbares R^2 von 80 % postuliert.[90]

---

[84] Vgl. Buchner, F., Ryll, A., Wasem, J. (2002), S. 72.

[85] Vgl. Backhaus, K., Erichson, B., Plinke, W., u. a. (2000), S. 22.

[86] Vgl. Bamberg, G., Baur, F. (2002), S. 45.

[87] Vgl. Lubitz, J. (1987), S. 364.

[88] Vgl. van Vliet, R. C. J. A., van de Ven, W. P. P. M. (1992), S. 1037.

[89] Vgl. Newhouse, J. P., Manning, W. P., Keeler, E. B., u. a. (1989), S. 41-54.

[90] Vgl. van Vliet, R. C. J. A. (1992), S. 443-460.

Auf der Ebene der Teilkollektive von Versicherten wird als Maß für die Leistungsfähigkeit des Modells bezüglich der Kostenabdeckung die Predictive Ratio (PR) verwendet, welche die Güte der Schätzung der durchschnittlichen patientenbezogenen Leistungsausgaben durch „die Relation der vorausgeschätzten zu den tatsächlichen Ausgaben"[91] für eine Gruppe von Versicherten bestimmt:[92]

$$PR = \frac{\text{Durchschnittliche prognostizierte Ausgaben des Modells}}{\text{Durchschnittliche aktuelle Kosten}}$$

Ein Beispiel für die Anwendung der Predictive Ratio zum Kostenvergleich zeigt die folgende Tabelle 1. Sie stellt dar, wie sich durch Einbezug verschiedener Merkmale in ein Modell die Kostenabdeckung bei verschiedenen Erkrankungen entwickelt. So kann beobachtet werden, dass bei Verwendung ausschließlich soziodemografischer Merkmale, wie Alter und Geschlecht, nur 45 bis 68 % der tatsächlichen Kosten prognostiziert werden können. Durch Einbezug von stationären und ambulanten Vorkosten und diagnosebasierter Informationen lässt sich die Aussagekraft für diese Teilpopulationen sukzessive verbessern.

Versicherte mit	Soziodemografische Faktoren	Zusätzlich zu 1: durchschnittliche stationäre Kosten	Zusätzlich zu 1: durchschnittliche ambulante Kosten	Zusätzlich zu 1, 2 und 3: Multimorbidität
Depressionen	58 %	89 %	99 %	93 %
Chronisch-obstruktive Lungenkrankheiten	68 %	80 %	94 %	98 %
Diabetes ohne Komplikationen	63 %	75 %	85 %	102 %
Akuter Myokard-Infarkt	45 %	82 %	88 %	101 %

Tabelle 1: **Predictive Ratio für die Kostenabdeckung bei unterschiedlichen Erkrankungen**[93]

Im Vergleich zum Bestimmtheitsmaß R^2 berücksichtigt dieses Instrument aber nicht die gegebenen Varianzen zwischen den geschätzten und den tatsächlichen Kosten der einzelnen Versicherten innerhalb der Population, sondern stellt eine reine Mittelwertbetrachtung an. Damit sind zum Beispiel grundsätzlich Kosten-

---

[91] Schräder, W. F., Ryll, A. (2003), S. 158.

[92] Vgl. Ash, A. S., Porell, F., Gruenberg, L., u. a. (1989), S. 29.

[93] Quelle: Schräder, W. F., Ryll, A. (2003), S. 159.

vergleiche von Teilpopulationen und damit auch Aussagen über die Budgetsituation möglich. So ist es denkbar, dass sich trotz einer schlechten Vorhersage durch das Modell (geringes R²) durch gegenläufige Kostenentwicklungen innerhalb der Population das Budget trotzdem ausgeglichen sein kann (hohe PR). Dies zeigt, dass es allenfalls als ergänzendes Instrument zum R² eingesetzt werden kann, um die Prognosekraft eines Modells zu bewerten.

3.4.2 Grundlegende Ausgestaltungsdimensionen von risikoadjustierten Modellen zur Capitationberechnung

3.4.2.1 Retrospektive vs. prospektive Modelle

Eine bedeutende Ausgestaltungsdimension ergibt sich aus dem Zeitpunkt der Kalkulation der adjustierten Capitationbeträge. Wird die Adjustierung und Berechnung durchgeführt, wenn die tatsächlichen Risikomerkmale und Kosten bereits feststehen, spricht man von retrospektiven Modellen,[94] die durch die vollständige Datengrundlage auch deutlich höhere R²-Werte erzielen als prospektive Modelle.[95]

Bezüglich der bereits angesprochenen Manipulationsresistenz ergibt sich im Falle retrospektiver Modelle allerdings die Problematik, dass bei Risikomerkmalen, die der Beeinflussung durch die Leistungserbringer unterliegen, beispielsweise Diagnosen, zu einer direkten retrospektiven Vergütung führen und einen Anreiz zum Upcoding oder Gaming (so.) geben.[96]

Bei prospektiven Modellen wird anhand von bekannten Merkmalen und Kosten des Versicherten aus dem Vorjahr adjustiert und kalkuliert, um die zu erwarteten Ausgaben des folgenden Jahres zu schätzen.[97] Diese Methode hat den Vorteil, dass im Grundsatz eine höhere Manipulationsresistenz gegeben ist und die Adjustierung und Kalkulation bereits vor oder zu Beginn der jeweiligen Bezugsperiode

---

[94] Vgl. Buchner, F., Ryll, A., Wasem, J. (2002), S. 74.
[95] Vgl. Schräder, W. F., Ryll, A. (2003), S. 157.
[96] Vgl. Fakhraei, S. H., Kaelin, J. J., Conviser, R. (2001), S. 60.
[97] Vgl. Buchner, F., Wasem, J. (2000), S. 89.

erfolgen kann.[98] Damit werden bei diesem Vorgehen nur die systematisch prognostizierbaren Kosten ausgeglichen, anstelle der tatsächlich entstandenen.[99]

Prospektive Systeme erhöhen zusätzlich den Anreiz, bei ausreichender zeitlicher Bindung des Versicherten an die Leistungserbringer, verstärkt Prävention zu betreiben, anstatt erhöhte Aufmerksamkeit auf die Optimierung der beeinflussbaren Risikomerkmale zu lenken, um retrospektiv berechnete höhere Capitations zu erhalten.[100] Im Weiteren werden durch prospektive Modelle Kostensparanreize ausgelöst und führen im Falle von Vertragswettbewerb bei den effizientesten Leistungserbringern zu Wettbewerbsvorteilen gegenüber konkurrierenden Anbietern.[101] Eine Minderung der Qualität durch einen reinen Preiswettbewerb muss allerdings durch begleitende vertragliche und organisatorische Maßnahmen verhindert werden.

3.4.2.2 Zellenansatz vs. Regressionsansatz

Ein weiteres strukturelles Unterscheidungsmerkmal für die existierenden Capitationmodelle ist die Methode der Kostenprognose. Es wird unterschieden zwischen dem Zellenansatz (aktuarischer Ansatz) und dem Regressionsansatz.[102]

So werden mittels des Zellenansatzes bestimmte Risikoklassen aus aussagefähigen Merkmalskombinationen gebildet (beispielsweise Alter, Geschlecht und Erwerbs- bzw. Berufsunfähigkeits-Status (EU/BU-Status), ähnlich der Vorgehensweise zur Normkostenkalkulation des Risikostrukturausgleichs (RSA), in die die Versicherten anhand ihrer persönlichen Merkmalsstruktur eingeordnet werden.[103] Innerhalb der Risikoklassen erfolgt die Kalkulation der Capitationbeträge auf Basis der für diese Klasse bekannten Vorjahreskosten (bei Verwendung eines pro-

---

[98] Vgl. Buchner, F., Ryll, A., Wasem, J. (2002), S. 73.
[99] Vgl. Spycher, S. (2002), S. 32.
[100] Vgl. van de Ven, W. P. P. M., Ellis, R. P. (2000), S. 787.
[101] Vgl. Spycher, S. (2002), S. 32.
[102] Vgl. Buchner, F., Wasem, J. (2000), S. 89.
[103] Vgl. Buchner, F., Ryll, A., Wasem, J. (2002), S. 76.

spektiven Ansatzes).[104] Im retrospektiven Fall werden die tatsächlichen Kosten desselben Jahres verwendet.[105]

Die Vorteile des Zellenansatzes liegen in einer hohen Transparenz und guten Handhabbarkeit sowohl bei der Kalkulation als auch bei der Verwendung. Seine Nachteile liegen in der zunehmenden statistischen Unschärfe durch zu geringe Versichertenanzahlen pro Klasse, die deutliche Verzerrungen durch kostenmäßige Ausreißer nach sich ziehen können, wenn eine zu große Anzahl von Merkmals-dimensionen verwendet wird.

Alternativ kann die Berechnung über ein Regressionsmodell (auch Zuschlagsmo-dell genannt) vorgenommen werden. Dabei werden die einzelnen Risikomerkmale durch eine Regressionsanalyse in der Wichtigkeit ihres Beitrags zu den Kosten getrennt bewertet und mit einem Regressionskoeffizienten versehen. Die Ver-wendung der einzelnen Koeffizienten in der Regressionsgleichung erbringt an-schließend die zu erwartenden Kosten.[106] Diese Form der Zuschlagskalkulation geht beispielsweise von einem alters- und geschlechtsabhängigen Basisbetrag aus, der sukzessive durch weitere Zuschläge für jedes Risikomerkmal ergänzt wird, um schließlich zu einem prognostizierten Kostenwert zu gelangen, der als Grund-lage für den Capitationbetrag für den spezifischen Versicherten gezahlt wird.

Der Vorteil des Zuschlagsansatzes im Gegensatz zum Zellansatz ist die problem-losere Berücksichtigung auch einer größeren Anzahl von Merkmalsdimensionen, ohne dass es zu statistischen Verzerrungen kommt, da der Beitrag jeder einzelnen Variable auf die Ausgaben zunächst über die gesamte Populationsbreite betrachtet wird und nicht lediglich innerhalb einer Risikoklasse. Die Nachteile sind die hö-here Komplexität und der hohe Kalkulationsaufwand, sowie die mangelnde Transparenz in der Verwendung.

---

[104] Vgl. Schräder, W. F., Ryll, A. (2003), S. 157.

[105] Vgl. Buchner, F., Wasem, J. (2000), S. 90.

[106] Vgl. Buchner, F., Ryll, A., Wasem, J. (2002), S. 76-77.

So werden Regressionsansätze zwar in der Modellentwicklung bevorzugt, in der
praktischen Anwendung befinden sich aus den genannten Gründen allerdings beide Ausprägungen.[107]

3.5 Prospektive risikoadjustierte Capitationmodelle

Aufgrund der aufgezeigten Nachteile retrospektiver Modelle und den Vorteilen
prospektiver Ansätze werden im Folgenden einige in verschiedenen Ländern im
Einsatz befindliche Varianten von prospektiven Berechnungsmodellen kurz skizziert und bewertet. Vorgestellt werden jeweils die entwickeltesten Vertreter
grundlegend unterschiedlicher Ansätze, die international zur Berechnung herangezogen werden. Allen Modellen gemein ist der möglichst optimale Versuch der
Gruppierung von Versicherten anhand bestimmter Kombinationen von vorhandenen Merkmalen, so dass innerhalb der Gruppe möglichst große Kostenhomogenität erreicht und damit eine prospektive Aussage möglich wird.

Kategorisiert werden die unterschiedlichen Ansätze nach der Art der verwendeten
Merkmale. So werden in den USA primär auf stationären (teilweise auch ambulanten) Diagnosen basierende Systeme verwendet, während in den Niederlanden
zur Berechnung eine Modellform zum Einsatz kommt, die auf Daten von Arzneimittelverordnungen basiert.[108]

In der Schweiz im Einsatz und für Deutschland geplant ist ein primär auf Vorkosten basierendes System, dass es auch ohne medizinische Daten erlaubt versichertenbezogene Kostenprognosen zu erstellen.[109]

3.5.1 Diagnosebasierte Capitationmodelle

3.5.1.1 Das Diagnostic Cost Group (DCG)-Ursprungsmodell

Ein prominenter Vertreter der diagnosebasierten Modelle ist das DCG-Modell. Es
wurde von Ash, Ellis und Pope Mitte der achtziger Jahre in Boston entwickelt und
arbeitet für die Erstellung einer Kostenprognose mit stationären Diagnosen des

---

[107] Vgl. Buchner, F., Wasem, J. (2000), S. 90.
[108] Vgl. Schräder, W. F., Ryll, A. (2003), S. 156, Spycher, S. (2002), S. 103-104, IGES, Lauterbach, K. W., Wasem, J. (2005), S. 51.
[109] Vgl. Beck, K. (2001), S. 12.

Vorjahres. Es handelt sich um einen Zellenansatz, der jeden Versicherten eindeutig in eine der 10 existierenden Hauptkategorien (DCGs) eingruppiert, die innerhalb der Kategorie hohe Kostenhomogenität für das Prognosejahr aufweist.[110]

Die 10 genannten DCGs werden gebildet, indem in einem ersten Schritt ca. 800 ICD-9-CM Codes nach medizinischen Gesichtspunkten eindeutig zu 78 sich gegenseitig ausschließenden diagnostischen Hauptgruppen (DxGroups) zusammengefasst werden.[111] Für jede der 78 DxGroups ist ein Stichprobenumfang von mindestens 500 Versicherten vonnöten.[112] In einem zweiten Schritt erfolgt eine Abbildung der 78 medizinischen DxGroups zu 9 DCGs, vorwiegend gemäß dem Kriterium der Kostenähnlichkeit im Folgejahr.[113] Den entstandenen 9 DCGs wird die DCG 0 für Versicherte ohne Krankenhauseinweisung hinzugefügt.[114]

Dieses Modell erreicht eine mittlere Prognosegüte mit einem R^2 von 12,6 %[115] bzw. 14,3 %[116], wurde allerdings u. a. wegen der ungenügenden Abbildung von Multimorbidität in verschiedenen Varianten weiterentwickelt.

3.5.1.2 Das Hierarchical Condition Categories (HCC)-Modell

Eine der genannten Weiterentwicklungsvarianten der DCGs ist das HCC-Modell. Primär mit der Zielsetzung der verbesserten Abbildung von Komorbiditäten wurde es 1996 ebenfalls von Ash, Ellis und Pope entwickelt. Ursprünglich noch als Hierarchical Coexisting Categories bezeichnet, wurde 1998 eine Umbenennung in Hierarchical Condition Categories (HCC) vorgenommen.[117]

Im Gegensatz zum zellenbasierten DCG-Modell handelt es sich beim HCC-Modell um einen Zuschlagsansatz. D. h. prognostizierte Kosten errechnen sich pro Versichertem additiv gemäß seinem Risikoprofil, basierend nicht mehr nur auf

---

[110] Vgl. Buchner, F., Ryll, A., Wasem, J. (2002), S. 83.

[111] Vgl. Schräder, W. F., Ryll, A. (2003), S. 164.

[112] Vgl. Ellis, R. P., Pope, G. C. (1996), S. 103-104.

[113] Vgl. Wasem, J., Buchner, F. (1999), S. 25.

[114] Vgl. Ash, A. S., Porell, E., Gruenberg, L., u. a. (1989), S. 21-23.

[115] Vgl. van de Ven, W. P. P. M., van Vliet, R. C. J. A., Lamers, L. M. (2004), S. 47.

[116] Vgl. Cumming, R. B., Knutson, D, Cameron, B. A., u. a. (2002), S. 18 und 20.

[117] Vgl. Buchner, F., Ryll, A., Wasem, J. (2002), S. 84.

stationären, sondern auch auf ambulanten Diagnosedaten.[118] Neben der Capitationberechnung wird dieser Modellansatz im Übrigen auch zur Messung von Effektivität und Effizienz von Disease Management Programmen (DMPs) eingesetzt.[119]

Abbildung 4 verdeutlicht die im Verhältnis zum ursprünglichen DCG-Modell wesentlich verfeinerte Struktur und zeigt einen zusätzlichen Abbildungsschritt, der
eine Hierarchisierung von ähnlichen Diagnosen zulässt, die sich beispielsweise
nur im Schweregrad der Erkrankung unterscheiden.[120]

1. Schritt	**781 DxGroups** Eindeutige Einordnung jeder Diagnose in Form eines ICD-9-CM Codes in eine DxGroup
2. Schritt	**189 Condition Categories (CCs)** Aggregation der DxGroups unter Berücksichtigung von klinischer Sinnhaftigkeit und Kostenaspekten
3. Schritt	**101 Hierarchical Condition Categories (HCCs)** Bildung einer Hierarchie aufgrund des klininschen Schweregrades der Erkrankung und deren Kostenträchtigkeit

Abbildung 4:   Vorgehensweise zur Bildung von HCCs[121]

Ein Beispiel für eine Hierarchisierung zeigt Abbildung 5. Gemäß dieser Systematik werden einem Versicherten, auch wenn er aufgrund seiner dokumentierten Diagnosen mehreren Condition Categories (CCs) innerhalb einer Hierarchie zugeordnet bekommt, nur jeweils die höchste (kostenintensivste) HCC zugeteilt. Sollten seine zugeordneten CCs in verschiedenen Hierarchien liegen, werden entsprechend mehrere HCCs zugeordnet.[122]

---

[118] Vgl. IGES, Lauterbach, K. W., Wasem, J. (2005), S. 71-72.
[119] Vgl. Ash, A. S., Ellis, R. P. Pope, G. C. (2000), S. 25.
[120] Vgl. Pope, G. C., Ellis, R. P., Ash, A. S., u. a. (2000), Anhang A 1.
[121] Quelle: Eigene Darstellung in Anlehnung an Pope, G. C., Ellis, R. P., Ash, A. S., u. a. (2000), Anhang A 1.
[122] Vgl. Zhao, Y., Ash, A. S., Ellis, R. P. (2003), S. 7.

```
┌─────────────────────────────────────────────────────────────┐
│        ▲                                                      │
│  ┌──────────────────────────────────┐  ┌──────────────────┐  │
│  │ Diabetes mit Nierenkomplikation  │  │ Typ-1-Diabetes   │  │
│  │                                  │  │ Mellitus         │  │
│  └──────────────────────────────────┘  └──────────────────┘  │
│        ⬆                                                      │
│  ┌──────────────────────────────────┐                        │
│  │ Diabetes mit neurologischen oder │                        │
│  │ peripheren vaskulären Komplikation│                       │
│  └──────────────────────────────────┘                        │
│        │                                                      │
│  ┌──────────────────────────────────┐                        │
│  │ Diabetes mit akuten Komplikationen│                       │
│  └──────────────────────────────────┘                        │
│        │                                                      │
│  ┌──────────────────────────────────┐                        │
│  │ Diabetes mit Augenkomplikation   │                        │
│  └──────────────────────────────────┘                        │
│        │                                                      │
│  ┌──────────────────────────────────┐                        │
│  │ Diabetes ohne oder mit nicht     │                        │
│  │ näher bezeichneten Komplikation  │                        │
│  └──────────────────────────────────┘                        │
│        ⬇                                                      │
└─────────────────────────────────────────────────────────────┘
```

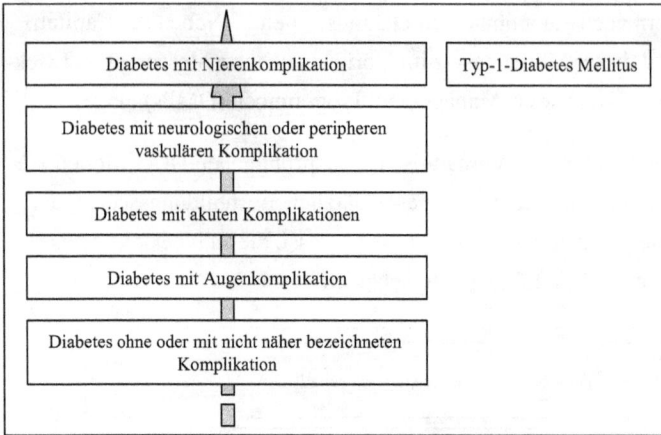

Abbildung 5: **Hierarchisierung von Krankheitszuständen am Beispiel von Diabetes mellitus**[123]

Die Prognosekraft des HCC-Modells liegt, insbesondere für teure Fälle, mit einem prospektiven R^2 von 14,6 % über der des DCG-Systems.[124]

3.5.2 Pharmadatenbasierte Capitationmodelle

3.5.2.1 Das RxGroups-Modell

Einen aus Sicht des Merkmalseinbezugs gänzlich anderen Ansatz verwenden Modelle, die auf Basis von Arzneimittelverordnungen eine Gruppierung mit entsprechender Kostenzuordnung vornehmen. Viele dieser Modelle haben lediglich das Ziel, Kosten von chronischen Krankheiten zu prognostizieren, und weisen entsprechend nur eine geringe Zahl von Diagnosekategorien auf. Im Gegensatz dazu ist die Zielsetzung des RxGroups-Modells eine Abbildung des kompletten Krankheitsspektrums mittels der Analyse ambulanter Arzneimittelverordnungen.[125]

Analysiert wurden für die im Jahr 2002 vorgestellte Version 2 die Daten von circa 1,3 Mio. Versicherten. Hierbei wurden mehr als 76.000 NDCs (National Drug

---

[123] Quelle: Eigene Darstellung in Anlehnung an Zhao, Y., Ash, A. S., Ellis, R. P. (2005), S. 36.

[124] Vgl. Zhao, Y., Ash, A. S., Ellis, R. P. (2005), S. 38.

[125] Vgl. Zhao, Y., Ellis, R. P., Ash, A. S. (2001), S. 182-183.

Codes) in 155 RxGroups abgebildet.[126] Durch die NDCs wurden zusätzliche Ver-
ordnungskriterien verwendet, wie:

- Wirkstoffart,
- Wirkstoffstärke,
- Darreichungsform und
- Dosis.

Die Systematik ähnelt dem bereits beschriebenen HCC-Modell, als dass für die
Abbildung unterschiedlicher Schweregrade ebenfalls Hierarchien gebildet wer-
den. So stehen innerhalb der Hierarchie Diabetespräparate beispielsweise Insulin-
Verordnungen höher als Verordnungen oraler Präparate.[127] Zu Berichtszwecken
werden die 155 RxGroups nochmals aggregiert zu 17 Aggregated Rx Categories
(ARCs).[128]

Eine etwaige Multimorbidität der Versicherten wird bei der Bildung der
RxGroups entsprechend berücksichtigt. Hierbei wird der Umstand ausgenutzt,
dass die Verordnung unterschiedlicher Kombinationen von Medikamenten auf
andere Schweregrade von Erkrankungen schließen lässt.[129]

Das RxGroups-Modell wird durch seine hohe Prognosestärke in diesem Bereich
für die Prognose von Arzneimittelkosten eingesetzt. Hierbei wird ein R^2-Wert von
über 48 % erreicht, während bei den Gesamtkosten lediglich ca. 11,6 % errechnet
werden.[130]

3.5.2.2 Das niederländische Pharmacy-based Cost Group (PCG)-Modell

Zum RSA zwischen den Krankenkassen in den Niederlanden seit 2002 im Einsatz
ist das PCG-Modell, das an der Erasmus-Universität Rotterdam am Institute of
Health Policy and Management entwickelt wurde. Grundsätzlich ausgelegt ist es
für das gesamte Altersspektrum der Versicherten, allerdings nicht für das vorhandene vollständige Krankheits- und Arzneimittelspektrum. So ist die Systematik

---

[126] Vgl. Reschke, P., Lauterbach, K., Wasem, J., u. a. (2002), S. 61-62.
[127] Vgl. Zhao, Y., Ash, A. S., Ellis, R. P. (2005), S. 36.
[128] Vgl. Zhao, Y., Ash, A. S., Ellis, R. P. (2003), S. 5.
[129] Vgl. Zhao, Y., Ellis, R. P., Ash, A. S. (2001), S. 184.
[130] Vgl. Zhao, Y., Ash, A. S., Ellis, R. P. (2005), S. 38 und 41.

der Zuordnung von verordneten Arzneimitteln zu Diagnosen und entsprechenden Kosten lediglich ausgeführt für relativ ausgabenintensive chronische Erkrankungen, für die ein ausreichend spezifischer Schluss vom Arzneimittel auf die Diagnose möglich ist. Da sich die Systematik im Erstansatz ausschließlich auf Arzneimittelverordnungen stützte, wurde stationären Aufenthalten von Versicherten nur unzureichend Rechnung getragen. Seit 2004 werden aus diesem Grund auch stationäre Diagnosen für die Errechnung des niederländischen RSA verwendet.[131]

Das PCG-Modell nimmt als Ausgangspunkt die Beziehung zwischen der Verordnung von Arzneimitteln, ausgedrückt durch die Wirkstoffgruppe gemäß Anatomisch-Therapeutisch-Chemischer Klassifikation (ATC-Code), und 28 chronischen Erkrankungen und führt eine direkte eindeutige Zuordnung durch. Das für die Kostenprognose zugrunde liegende Chronic Disease Score (CDS)-Modell prognostiziert auf dieser Basis, verknüpft mit den Variablen Geschlecht und Alter, die Gesamtkosten. Für dieses Modell wurde ein prospektives R^2 von 10 % bei der Prognose der Gesamtkosten festgestellt.[132]

Nach der Überführung und Anpassung der PCG-Systematik in niederländische Rahmenbedingungen,[133] wurden verschiedene Tests und Analysen mit einem Datensatz von über 6 Mio. gesetzlich Versicherten aus 13 niederländischen Krankenkassen durchgeführt.[134]

Die Kostenprognose gestaltet sich durch Addition eines nach Alter und Geschlecht gestaffelten Basisbetrags und der Berücksichtigung der Region, in der der Versicherte lebt. Hinzu kommt schließlich maximal ein Zuschlag für die teuerste für den Versicherten festgestellte PCG. Für die Eingruppierung in eine PCG ist die wenigstens 4-malige Verordnung eines Präparats im Jahr bzgl. einer chronischen Erkrankung erforderlich.[135] Durch die Erweiterung dieser standardisierten Systematik durch die Ergebnisse weitergehender Analysen bezüglich Erkrankun-

---

[131] Vgl. Lamers, L. M., van Vliet, R. C. J. A. (2004), S. 115 und 120.

[132] Details zum CDS-Modell vgl. Clark, D. O., von Korff, M., Saunders, K. (1995).

[133] Vgl. Lamers, L. M. (1999), S. 826.

[134] Vgl. Lamers, L. M., van Vliet, R. C. J. A. (2004), S. 115 und 117, Lamers, L. M., van Vliet, R. C. J. A. (2003), S. 109-110.

[135] Vgl. Lamers, L. M., van Vliet, R. C. J. A. (2004), S. 117 und Lamers, L. M., van Vliet, R. C. J. A. (2003), S. 110.

gen mit besonderer Schwere und/oder hoher Ausgabenintensität wurde deren angemessene Berücksichtigung im Modell sichergestellt.[136]

Als Ergebnis wurde die Prognosekraft eines als Basis verwendeten demographischen Modells, das unter Einbezug der Variablen Alter/Geschlecht, Regionalisierung und Versicherungsanspruch einen R^2-Wert von ca. 5 % erbrachte, durch die Ergänzung mittels PCGs (für 22 chronische Erkrankungen) auf 9,2 % gesteigert.[137]

PCG 2004	Bezeichnung	Durchschnittlich verursachte Kosten (in €)
1	Asthma, Atemwegserkrankungen	1.334
2	Epilepsie	1.687
3	Morbus Crohn und Colitis Ulcerosa	2.103
4	Herzinsuffizienz	2.406
5	Rheumatische Krankheiten	2.830
6	Parkinson-Krankheit	3.379
7	Diabetes Typ I	3.548
8	Transplantationen	7.044
9	Zystische Fibrose / Pankreas	7.669
10	Neuromuskuläre Erkrankungen	9.955
11	HIV / AIDS	12.997
12	Nierenkrankheiten, Terminale Nieren-insuffizienz	25.366

Tabelle 2:   Zuordnung der PCG-Grouper und ATC-Codes[138]

Bezüglich der Manipulationsresistenz wurden verschiedene Maßnahmen ergriffen, um die Anfälligkeit, die im Bereich Verordnungsdaten grundsätzlich gegeben ist, weitgehend zu reduzieren.[139] Aus diesem Grund wurde auch ein Wechsel der Einordnungsvoraussetzung weg von der 4-maligen Verordnung pro Jahr hin zu

---

[136] Vgl. Lamers, L. M., van Vliet, R. C. J. A. (2004), S. 117-118.
[137] Vgl. Lamers, L. M., van Vliet, R. C. J. A. (2004), S. 119.
[138] Quelle: Eigene Darstellung in Anlehnung an van Vliet, R. C. J. A., Prinsze, F. J. (2003), S. 146 und 157.
[139] Vgl. Lamers, L. M. (1999).

der Mindestverordnung von 181 PDDs (prescribed daily doses) vorgenommen.[140] Zur Datenvereinheitlichung und der verbesserten Abbildung des Schweregrads wurde dies vor der endgültigen Implementierung noch in 181 DDDs (defined daily doses) geändert.[141] Hieraus resultierte nach verschiedenen weiteren Detailanpassungen (z. B Vernachlässigung von Komorbiditäten) für die ab 2002 für den RSA eingesetzte Version mit 13 PCGs ein R^2-Wert von 8,9 %.[142]

Zur verbesserten Berücksichtigung stationärer Kosten erfolgte im Jahr 2004 die Ergänzung des PCG-Modells durch das oben bereits vorgestellte DCG-Modell.[143]

Im Rahmen weiterer Überarbeitungen wurden u. a. die PCGs umstrukturiert und auf 12 reduziert, wobei ein R^2-Wert von 11,5 % erreicht wurde.[144] Tabelle 2 zeigt die resultierenden Zuordnungen und Durchschnittskostenwerte.

Nach der Adaption der DCG-Systematik und der Kombination der komplementären Modelle[145] ergaben sich nochmals deutliche Verbesserungen der Vorhersagekraft, wie Tabelle 3 zeigt.

	PCG	DCG	PCG+DCG
Ambulante Kosten	19,7 %	11,3 %	21,8 %
Stationäre Kosten	4,9 %	8,6 %	9,5 %
Gesamtkosten	11,8 %	12,6 %	16,6 %

Tabelle 3: **Prognosekraft unterschiedlicher niederländischer Klassifikationssysteme[146]**

---

[140] PDD (prescribed daily dose) beschreibt die tatsächlich verordnete tägliche Dosis eines Arzneimittels, während DDD (defined daily dose) die durchschnittliche tägliche Dosis für die Hauptindikation eines Arzneimittels angibt. Während PDDs durch verschiedene Faktoren (z. B. Alter, Gewicht, Bioverfügbarkeit) beeinflusst werden, stellen DDDs eine rechnerische Durchschnittsgröße dar.

[141] Vgl. van Vliet, R. C. J. A., Prinsze, F. J. (2003), S. 93.

[142] Vgl. Lamers, L. M., van Vliet, R. C. J. A. (2003), S. 112-113.

[143] Vgl. Lamers, L. M., van Vliet, R. C. J. A. (2004), S. 120.

[144] Vgl. van Vliet, R. C. J. A., Prinsze, F. J. (2003), S. 104-105.

[145] Vgl. van Vliet, R. C. J. A., Prinsze, F. J. (2003), S. 149 und 156-157.

[146] Quelle: Eigene Darstellung in Anlehnung an van de Ven, W. P. P. M., van Vliet, R. C. J. A., Lamers, L. M. (2004), S. 47.

3.5.3 Soziodemographisch- und vorkostenbasierte Capitationmodelle

3.5.3.1 Das Adjusted Average Per Capita Cost (AAPCC) Modell

Als eines der ersten Modelle, die in den USA eine capitationbasierte Vergütung abbildeten, wurde 1982 das Modell der Adjusted Average Per Capita Cost (AAPCC) eingesetzt.[147] Es führte eine Prognose durch mittels der demographischen Faktoren Alter (5 Bandbreiten), Geschlecht, institutioneller Status (wohnhaft in Heim oder nicht)[148] und des Medicaid-Status[149] (Vermögens- und Beschäftigungsstatus).[150]

Modell	Variablenerklärung	Gesamt-ausgaben	Stationäre Ausgaben	Ambulante Ausgaben
AAPCC mit z. T. anderen soziodemographischen Daten	Alter, Geschlecht, Region, Sozialhilfestatus bei Familien mit Minderjährigen (AFDC)	1,6 %	0,7 %	7,2 %
AAPCC plus kontinuierliche physiologische Variablen	Messung der Ausprägung für die 27 Konditionen, wo dies möglich ist, z. B. Glukose-Spiegel bei Diabetes, Fieberhöhe bei Heuschnupfen	4,2 %	2,6 %	13,0 %
AAPCC plus subjektiver Gesundheitszustand plus kontinuierliche Variablen	Einzelbestandteile s. o.	4,6 %	2,8 %	14,5 %
AAPCC plus Inanspruchnahme medizinische Leistungen	Berücksichtigung der Vorjahreskosten sowohl ambulant als auch stationär	6,4 %	2,8 %	21,2 %
AAPCC plus Inanspruchnahme medizinische Leistungen plus kontinuierliche Variablen	Siehe oben	8,7 %	4,7 %	24,6 %

Tabelle 4: R^2-Werte von AAPCC und verschiedenen ergänzenden Variablen[151]

---

[147] Vgl. Barry, C. L., Kline, J. (2002).

[148] Vgl. Pope, G. C., Ellis, R. P., Ash, A. S., u. a. (2001), S. 107-108.

[149] Vgl. Newhouse, J. P., Manning, W. G., Keeler, E. B., u. a. (1989), S. 41.

[150] Vgl. Spycher, S. (2002), S. 66.

[151] Ergänzte Abbildung mit Daten aus: Newhouse, J. P., Manning, W. G., Keeler, E. B., u. a. (1989), S. 45-48, und Spycher, S. (2002), S. 69.

Da die Erklärungskraft relativ gering war (nur ca. 1 % R²)[152], wurden weitere Verbesserungen durch die Aufnahme weiterer Variablen ins Modell durchgeführt. Diese brachten allerdings neben der nur leichten Erhöhung der Prognosekraft einen relativ hohen laufenden Erhebungsaufwand mit sich.[153] Eine Detailübersicht über die ergänzten Variablen und die jeweilige Auswirkung über die Prognosekraft sind in Tabelle 4 zusammengestellt.

3.5.3.2 Das Schweizer Capitationmodell

Die in der Schweiz sich seit Beginn der 90er Jahre etablierenden neuen Versorgungsformen Health Maintenance Organizations (HMO) und Hausarztmodelle (HAM) schlossen sehr frühzeitig für ihre eingeschriebenen Versicherten mit den Krankenversicherern Verträge, die auf einer Capitationentschädigung beruhen.[154] Die Berechnung der zu zahlenden Capitation wird mit Hilfe eines auf soziodemographischen und Vorkostendaten basierenden Modells durchgeführt, das zurzeit von 3 Versicherern (CSS, SWICA und Visana) und 3 Managed Care-Organisationen (Medinet, Medix und Réseau Delta) angewendet wird.[155]

Die Grundlage hierfür bilden nach den Variablen Alter, Geschlecht und Kanton differenzierte Durchschnittskosten (Bruttoleistungen) aus der kantonalen Risikoausgleichsstatistik (Stufe 1). Diese durchschnittlichen Kostenbeträge werden in weiteren Schritten (Stufe 2-7) durch verschiedene Korrekturfaktoren korrigiert, um eine möglichst genaue Risikoadjustierung und entsprechend hohe Prognosekraft bezüglich der zu erwartenden Kosten pro Versichertem zu erreichen.

Stufe 1: Bruttoleistung pro Kopf und Monat gemäß kantonaler Risikoausgleichsstatistik
Errechnet werden 16 Altersgruppen mit je 2 Geschlechtsgruppen, was 32 Risikogruppen pro geografische Region ergibt. Auf dieser Stufe existiert noch eine rela-

---

[152] Vgl. Newhouse, J. P., Buntin, M. B., Chapman, J. D. (1997), S. 29-34.
[153] Vgl. Shalala, D. E. (2000), S. 120-121.
[154] Vgl. o. V. (2001b), S. 17.
[155] Vgl. Beck, K. (2001), S. 12.

tiv geringe Prognosekraft von 4 %, die eine weitere Differenzierung der Risikofaktoren erfordert.[156]

Stufe 2: Hospitalisation im Vorjahr
Es wurde durch Beck und Spycher nachgewiesen, dass Versicherte mit Spitalauf-
enthalt von mehr als zwei Tagen im Folgejahr im Durchschnitt doppelt so hohe
Kosten verursachen wie Versicherte ohne Spitalaufenthalt im Vorjahr. Die Be-
rücksichtigung der Zu- und Abschläge gemäß diesem Zusammenhang erhöhte die
Prognosekraft sehr deutlich.[157]

Stufe 3: Regionale Unterschiede
Da sich die in Stufe 1 verwendete Risikoausgleichsstatistik jeweils auf den Kan-
tonsdurchschnitt bezieht, müssen Ausgleichsfaktoren für die unterschiedliche Inanspruchnahme zwischen städtischen und ländlichen Umgebungen berücksichtigt
werden.[158]

Stufe 4: Großrisikowahrscheinlichkeit und Großrisikoabschlag
Durch die im Verhältnis zu den USA relativ geringen Anzahlen der in der
Schweiz in die HMOs und HAMs eingeschriebenen Versicherten wird das Kon-
kursrisiko durch einzelne Hochkostenpatienten wesentlich erhöht. Um diesem
Umstand Rechnung zu tragen, wird ein Großrisikoabschlag abhängig von Ge-
schlecht und der Anzahl der Hospitalisationstage im Vorjahr errechnet.[159]

**Stufe 5: Kostenvorteile vor Eintritt in die HMO und Dauer der Zugehörig-
keit zur HMO**
Es konnte durch Weber und Huber gezeigt werden, dass bestehende Kostenunter-
schiede zwischen den Versicherten, die vor Eintritt in das Versorgungsmodell
HMO oder HAM festzustellen waren, im Laufe der Modellzugehörigkeit konver-

---

[156] Vgl. Beck, K. (2001), S. 12-13.
[157] Vgl. Huber, F., Marti, C., Götschi, A. S., u. a. (2002), S. 2630.
[158] Vgl. Beck, K. (2001), S. 14.
[159] Vgl. Beck, K. (2001), S. 14.

gieren.[160] Entsprechend werden die Vorkostenvorteile und die Dauer der Modell-zugehörigkeit berücksichtigt.[161]

Stufe 6: Angestrebte Effizienzsteigerung
Um auch die Kostenträger an Effizienzgewinnen partizipieren zu lassen muss deshalb im Voraus mit den Leistungserbringern ein Sparziel in % vereinbart werden, das bei den jeweiligen Vertragsverhandlungen zu berücksichtigen ist.[162]

Stufe 7: Administrationsentschädigung
Für administrative Tätigkeiten, die von den Kostenträgern auf die Leistungserbringer bezüglich der eingeschriebenen Versicherten übertragen werden, ist ein festgesetzter Pro-Kopf-Betrag von 4 SFr. vorgesehen.

Es wird mit dem vorgestellten Modell, das seit einigen Jahren die Vergütung der beschriebenen Versorgungsformen ermittelt, eine mittlere Prognosekraft von 16,2 % erreicht.[163]

Um das beschriebene Modelldesign mit seiner Basis aus soziodemografischen Merkmalen und Kostenfaktoren weiterzuentwickeln und die Prognosekraft sukzessive zu erhöhen, wurden im Jahr 2005 die niederländischen PCGs adaptiert und in das Modell mit aufgenommen. Innerhalb der Anpassungen wurde beispielsweise die PCG für zystische Fibrose in der Schweizer Adaption nicht berücksichtigt. Im Gegenzug wurde eine neue PCG für den Diabetes Typ II generiert, die in den Niederlanden aus Gründen der Präventionsmotivation nicht existiert.[164]

Begründet durch unterschiedliches Medikationsgebaren der Leistungserbringer wurden Änderungen an den Zuordnungen der ATC-Codes zu den jeweiligen PCGs durchgeführt. Es resultiert die in Tabelle 5 gezeigte Zuordnung zwischen PCGs und ATC-Codes, die ergänzt wird durch die zusätzliche Bedingung von

---

[160] Vgl. Weber, A., Huber, F. (1998).
[161] Vgl. Beck, K. (2001), S. 14-15.
[162] Vgl. Beck, K. (2001), S. 15-16.
[163] Dieser Wert ist nur bedingt vergleichbar, da in der Schweiz mindestens 50 % der Krankenhauskosten durch die Kantone getragen werden. Vgl. dazu Strehle, O., Weber, A. (2003), S. 36.
[164] Vgl. Coca, V. R. (2005), S. 99.

Mindestanzahlen von Verordnungen innerhalb eines Zeitjahres nach Erstverord-
nung.

PCG	Bezeichnung	ATC-Codes	Zusatzbedingung (pro Jahr)
1	Asthma, Atemwegserkrankungen	R03A/B/C/D exkl. R03CC05	Mind. 3 Verordnungen
2	Epilepsie	N03A exkl. N03AE01	Mind. 2 Verordnungen
3	Rheumaerkrankungen	L01BA01, L04AA11, L04AA12, L04AA13, L04AA17, M01AH, M01CB, M01CC01, P01BA02	Mind. 2 Verordnungen
4	Herzkrankheiten	C01, C03C	Mind. 2 Verordnungen
5	Ulcerosa	A07EC1	Mind. 2 Verordnungen
6	Refluxkrankheiten	A02A exkl. A02AB01, A02B	Mind. 2 Verordnungen
7	Diabetes Typ I	A10A	Mind. 2 Verordnungen
8	Morbus Parkinson	N04B exkl. N04BC07	Mind. 2 Verordnungen
9	Transplantationen	L04AA01, L04AA02, L04AA03, L04AA04, L04AA05, L04AA06, L04AA08, L04AA09, L04AA10, L04AX01	Keine
10	Bösartige Tumoren	A04AA, L01 exkl. L01BA01, L03AA02, L03AA03, L03AA10	Mind. 2 Verordnungen
11	Diabetes Typ II	A10B	Keine
12	HIV / AIDS	J05AB05, J05AB06, J05AB07, J05AB08, J05AB10, J05AD01, J05AE01, J05AE02, J05AE03, J05AF, J05AX	Keine
13	Nierenkrankheiten, inkl. Niereninsuffizienz im Endstadium	V03AE01, B03XA01, B03AX02	Keine

Tabelle 5:   **In der Schweizer Capitationformel berücksichtigte PCGs zzgl. ATC-Codes und Zusatzbedingungen[165]**

3.6 Möglichkeiten für ein Capitationmodell in Deutschland

3.6.1 Grundsätzliche Forderungen für die Ausgestaltung

Aus den vorangegangenen Abschnitten lassen sich einige Schlussfolgerungen ziehen, die für eine Implementierung einer capitationbasierten Vergütung in
Deutschland im Rahmen eines Vertrags zur integrierten Versorgung nach § 140

---

[165] Quelle: Coca, V. R. (2005), S. 100.

SGB V von Bedeutung sind. Die folgenden Stichpunkte verdeutlichen die wichtigsten zu fordernden Eigenschaften, die ein Modell aufweisen sollte, um praktikabel, aussagekräftig und akzeptiert zu sein.

- **Prospektive Modellausrichtung**
  Zur Vermeidung von Leistungs- und Mengenausweitungen durch retrospektiven Ausgleich der effektiven Kosten ist ein prospektiver Ansatz vonnöten.

- **Vermeidung von Risikoselektion**
  Um Anreize zur Risikoselektion beispielsweise chronisch erkrankter Versicherter weitgehend zu vermeiden, ist eine möglichst große Prognosegüte von mindestens 12-15 % zu fordern.

- **Weitgreifende Erfassung des Risikospektrums**
  Es ist eine möglichst repräsentative Auswahl von Variablen über verschiedene Sektoren hinweg für die Risikoadjustierung vorzusehen. Falls nur Indikatoren aus einzelnen Sektoren, wie Diagnosen aus dem stationären Sektor wie im DCG-Modell oder Verordnungen aus dem Arzneimittelsektor wie im PCG-Modell, ins Modell einfließen, ist die Gefahr von Verzerrungen und der Ungleichgewichtung von unterschiedlich morbiden Versichertengruppen gegeben.

- **Manipulationsresistente Variablen**
  So reizt beispielsweise die Verwendung von Diagnosen, Arzneimittelverordnungen oder Prozeduren innerhalb des Modells grundsätzlich zur Leistungsausweitung und zu Upcoding und Gaming an. Um auf die große Vorhersagekraft dieser Variablen nicht zu verzichten, können diese Anreize entweder durch starke Kontrollen oder durch ausreichend hohe Hürden entschärft werden, wie z. B. im Rahmen des PCG-Modells, in dem nur Verordnungen mit mindestens 181 DDDs jährlich Berücksichtigung finden.

- **Ausreichende Größe der Kalkulationsbasis bei Verwendung von Vorjahreskosten**
  Wird lediglich innerhalb einer Teilpopulation auf Basis von Vorjahreskosten kalkuliert ist die Gefahr eines „Kellertreppeneffektes" gegeben. Als

Kalkulationsbasis sollte somit mindestens eine repräsentative Stichprobe
von Versicherten innerhalb eines Bundeslandes vorhanden sein.

- **Transparenz**
  Modelle, die transparent, einfach erklärbar und leicht verständlich sind,
  schaffen eine höhere Akzeptanz bei den Beteiligten.[166]

- **Zusätzliche Anwendungsmöglichkeiten**
  Unter Effizienz- und Akzeptanzgesichtspunkten wäre ein weitergehender
  Einsatz für verschiedene Zwecke wünschenswert, wie beispielsweise die
  Durchführung morbiditätsorientierter, regionalisierter Prognosen des Ärz-
  tebedarfs,[167] im Rahmen von verschiedenen Controllingfragestellungen zu
  DMPs, zur Erstellung von Leitlinien und des Netzmanagements allgemein.

- **Angemessener Erstellungs- und Pflegeaufwand**
  Zum einen kann bei Übernahme eines bestehenden Modells eventueller
  Aufwand in Form von Lizenzkosten entstehen. Zum anderen sind anfängliche Aufwände für die Adaption an deutsche Rahmenbedingungen vorzusehen. Hinzu kommen laufende Aufwendungen für eine kontinuierliche Ak-
  tualisierung der Eingangsvariablen (z. B. Vollständigkeits- und Plausibili-
  tätskontrollen) sowie eine ebenfalls fallweise Überarbeitung des Modells
  bei Veränderungen von Rahmenbedingungen, wie beispielsweise Gesetzes-
  änderungen

3.6.1.1 Verfügbarkeit und Qualität zu verwendender Variablen

Um bei der Auswahl eines geeigneten Modells für einen Einsatz unter deutschen
Rahmenbedingungen erfolgreich zu sein, muss in einem ersten Schritt die Verfügbarkeit in Frage kommender Variablen und deren vorhandene Qualität geprüft
werden.

Da verschiedene Merkmale momentan noch in unterschiedlicher Vollständigkeit
gespeichert und weitergegeben werden, existiert die grundsätzliche Forderung
nach einer einheitlichen und normierten Erfassung und Weiterleitung der benötigten Informationen an die zuständigen Kostenträger oder eine für die Berechnung

---

[166] Vgl. IGES, Lauterbach, K. W., Wasem, J. (2005), S. 101-103.
[167] Vgl. Andersen, H. H., Mühlbacher, A. (2005).

56

eines Modells zuständige Institution. So liegen (Stand Ende 2005) in Deutschland beispielsweise Arzneimittelverordnungen relativ umfassend bei den Kostenträgern vor, während Prozeduren nur partiell und ambulante Daten regional nur sehr unterschiedlich erhoben bzw. weitergeleitet werden. Hier sind alle an der Versorgung beteiligten Institutionen gefordert um eine grundsätzliche Verfügbarkeit einer validen Datenbasis für die Modellentwicklung sicherzustellen.[168]

Je valider und umfassender diese ist, desto höher wird die Prognosekraft des Modells ausfallen können, um entsprechende Anreize zur Risikoselektion zu minimieren und eine adäquate Vergütung der Leistungserbringer zu gewährleisten.[169] Um für die Auswahl eines geeigneten Capitationmodells die benötigte Transparenz zu erreichen, ist hier eine kurze sektorenspezifische Analyse der gegebenen Datensituation erforderlich.

3.6.1.2 Verfügbarkeit und Qualität ambulanter Daten

Ambulante Daten liegen in regionaler Abhängigkeit bei den Kostenträgern nur in sehr unterschiedlicher Ausprägung vor. Die Datenhoheit hierfür liegt bei den Kassenärztlichen Vereinigungen (KVen), die hier von Bundesland zu Bundesland sehr unterschiedlich agieren. Durch die Neufassung des §295 Abs. 2 und 3 SGB V im Rahmen des GMG ist zwar eine verpflichtende versichertenbezogene Lieferung von Diagnose- und Inanspruchnahmedaten ab Januar 2004 von KVen an Kostenträger eingeführt, deren Umsetzung ist allerdings (Stand Ende 2005) noch nicht abgeschlossen.

Speziell die Weiterleitung von ambulanten Diagnosen findet in den wenigsten Fällen statt. Auch ist deren Qualität nicht unumstritten. Es wurden zwar bereits Analysen zur Prüfung der Diagnoseplausibilität durchgeführt, die durchaus positive Ergebnisse lieferten in Bezug auf die Entkräftung des Verdachts, dass akute Diagnosen unberechtigterweise von den behandelnden Ärzten in die nächsten Quartale fortgeschrieben wurden. Andererseits wurde bei dieser von der Kassenärztlichen Bundesvereinigung (KBV) durchgeführten Analyse auf Basis von Abrechnungsdaten der KV Niedersachsen keine Prüfung auf Korrektheit der Diagno-

---
[168] Vgl. IGES, Lauterbach, K. W., Wasem, J. (2005), S. 115.
[169] Vgl. Stock, J. (2001), S. 90-91.

sen aufgrund von weitergehender Analyse der Krankenakten durchgeführt. Ebenso ergaben sich Hinweise darauf, dass der Status der angegebenen Diagnosen (z.B. Verdacht auf, Ausschluss von, gesichert) nicht durchgängig als korrekt gegeben zu betrachten ist, da dies bis Ende 2003 nicht für die Abrechnungsdokumentation verpflichtend war.[170]

Dem Umstand der nicht verpflichtenden Übermittlung des Diagnosestatus ist im Zuge der Umsetzung des GMG Rechnung getragen worden, so dass ab dem ersten Quartal 2004 alle Abrechnungsdiagnosen mit einem korrekten Status übermittelt werden müssen.[171] So ist davon auszugehen, dass die Qualität der ambulanten Diagnosen sich ab diesem Zeitpunkt sukzessive verbessern wird.

Es werden in absehbarer Zeit Diagnose- und Inanspruchnahmedaten aus dem ambulanten Leistungsgeschehen flächendeckend für alle Bundesländer verfügbar sein, allerdings werden retrospektive Analysen für Diagnosen grundsätzlich, und für bestimmte Bundesländer in der gesamten Bandbreite der Daten nur rückwirkend bis 2004, valide möglich sein.

3.6.1.3 Verfügbarkeit und Qualität stationärer Daten

Die Regelungen des § 301 SGB V sehen vor, zu jedem Krankenhausaufenthalt eines gesetzlich Krankenversicherten für die Abrechnung mit dem Kostenträger eine festgelegte Auswahl an Daten, u. a. die festgestellten Diagnosen, entsprechend zu übermitteln. So kann von einer versichertenbezogenen Verfügbarkeit von stationären Diagnosen und ausgewählten Prozeduren bei den Kostenträgern ausgegangen werden.

Bezüglich der Frage nach der Qualität der übermittelten Daten ist sicher durch die Einführung der Diagnosis Related Groups (DRGs) festzustellen, dass die Kodierqualität speziell der Diagnosen inzwischen für viele Häuser zu einer existentiellen Frage geworden ist, so dass in den vergangenen Jahren vermehrte Anstrengung zu deren Verbesserung unternommen worden sind. Zusätzlich überprüft der medizinische Dienst der Krankenkassen (MDK) regelmäßig im Auftrag der Kostenträger die Dokumentationsgüte von stationären Diagnosen.

---

[170] Vgl. Trautner, C., Dong, Y., Ryll, A. (2005), S. 36-43.
[171] Vgl. Kautz, H. (2005), Schreyögg, J., Plate, A., Busse, R. (2005), S. 351.

Eine dieser Überprüfungen in Zusammenarbeit der Techniker Krankenkasse, des Bürgerhospitals in Franfurt am Main und dem MDK Hessen ergab allerdings im Abgleich von in den Abrechnungsdaten übermittelten Diagnosen und Operationen- und Prozedurenschlüssel (OPS) aus dem Jahr 2002 mit den zugrunde liegenden Krankenakten noch recht deutliche Mängel. Wie Tabelle 6 zeigt, waren beispielsweise lediglich 43 % der Diagnosen als korrekt anzusehen.[172]

Bewertung des Codes	Diagnosen	Prozeduren
Korrekt	43 %	72 %
Geändert	14 %	11 %
Überkodierung	34 %	15 %
Unterkodierung	9 %	2 %

Tabelle 6: **Bewertung der Diagnosen und Prozeduren des Bürgerhospitals Frankfurt am Main**[173]

Weitere Untersuchungen im Jahr 2003 durch den MDK Rheinland-Pfalz ergaben in der Folge einen Prozentsatz von rund 70 % für die Korrektheit der Hauptdiagnosen.[174]

Andere Untersuchungen auf Basis von Dokumentationen aus 17 verschiedenen Krankenhäusern erbrachten in diesem Zusammenhang das Ergebnis, dass lediglich 12 % der Kodierungen als vollständig korrekt betrachtet werden können, wohingegen bei 32 % schwere Mängel zu beanstanden waren.[175] Als Grund für diese negativen Ergebnisse kann die zunehmende Dokumentationsbelastung der Ärzte gesehen werden, die aus Kosten- und Schnittstellengründen nicht immer und ausreichend durch spezielle Dokumentationskräfte aufgefangen werden kann.[176]

Auch bestehende Unsicherheiten bei der Kodierung mittels ICD-10-GM in Verbindung mit den deutschen Kodierrichtlinien (DKR) wurden als weitere Gründe genannt. Weitere Unsicherheiten bestehen im Interpretationsspielraum bezüglich

---

[172] Vgl. Klaus, B., Ritter, A., Große Hülsewiesche, H., u. a. (2005).
[173] Quelle: Eigene Darstellung in Anlehnung an Klaus, B., Ritter, A., Große Hülsewiesche, H., u. a. (2005), S. 13.
[174] Vgl. Stockdreher, K., Kuls, G., Modrack, M., u. a. (2004).
[175] Vgl. Holzwarth, F., Kuypers, H. (2005).
[176] Vgl. Roeder, N., Hensen, P., Fiori, W., u. a. (2004).

der Zulässigkeit von Nebendiagnosen.[177] Entsprechende Anpassungen wurden für die Version 2005 der DKR durchgeführt, so dass in Zukunft die Basis für eine erhöhte Zuverlässigkeit von stationären Diagnosen gelegt ist.[178]

3.6.1.4 Soziodemographische und Kostendaten und sonstige sektorale Inanspruchnahmedaten

Weitere Merkmale, die für eine Risikoadjustierung geeignet sein könnten und in ausreichender Bandbreite bei den Kostenträgern zur Verfügung stehen, sind:[179]

- Alter und Geschlecht,
- Versichertenstatus (z. B. EU/BU-Rentner),
- ambulante Arzneimittelverschreibungen,
- Kostendaten (ambulant, stationär, Arzneimittel, Heil- und Hilfsmittel, Krankengeld, etc.) sowie
- Ressourcenverbräuche (z. B. Anzahl der Arztbesuche, Anzahl der verschriebenen Medikamente, Krankenhaustage und Prozeduren).

Im Bereich der Merkmale Alter, Geschlecht und Versichertenstatus ist davon auszugehen, dass die Kostenträger, auch durch die Wirksamkeit dieser Parameter für den RSA, eine hohe Motivation zur Sicherstellung von hochqualitativen Daten haben. Bei ambulanten Arzneimittelverschreibungen wird durch die direkte Übermittlung durch die Apothekenrechenzentren und der direkten Relevanz für die Abrechnung ebenfalls eine hohe Qualität sichergestellt. Ähnliches gilt für den Bereich der Kostendaten mit Ausnahme der in Kapitel 3.6.1.2 bereits beschriebenen Problematik bei ambulanten Daten.

Die gegebene Datenbreite ist für soziodemographisch vorkostenbasierte Modelle in jedem Fall ausreichend, während die Implementierung von diagnosebasierten Ansätzen primär auf stationäre Diagnosen angewiesen wäre. Neben der in Kapitel 3.6.1.3 geschilderten noch in Teilen unzureichenden Qualität, gilt für stationäre Diagnosen grundsätzlich nur eine eingeschränkte Verfügbarkeit über die gesamte Bandbreite der Versicherten hinweg. Dies kommt dadurch zustande, dass in übli-

---

[177] Vgl. Stausberg, J., Lehmann, N., Kaczmarek, D., u. a. (2005).
[178] Vgl. Fahlenbach, C., Köhler, N., Halim, A., u. a. (2004).
[179] Vgl. IGES, Lauterbach, K. W., Wasem, J. (2005), S. 114.

chen Inanspruchnahmemustern durchschnittlich nur ca. 10-20 % einer Versichertenpopulation pro Jahr einen Krankenhausaufenthalt benötigen, so dass naturgemäß nur für diesen kleinen Teil der Versicherten stationäre Diagnosen vorhanden
sind. Bei ambulanten Daten und Arzneimittelverordnungen kann hier von einer
wesentlich höheren Bandbreite (ca. 70-90 %) ausgegangen werden.[180]

3.6.2 Anpassungs- und Pflegeaufwand

Da alle bislang im Einsatz befindlichen Modelle zur Berechnung einer Capitation
im Ausland entwickelt und angewendet wurden, sind einige grundlegende Adap-
tionsschritte erforderlich, die Aufwand in unterschiedlicher Größenordnung verursachen. So sind in unterschiedlichen Gesundheitssystemen auch immer vonein-
ander abweichende Behandlungsgewohnheiten, Versorgungsstrukturen und auch
epidemiologische Unterschiede zu finden, die sich an verschiedenen Stellen äußern.[181]

So werden zum einen unterschiedliche Systematiken für die Dokumentationen
von Diagnosen (ICD-9 vs. ICD-10), wie auch für Arzneimittelverordnungen
(NDC bzw. ATC vs. Pharmazentralnummer (PZN)) genutzt. Zum anderen existiert abhängig von den organisatorischen und finanziellen Rahmenbedingungen
des Ursprungslandes eine unterschiedliche Behandlungs- und Kostenstruktur, so
dass hier Kostengewichtungen beispielsweise zwischen unterschiedlichen Diagnosen neu kalibriert werden müssen. Ebenso ist auch die Modellstruktur einer
Überprüfung zu unterziehen, da sich eventuell aufgrund neu berechneter Durchschnittsausgaben in einer Hierarchie von Diagnosegruppen die Rangfolge verändern kann.[182]

Auch gesundheitspolitisch motivierte Differenzen, wie die unterschiedliche Behandlung von Diabetes Typ II in den PCG-Klassifikationen der Niederlande und
der Schweiz machen Anpassungen erforderlich.[183] Grundlage für Adaption und
Rekalibrierung ist die Existenz einer, wie oben bereits geforderten, validen und
umfassenden Datenbasis.

[180] Vgl. Glaeske, G., Jahnsen, K. (2001).
[181] Vgl. Buchner, F., Wasem, J. (1999), Buchner, F., Wasem, J. (2000), Stillfried, D. (2001).
[182] Vgl. IGES, Lauterbach, K. W., Wasem, J. (2005), S. 99-100.
[183] Vgl. Kapitel 3.5.3.2.

Grundsätzlich steht der Aufwand immer in direkter Relation zur Menge der zu konvertierenden Merkmale und der Komplexität des Modells. Es ist davon auszugehen, dass der Adaptionsaufwand für Diagnosen noch am geringsten ausfällt, gefolgt von Arzneimitteln, während eine Adaption von ggf. zu verwendeten Prozeduren einen deutlich höheren Aufwand verursacht. Bezüglich der laufenden Pflege müssen allerdings bei Arzneimitteln wesentlich häufiger Änderungen erwartet werden, als bei Diagnosen, so dass hier eine höhere Aktualisierungsfrequenz zu fordern wäre.[184]

Den geringsten Aufwand sowohl für die Erstellung eines Modells als auch für dessen Pflege, dürften allerdings soziodemographisch- und vorkostenbasierte Konzepte auf Basis eines Zellenansatzes sein. Hier könnte von Beginn an auf bereits für deutsche Verhältnisse kalibrierten Kosten aufgebaut werden und würde damit die gegebene Versorgungswirklichkeit in Deutschland entsprechend abbilden.

3.6.3 Empfehlung eines Modells für die Verwendung in der integrierten Versorgung

Aus der Zusammenschau der in den vorangegangenen Abschnitten dargestellten Problemkreise bezüglich Verfügbarkeit und Qualität von Daten und den Einschätzungen zu Erstellungs- und Pflegeaufwänden können bestimmte Schlussfolgerungen gezogen werden.

Die derzeit noch mangelnde flächendeckende Verfügbarkeit ambulanter Daten allgemein und noch nicht ausreichend untersuchter Qualität speziell von ambulanten Diagnosen legt, spätestens in Verbindung mit der grundsätzlichen mangelnden Breite von stationären Diagnosen und deren noch als nicht ausreichend festgestellten Qualität, den Schluss nahe, dass die Einführung von diagnosebasierten Verfahren aktuell noch nicht befürwortet werden kann. Obwohl diese in den USA für größere Versichertenpopulationen im Einsatz sind und auch die Prognosegüte nach derzeitigem Stand der Literatur als die höchste verfügbare gelten muss,[185] ist die Datengrundlage in Deutschland noch zu unzureichend, als dass der entspre-

---

[184] Vgl. IGES, Lauterbach, K. W., Wasem, J. (2005), S. 115-116.
[185] Vgl. Zhao, Y., Ash, A. S., Ellis, R. P. (2005), S. 38.

chende Adaptions- und Pflegeaufwand zu rechtfertigen wäre. Es existieren neben den hier vorgestellten noch eine Anzahl vergleichbarer diagnosebasierter Verfahren, die durchaus vergleichbare Alternativen darstellen,[186] für die diese ablehnenden Argumente allerdings gleichfalls gelten.

Vorliegende Daten in ausreichender Breite und Qualität existieren bezüglich sektoraler Kosten (für den ambulanten Sektor regional unterschiedlich) und Arznei-mittelverordnungen. Somit wäre eine Option die Implementierung eines pharmabasierten Verfahrens, wie etwa RxGroups oder PCGs.

Gegen RxGroups spricht, dass es als Grundlage zur Errechnung von Leistungs-erbringervergütungen kaum eingesetzt wurde.[187] Hinzu kommt, dass die Ur-sprungsversion auf der Systematik der National Drug Codes (NDC) aufbaut und somit eine Übertragung auf deutsche PZNs nötig werden würde.[188] Von Vorteil wäre die im Vergleich zu PCGs sehr breite Abdeckung des Morbiditätsspektrums,[189] die allerdings auch einen hohen anfänglichen Adaptionsaufwand und einen ebenso erhöhten kontinuierlichen Pflegeaufwand impliziert.

PCGs werden in den Niederlanden lediglich für den Risikostrukturausgleich zwischen den Krankenkassen eingesetzt und stellen gleichzeitig nur ein einge-schränktes Spektrum von ausgewählten chronischen Erkrankungen dar.[190] Da sie allerdings bereits jetzt klassifiziert nach ATC-Codes vorliegen, dürften der Adaptions- und der Pflegeaufwand etwas geringer ausfallen als bei RxGroups.

Der grundsätzliche Nachteil für beide Verfahren ist die Erfordernis der kurzen Aktualisierungsintervalle, um die permanenten, auch teilweise extrem kosten-wirksamen Neuerungen auf dem Arzneimittelmarkt entsprechend zu berücksichtigen. Eher von Vorteil für pharmabasierte Verfahren ist die Tatsache, dass die Datenweiterleitungszeiten für Arzneimittelverordnungen, wie im Übrigen auch

---

[186] Vgl. Hughes, J. S., Averill, R. F., Eisenhandler, u. a. (2004).

[187] Einsatz erfolgt bisher hauptsächlich bei der Prämienkalkulation der arbeitgeberfinanzierten Kran-kenversicherung (ca. 15 bis 20 Mio. Versicherte jährlich). Vgl. IGES, Lauterbach, K. W., Wasem, J. (2005), S. 208.

[188] Angekündigt ist von den Entwicklern des Modells eine Modellvariante, die auf ATC-Codes basiert. Vgl. Coca, V. R. (2005), S. 114.

[189] Vgl. Zhao, Y., Ellis, R. P., Ash, A. S. (2001), S. 182-183.

[190] Vgl. Lamers, L. M., van Vliet, R. C. J. A. (2004), S. 115 und 120.

für stationäre Daten, wesentlich kürzer sind als für ambulante Daten. Da eine korrekte Kalkulation erst durchgeführt werden kann, wenn alle Daten eines Versicherten vorliegen, ergeben sich hier zeitliche Vorteile.

Zusammenfassend kann für beide Verfahren festgestellt werden, dass als Modellbasis in Bezug auf die Vergütung gegenüber Leistungserbringern noch keine Einsatzerfahrung existiert. Auch der hohe laufende Aktualisierungsaufwand spricht deutlich gegen eine Verwendung als Ausgangsbasis für ein deutsches Modell.

Eine Möglichkeit, die sich für einen Einsatz im deutschen Gesundheitssystem ergibt, wäre die Erprobung eines Modells, das sowohl soziodemographische als auch Vorkostendaten auf Basis eines Zellenansatzes beinhaltet. Die Morbiditätsadjustierung würde aufgrund der unzureichenden Diagnosedaten mittels statistischer Analysen der Vorjahreskosten erfolgen in Verbindung mit anderen Parametern der Leistungsinanspruchnahme. In Frage kommen hier, ähnlich dem Schweizer Ansatz, Krankenhaustage im Vorjahr, aber auch Anzahl der jährlichen Arzneimittelverordnungen und, falls vorhanden, Anzahl der Arztbesuche.

Die Prognosegüte eines solchen Ansatzes sollte sich mindestens in ähnlicher Größenordnung befinden, wie das seit mehreren Jahren zufrieden stellend im Einsatz befindliche Schweizer Modell. Eine Berechnung mit ähnlichen Variablen mit deutschen PKV-Daten ergab ein Bestimmtheitsmaß von 14,75 %.[191]

Für eine strategische Weiterentwicklung einer solchen Modellbasis zur Kalkulation deutscher Capitations wäre in einem nächsten Schritt zur verbesserten Abbildung schwerer chronischer Morbiditäten die teilweise oder vollständige Ergänzung des Modells durch PCG-Codes denkbar. Analog zur Schweizer Adaption des niederländischen Ursprungsmodells wäre durch die Verknüpfung deutscher PZNs mit den dort zugrunde liegenden ATC-Codes mit relativ geringem Aufwand zu bewerkstelligen. Aufgrund der bei den Kostenträgern vorliegenden Daten zu getätigten Arzneimittelverordnungen ließe sich eine den deutschen Behandlungs- und Verordnungsgewohnheiten adaptierte und entsprechend für deutsche Kostenverhältnisse neukalibrierte Anpassung innerhalb kurzer Zeit durchführen.

---

[191] Vgl. Wiechmann, M. (2003), S. 197.

4. Organisation und Strategieentwicklung

4.1 Theoretische Ansätze

Gesucht wird nach einem organisationstheoretischen Ansatz, der passende Ein-
ordnungen und strategische Hinweise liefert zum Aufbau einer effizienten integrierten Versorgung in der im deutschen Gesundheitswesen gegebenen Situation.
Aus der vorliegenden Literatur zu diesem Kontext sind, bedingt durch die enorme
Vielschichtigkeit der Fragestellungen, nur partiell zufrieden stellende Ergebnisse
ableitbar. Im Folgenden wird nachgewiesen, dass die existierenden Theorieansät-
ze nur jeweils auf spezifische Fragen anwendbar sind und für das komplexe Gefüge eines Gesundheitssystems mehrere verschiedene Ansätze vonnöten sind, um
eine umfängliche Abbildung von Effekten und Mechanismen sicherzustellen.

4.1.1 Industrielle Organisationstheorie

Die industrielle Organisationstheorie, maßgeblich beeinflusst durch Porter, richtet
sich aus an einem gegebenen Marktgeschehen, in dem eine strategische Ausrichtung durch verschiedene Formen der Marktpositionierung in der Auseinandersetzung mit den existierenden Wettbewerbskräften stattfindet.[192]

Problematisch ist an dieser Stelle, dass ein Markt im klassischen Sinne mit einem
souveränen Kunden, der die Wertschöpfung des Produzenten durch eine geldliche
Gegenleistung honoriert, im deutschen Gesundheitswesen, wie veranschaulicht in
Abbildung 6, nicht existiert.

Die veranschaulichte Entkoppelung des Marktgeschehens zeigt, dass durch festgelegte Vergütungskataloge, deren Preise der Kunde nicht bezahlen muss und er
üblicherweise auch nicht kennt, ein Preiswettbewerb nicht stattfindet. Einziges
Differenzierungsmerkmal ist die Leistung des Arztes oder anderer Leistungserbringer, deren Qualität und Zweckmäßigkeit der Patient aufgrund der existierenden

---

[192] Vgl. Porter, M. E. (1999), S. 27-44.

Informationsasymmetrie[193] zwischen ihm und dem Leistungserbringer nicht vollständig beurteilen kann.[194]

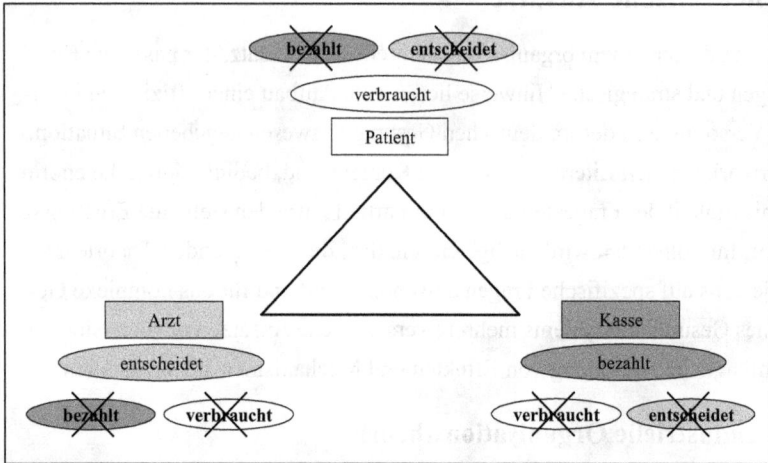

Abbildung 6: Der „Nichtmarkt" im deutschen Gesundheitswesen[195]

Bei genauerer Betrachtung finden sich allerdings durchaus Fragestellungen, die mit Hilfe des Porter'schen 5 Kräfte-Modells (siehe Abbildung 7) deutlich werden und entsprechender Beantwortung bedürfen. Hierbei geht es um die Fragestellungen:

- Wer sind die Kunden?
- Existieren Wettbewerber bezüglich dieser Kunden?
- Werden in Zukunft Wettbewerber hinzukommen?
- Existiert eine Alternative für die angebotene Leistung?
- Wer sind die Lieferanten?

---

[193] Vgl. Oberender, P., Fibelkorn, A. (1997), S. 6.

[194] Eine detaillierte Erläuterung der bestehenden Informationsasymmetrien erfolgt in Abschnitt 7.2.2 Informationsasymmetrien, Moral Hazard und die Arzt-Patient-Beziehung.

[195] Quelle: Rüschmann, H.-H., Roth, A., Krauss, C. (2000), S. 4.

```
        vertikal ↑         ┌──────────┐
                           │ Abnehmer │
                           └──────────┘
                                ↑
 horizontal ←──────────────────┼──────────────────→
                                ↓
┌──────────────┐        ┌──────────────┐        ┌──────────────┐
│ Potenzielle  │ ←────→ │ Gegenwärtige │ ←────→ │ Ersatzprodukte│
│ neue         │        │ Wettbewerber │        │              │
│ Konkurrenten │        └──────────────┘        └──────────────┘
└──────────────┘                ↑
                                 ↓
                         ┌──────────────┐
                         │  Lieferanten │
                         └──────────────┘
```

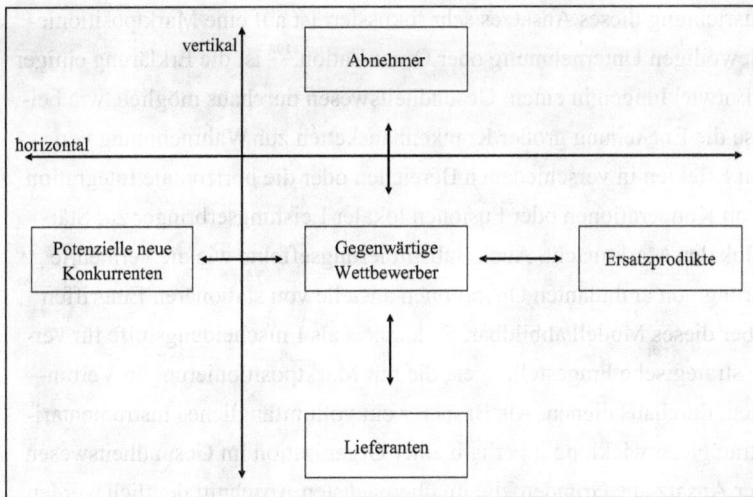

Abbildung 7:   Das 5-Kräfte Modell nach Porter[196]

Der Unternehmer innerhalb eines Marktgeschehens kann nach Beantwortung dieser einzelnen Fragestellungen schließlich daran gehen die zentrale Frage für eine erfolgreiche strategische Ausrichtung zu beantworten:

Wie muss eine Organisation beschaffen sein, die in diesem Gefüge für die Kunden einen Mehrwert produziert und dafür einen entsprechenden Erlös erzielt?

Wobei an dieser Stelle zu ergänzen ist, dass, im Unterschied zu einem klassischen Markt, im Gesundheitswesen nicht nur die Versicherten als Kunden gesehen werden können. Es müssen aufgrund des oben dargestellten Beziehungsgeflechts die Krankenkassen in diese Betrachtung mit einbezogen werden, da im Kontext des deutschen SGB V ansonsten keine Geschäftbeziehung zustande kommt. Die Frage ist im Einzelfall zu diskutieren im Hinblick auf den häufigsten Fall der Grundmotivation, die hier darin besteht, dass ein integriertes Modell Erlöse primär aus Effizienzgewinnen erzielen will, die dann, je nach Vertrag, auch in Teilen an die Krankenkassen zurückfließen.[197]

---

[196] Quelle: Eigene Darstellung in Anlehnung an Porter, M. E. (1980), S. 4.
[197] Vgl. Lindenthal, J., Sohn, S., Schöffski, O. (2004), S. 139.

Da die Ausrichtung dieses Ansatzes sehr fokussiert ist auf eine Marktpositionierung der jeweiligen Unternehmung oder Organisation,[198] ist die Erklärung einiger zentraler Entwicklungen in einem Gesundheitswesen durchaus möglich, wie beispielsweise die Entstehung großer Krankenhausketten zur Wahrnehmung von synergischen Effekten in verschiedenen Bereichen oder die horizontale Integration in Form von Kooperationen oder Fusionen lokaler Leistungserbringer zur Stärkung der lokalen Marktmacht. Auch Substituierungseffekte wie die vermehrte Durchführung von ambulanten Operationen anstelle von stationären Eingriffen werden über dieses Modell abbildbar. So kann es als Entscheidungshilfe für verschiedene strategische Fragestellungen, die mit Marktpositionierung in Verbindung stehen, durchaus dienen. Als Basis für ein vollumfängliches Instrumentarium zur Strategieentwicklung innerhalb einer Organisation im Gesundheitswesen wird dieser Ansatz aus Gründen, die im übernächsten Abschnitt deutlich werden, als nicht ausreichend erachtet.[199]

4.1.2 Transaktionskostentheorie

Ein Ansatz, der speziell für die integrierte Versorgung als Entscheidungshilfe in Frage kommen könnte, ist die Transaktionskostentheorie nach Coase und Williamson.[200] Hierbei wird davon ausgegangen, dass die Existenzberechtigung von Organisationsstrukturen darin besteht, die Kosten für die Erstellung und den Austausch von Dienstleistungen und Gütern zu optimieren. Zu den Kosten einer Transaktion werden hierbei die Kosten für Informationsbeschaffung, Verwaltung, Überwachung u. ä. gezählt. Zu den strategischen Optionen, die sich aus dieser Theorie zur Senkung von Transaktionskosten ergeben, zählt grundsätzlich die vertikale Integration, die auch für das Gesundheitswesen als anwendbar gesehen wird.[201]

Anwendung kann die Transaktionskostentheorie so beispielsweise finden in der Abbildung von Entwicklungen wie dem Aufbau von medizinischen Versorgungszentren (MVZs) durch Krankenhäuser bzw. Krankenhausketten zur verstärkten

---

[198] Vgl. Mintzberg, H. (1998).

[199] Vgl. Luke, R. D., Walston, S. L. (2003), S. 296.

[200] Vgl. Coase, R. H. (1937), Williamson, O. E. (1971).

[201] Vgl. Conrad, D. A., Dowling, W. L. (1990).

vertikalen Integration, um entscheidende Hauptprozesse zu stärken und deren Transaktionskosten zu optimieren.[202] Ähnliches gilt für die grundsätzliche Bestrebung von stationären Einrichtungen ein vermehrtes Zuweisermarketing zu betreiben, auch in Form von IV-Verträgen, um verbesserte Kontrolle über den Zustrom von Patienten zu gewinnen. Die Transaktionskostentheorie gibt Hilfestellung sobald es sich, wie in den genannten Beispielen, um verbesserten Umgang mit Unsicherheiten im Input-Bereich einer Organisation handelt.[203]

Existieren auf Seiten des Marktes allerdings Unsicherheiten bezüglich der Nachfrage, werden die entsprechenden Risiken von nicht vorhersagbaren Erlösen innerhalb der Transaktionskostentheorie ungenügend abgebildet. Ihre Anwendung führt in diesem Fall zur Entwicklung vertikal integrierter Strukturen, die für diese Bedingungen aber eventuell keine effektive Lösung darstellen.[204] Eine Beurteilung nur aus Sicht der Transaktionskosten ist hier nicht ausreichend.

Hinzu tritt die Problematik, dass aufgrund anderer Effekte der vertikalen Integration, wie der Verstärkung der Marktmacht durch den Einbezug und die Bündelung einer größeren Anzahl von Leistungserbringern, eine Beseitigung der Nachfrageunsicherheit durchaus erfolgen kann. Diese Fragestellung kann allerdings nicht innerhalb der Transaktionskostentheorie bearbeitet werden, sondern ist eher mittels der o. g. industriellen Organisationstheorie lösbar.[205]

Hier zeichnen sich bereits erste Hinweise ab, die auf eine gewisse Komplementarität hinsichtlich der Anwendbarkeit der Theorien auf strategische Fragestellungen innerhalb eines Gesundheitssystems schließen lassen.

4.1.3 Institutionentheorie

Als dritter theoretischer Ansatz, der speziell im Gesundheitswesen eine große Rolle spielt, muss die Institutionentheorie betrachtet werden. Sie beschäftigt sich nach Meyer und Rowan mit Mechanismen

---

[202] Vgl. Flintrop, J. (2006).

[203] Vgl. Luke, R. D., Walston, S. L. (2003), S. 297.

[204] Vgl. Mintzberg, H. (1994).

[205] Vgl. Luke, R. D., Walston, S. L. (2003), S. 298.

„...by which social processes, obligations or actualities take on a rule-like status in social thought and action"[206].

In ähnlicher Weise definiert North Institutionen etwas greifbarer als:

von Menschen erdachte und entworfene Verhaltens- und Handlungsrestriktionen in Form von Normen, Regeln und Gesetzen, die politische, ökonomische und soziale Interaktionen strukturieren und beeinflussen.[207]

Diese in sozialen Interaktionen wirksamen Regeln und Attitüden spielen besonders innerhalb des hier betrachteten Kontextes eine große Rolle. So sind beispielsweise das Selbstbild des Arztes oder auch die institutionalisierte Selbstverwaltung auf verschiedenen Ebenen des deutschen Gesundheitssystems durchdrungen von vielen oftmals aus der Historie erklärbaren Einflüssen, Abhängigkeiten und Verhaltensnormen. Aus der Perspektive der strategischen Zielfindung ergeben sich aus diesem Abhängigkeits- und Normengefüge institutionelle Barrieren, die eine Strategieentwicklung und -umsetzung innerhalb eines Gesundheitssystems maßgeblich beeinflussen. Als entscheidende Quellen für diese institutionellen Barrieren werden gesehen:[208]

- **Ärztekammern, Berufsverbände und Fachgesellschaften in Verbindung mit dem Autonomiestreben der Leistungserbringer,**
  welche durch die verbindliche Erarbeitung und Überwachung von Verhaltensnormen wirken sowohl im rechtlich organisatorischen als auch im medizinisch inhaltlichen Rahmen und ein hohes Maß an Autonomie erfordern und erhalten.

- **Das Verhältnis zwischen Leistungserbringern verschiedener Sektoren,**
  das durch unterschiedliche Ausbildungshintergründe und Tätigkeitskontexte motivierte Abgrenzungen hervorbringt, die die strategische und operative Zusammenarbeit erschweren.

- **Strategische Zielkonflikte,**
  die von der Trägerschaft der Einrichtung oder dem Beschäftigungsstatus

---

[206] Meyer, J. W., Rowan, B. (1977), S. 341.
[207] Vgl. North, D. (1992), S. 1-12.
[208] Vgl. Luke, R. D., Walston, S. L. (2003), S. 306.

des Einzelnen abhängige institutionelle oder individuelle Motivationsanrei-
ze schaffen, die eine einheitlich zielgerichtete Zusammenarbeit verhindern.

- **Die vielschichtige politische Einflussnahme,**
  die durch Steuerungsansätze auf verschiedenen Ebenen eine zunehmende
  Überregulierung schafft und strategische Entwicklungsmöglichkeiten einschränkt.

Die bisherige Entwicklung des deutschen Gesundheitswesens kann aus Sicht der
Institutionentheorie stringent nachvollzogen werden, da u. a. die den genannten
Barrieren zugrunde liegenden Institutionen maßgeblich die Entstehung des Status
quo geprägt haben. Eine Eignung als alleiniger theoretischer Ansatz für die Entwicklung einer Strategie unter Effizienzgesichtspunkten kann mit Blick auf die
eingangs der Auseinandersetzung geschilderten Effizienzmängel als Ergebnis der
bisherigen Wirkweise ausgeschlossen werden. Eine vollständige Ignoranz gegenüber den geschilderten komplex wirksamen und widersprüchlichen Einflussfaktoren wäre allerdings ebenso fatal, so dass im Folgenden eine Form der Synthese
aus den drei vorgestellten Ansätzen entwickelt werden muss.

4.1.4 Empfehlung für die Verwendung der theoretischen Ansätze

Die Konsequenz aus der nur bedingten Tauglichkeit der einzelnen Ansätze für
eine Strategieentwicklung und -umsetzung im Gesundheitswesen ist die jeweils
singuläre Entscheidung für welche Fragestellung welcher Theorieansatz herangezogen werden kann.

Generell kann für eine erste strategische Orientierung die industrielle Organisationstheorie verwendet werden, um eine Analyse der lokal oder regional vorliegenden Versorgungsverhältnisse („Marktgegebenheiten") durchzuführen. Sind entscheidende Fragen für die Positionierung beantwortet und die Nachfrage- und Er-
lösseite geklärt und stabilisiert, kann mittels des Transaktionskostenansatzes eine
optimierte, effiziente Leistungserbringung implementiert und weiterentwickelt
werden.

Beispielhaft bezogen auf einen Integrationsvertrag gemäß § 140 SGB V beinhaltet
das im ersten Schritt eine Abklärung der abzudeckenden Indikationsbreite und der

regionalen Ausdehnung unter Marktaspekten.[209] Im zweiten Schritt erfolgt die Rekrutierung entsprechender Vertragspartner unter den Kostenträgern und Leistungserbringern unter Transaktionskostengesichtspunkten. Dieser Analyse- und Klärungsprozess kann insgesamt zu sehr unterschiedlichen Lösungen führen,[210] da bereits hier die über die Institutionentheorie begründeten institutionellen Barrieren wirken.

Zusammenfassend veranschaulicht wird der Zusammenhang bzw. die Komplementarität der einzelnen Theorien in Abbildung 8. Die jeweiligen strategischen Implikationen der beiden erstgenannten Theorien gelangen in ihrem jeweiligen Anwendungsgebiet, der Marktpositionierung bzw. der Effizienzverbesserung nur zur Umsetzung, wenn ihnen nicht eine institutionelle Barriere entgegensteht bzw. ein Abbau oder eine Umgehung der Barriere ermöglicht wird.

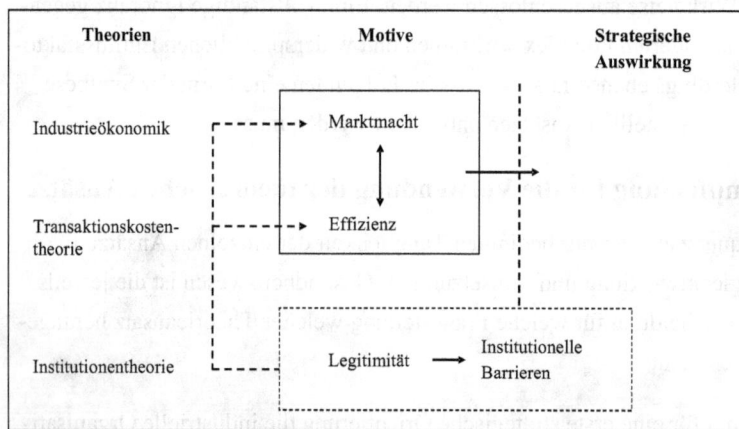

Abbildung 8:   Interaktion der verschiedenen theoretischen Ansätze[211]

Ein konkretes Beispiel für den Abbau einer solchen Barriere ist die Änderung der Musterberufsordnung (MBO) für Ärzte durch den Ärztetag als Folge des GMG

---

[209] Gespräch mit Marius Greuèl, Dozent für Gesundheitsökonomie an der Alice Salomon Fachhochschule Berlin, am 24.1.2005.

[210] Eine Übersicht über typische Vertragsausprägungen nach § 140 SGB V ist zu finden bei Hallauer, J., Hildebrandt, H., Döring, R. (2004).

[211] Quelle: Eigene Darstellung in Anlehnung an Luke, R. D., Walston, S. L. (2003), S. 304.

im Jahr 2004.[212] So wurde durch die Schaffung einer Gesetzesgrundlage für die Gründung von MVZs u. a. durch Vertragsärzte eine strategische Option für eine neue Organisationsform eröffnet, die vorher durch institutionelle Barrieren verhindert wurde.

4.2 Empirische Erfolgs- und Risikofaktoren für den organisatorischen Aufbau

4.2.1 Entwicklung der integrierten Versorgung in den USA

Ergänzend zu den theoretischen Grundlagen existiert eine Vielzahl von praktischen Erfahrungen beim Aufbau integrierter Versorgungsstrukturen, primär aus den USA.

So genannte Integrated Delivery Systems (IDSs) wurden dort verstärkt mit dem zunehmenden Marktanteil von Managed Care Versicherungsformen aufgebaut. Eine Vielzahl dieser IDSs verschwand allerdings ebenso schnell wie sie entstanden waren.[213] Obwohl die Prognose Anfang der 1990er Jahre noch lautete, dass die grundsätzliche Entwicklung des amerikanischen Gesundheitswesens Richtung Integration strebe, haben sich teilweise sogar landesweit agierende, „festverdrahtete", vertikal integrierte Gesundheitskonzerne nicht durchsetzen können, sondern endeten zum Teil mit dramatischen finanziellen Verlusten.[214] Der mangelnde Erfolg, den die Integrationsbemühungen in den USA gezeigt haben, wird dokumentiert durch die Tatsache, dass 1998 nur 25 bis 50 % aller US-Krankenhäuser in irgendeiner Form mit dem ambulanten Bereich integriert waren.[215]

Etwas konkretere Zahlen mit einer enger gefassten Definition von intersektoraler Integration liefert eine Untersuchung von Hoechst Marion Roussel. Es wurde definiert als integrierte Struktur sobald

- mindestens eine niedergelassene Praxis und

- mindestens ein Krankenhaus und

---

[212] Vgl. o. V. (2005c).
[213] Vgl. Mick, S. S., Wyttenbach, M. E. (2003), S. 2.
[214] Vgl. Kongstvedt, P. R. (2001b), S. 1347.
[215] Vgl. Burns, L. R., Morrisey, M. A., Alexander, J. A., Johnson, V. (1998), S. 70.

- mindestens eine andere Leistungserbringereinheit (Pflegedienst, OP-Zentrum, usw.) und

- mindestens ein Kostenträger

einen sektorübergreifenden Gesamtvertrag abgeschlossen hatten. So erhöhte sich die identifizierte Anzahl von Integrationsstrukturen, die diesen Kriterien entsprachen, in der Zeit von 2000 bis 2004 von 299 auf 325.[216] Gegenüber der Gesamtzahl an Krankenhäusern und Arztpraxen in den USA stellt dies allerdings eine verschwindend geringe Anzahl dar.

Diese US-amerikanische Gesamtentwicklung wurde in den letzten Jahren eingehend beforscht und analysiert. So wurden durch verschiedene Institutionen und Wissenschaftler diverse Faktoren identifiziert, die für den Misserfolg bzw. Erfolg solcher Strukturen maßgeblich sind. Eine Diskussion dieser Faktoren im deutschen Kontext sollte die Überlegungen zur Strategieentwicklung deutlich unterstützen können und in der deutschen Debatte um die integrierte Versorgung an geeigneter Stelle Berücksichtigung finden. In der Zusammenschau aus mehreren Untersuchungen konnten die in den folgenden Abschnitten diskutierten Faktoren identifiziert werden.

4.2.2 Risikofaktoren

4.2.2.1 Zu schnelles Wachstum („leading, speeding, bleeding") und unterschätzter Zeitbedarf

Gemäß der industriellen Organisationstheorie, die von deutlichen Wettbewerbsvorteilen für „first mover" in neuen Märkten oder der Einführung von Innovationen ausgeht („leading"), wurde mit dem Ziel vorgegangen durch schnelle Implementierung („speeding") von IDSs höhere Gewinne zu realisieren.[217] Durch institutionelle Barrieren[218] sind die erwarteten Implementierungserfolge allerdings ausgeblieben und haben den „first movern" hohe Verluste beschert („bleeding"). Zu beobachten war, dass je höher und konzentrierter die vorherigen finanziellen

---

[216] Vgl. Aventis Pharmaceuticals Managed Care Digest Series (2005), S. 5.

[217] Vgl. Mick, S. S., Wyttenbach, M. E. (2003), S. 2.

[218] Die einzelnen institutionellen Barrieren werden im weiteren Verlauf des Kapitels detailliert erläutert.

Investitionen waren, desto höher fielen in der Folge die Verluste aus. Eine weitere Erfahrung, die in diesem Zusammenhang deutlich wurde ist die Tendenz, dass die Trennungskosten solcher zu schnell akquirierten und nur im Ansatz integrierten (genaueres s. u.) Strukturen noch um ein Vielfaches höher liegen als die Kosten des Zusammenschlusses. Ein Umstand, dem im Verlauf der Strategieentwicklung nicht ausreichend Rechnung getragen wurde.[219]

Eine der institutionellen Barrieren, die zum Scheitern einer Vielzahl von IDSs beigetragen hat, ist das Beharrungsvermögen der einzelnen Beteiligten und der dementsprechend unterschätzte Zeitbedarf, den ein Transitionsprozess in einem derart komplexen Umfeld benötigt. Es existierten zum damaligen Zeitpunkt (Anfang der 1990er Jahre) wenig Erfahrungen mit derartigen Konstruktionen und die Lernkurven sind wesentlich flacher als man dies im Vorfeld aus organisatorisch, planerischer Sicht einschätzt. Ähnliches lässt sich bei der Entwicklung der Arztnetze in Deutschland beobachten.[220] Selbst Pioniere haben erst nach dem Jahrtausendwechsel den Zeitpunkt erreicht, an dem begonnen wurde, einheitliche Kontrollmechanismen zu entwickeln und einzuführen, um die Effektivität zu steigern.[221]

So benötigt man laut Expertenaussagen für die ausreichende Entwicklung der Erfahrungskurve in diesem Bereich mindestens 7 Jahre bis Früchte einer Zusammenarbeit geerntet werden können. Zustande kamen diese verlängerten Lernphasen auch aufgrund mangelnder Implementierung von passenden Feedbackverfahren.[222]

Hinzu kam, dass durch hohe Anfangsinvestitionen in den ersten Jahren auch keine positiven finanziellen Gesamtergebnisse erzielt werden konnten. Dadurch bestand die Gefahr, dass die Einführung u. a. aufgrund des Drängens von Seiten der Kapitalgeber gestoppt wurde, bevor überhaupt eine Phase erreicht werden konnte, in der positive Outcomes möglich waren.[223]

---

[219] Vgl. Burns, L. R., Pauly, M. V. (2002), S. 133.
[220] Vgl. Lindenthal, J., Sohn, S., Schöffski, O. (2004), S. 1.
[221] Vgl. Burns, L. R., Pauly, M. V. (2002), S. 133-134.
[222] Vgl. Burns, L. R., Pauly, M. V. (2002), S. 134.
[223] Vgl. Burns, L. R., Pauly, M. V. (2002), S. 134.

4.2.2.2 Mangelnde Prozess- und „Kulturintegration"

Ein Punkt, der aus Sicht der Transaktionskostentheorie interessant ist, ist die Feststellung, dass der Großteil der betrachteten IDSs zwar eine strukturelle Integration der verschiedenen Leistungserbringer vollzogen hat, nicht aber deren prozessuale Integration. Sichtbar wird das durch:[224]

- Fehlende Integration der Behandlungsprozesse
- Mangelnde Zusammenarbeit zwischen den verschiedenen Leistungserbringern
- Fehlen standardisierter Behandlungsprozesse
- Keine Verbesserung der Patientenversorgung
- Keine Verknüpfung der neuen Organisationsstrukturen und Behandlungsprozesse

Dieses auch als mangelnde faktische Integration bezeichnete Phänomen wird ausgelöst durch institutionelle Barrieren, die aus rechtlichen und kulturellen Gegebenheiten (z. B. Autonomiebestrebungen der Ärzte) entstehen.[225] So konnten die Effizienzverbesserungen und -gewinne, die durch alleinige Anwendung der Transaktionskostentheorie zu erwarten gewesen wären, aufgrund dieser Barrieren nicht realisiert werden.

Insgesamt trat eine Vielzahl an institutionellen Barrieren zu Tage, die zum Scheitern der jeweiligen Unternehmungen maßgeblich beitrugen. Dadurch, dass im Vorfeld zu sehr nach Markt- und Transaktionskostengesichtspunkten gehandelt und geplant wurde, resultierte strategisch die Missachtung der Gegebenheit, dass in diesem Umfeld eine sehr große Anzahl unterschiedlichster Interessen in Einklang zu bringen und dementsprechend entstehende Konflikte zu bewältigen sind. Die Problematik einer „Kulturintegration" tritt an verschiedenen Stellen und auf verschiedenen Ebenen auf.

Zu nennen sind hier die Handlungsweisen und Erwartungshaltungen verschiedener Berufsgruppen aus verschiedenen Sektoren im medizinischen Bereich ebenso

---

[224] Vgl. Burns, L. R., Walston, S. L., Alexander, J. A., u. a. (2001).
[225] Vgl. Janus, K., Amelung, V. E. (2004), S. 652.

wie aus verschiedenen Administrations- und Managementbereichen. Weitere Problemfelder ergeben sich bei zu starker Zentralisierung und zu einheitlicher überregionaler Planung. Gesundheitsmärkte sind primär lokale Märkte, auf denen die Nachfrage extrem auch von den lokalen soziodemographischen Bedingungen abhängt.[226]

Auch ergaben sich Schwierigkeiten in der Kommunikation und Zusammenarbeit zwischen Mitarbeitern aus Einrichtungen unterschiedlicher Größenordnung und eventuell unterschiedlichen bestehenden finanziellen und anderen motivatorischen Anreizsystemen. Konflikte sind ebenfalls vorprogrammiert, wenn innerhalb einer integrierten Struktur verschiedene Kapitalbedarfe angemeldet und verhandelt werden müssen. Erfahrungsgemäß sind diese institutionellen Diskrepanzen nicht ohne entsprechende aktive Einflussnahme zu überwinden. Gefordert wird deshalb ein „polarity management", das in der Lage ist mittels geeigneter Instrumente eine erfolgreiche und nachhaltige Harmonisierung herbeizuführen. Möglich ist dies nur durch entsprechende Bereitstellung von ausreichenden Kapazitäten in finanzieller und zeitlicher Hinsicht.[227]

4.2.2.3 Mangelnde Wettbewerbsvorteile und Managementkompetenz

Aus Sicht des marktorientierten Theorieansatzes kann es nicht zu Wettbewerbs- und Positionierungsvorteilen kommen, wenn alle Anbieter im Markt die gleiche Strategie verfolgen, bzw. zumindest gegenüber dem Kunden keine Differenzierung zu erkennen ist. Es trat in diesem Fall in kürzester Zeit eine ganze Welle an Nachahmern und Trittbrettfahrern auf, die ebenfalls mit einer Integrationsstrategie warben.[228] Wohl auch begründet durch die gegebene Informationsasymmetrie zwischen Anbietern und Nachfragern im Gesundheitsbereich waren hier für die Versicherten und Versicherer keine deutliche Unterschiede auszumachen, wodurch eine Marktentwicklung zu Ungunsten der eventuell vorhandenen echten Innovatoren verlangsamt wurde.

---

[226] Vgl. Janus, K., Amelung, V. E. (2004), S. 651.
[227] Vgl. Burns, L. R., Pauly, M. V. (2002), S. 135.
[228] Vgl. Burns, L. R., Pauly, M. V. (2002), S. 134.

Eine echte Effizienzverbesserung im Sinne der Transaktionskosten ist nur möglich mit ausreichender Qualität und Quantität in der Umsetzungskompetenz. Durch fehlende fachliche Kenntnisse in Management- und Marketingfragen wurden Umsetzungsprozesse für diese spezifische Branche nicht adäquat fundiert vorbereitet und begleitet. In Verbindung mit mangelhafter Kommunikation zwischen den Beteiligten konnte u. a. auch die bereits erwähnte prozessuale Integration nicht erfolgreich implementiert werden. Insgesamt wurden die für diese Aufgaben benötigten Anforderungen schon in der Strategieentwicklung unterschätzt. Deutlich wird dies auch durch die häufige Beobachtung, dass die gegebenen Managementkapazitäten bereits planerisch schlicht unterbesetzt waren.[229]

4.2.2.4 Umsetzungsschwierigkeiten bei Capitationvergütung

Wie bereits ausführlich in Kapitel 3 geschildert, ist der alleinige Einsatz einer Vergütung mittels Capitation nicht zielführend im Hinblick auf eine Effizienzverbesserung. Es müssen verschiedene Rahmenbedingungen gegeben sein, die wie auch die US-amerikanischen Erfahrungen zeigen, essentiell für einen Erfolg sind. Zur besseren Übersicht seien sie an dieser Stelle nochmals zusammengefasst:

- Langfristige Patientenbindung;
  ansonsten greift der Anreiz zur mittel- und langfristigen Prävention nicht, wie in den USA durch die dortigen spezifischen Bedingungen geschehen[230]
- Einsatz adäquater Hoch- und Höchstkostengrenzen zur Risikoteilung[231]
- Begleitende Instrumente zur Verbesserung und Überwachung der Qualität[232]
- Kalkulation mittels adäquater Vergleichspopulation, um einen Kellertreppeneffekt und einen eventuell auftretenden reinen Preiswettbewerb zu vermeiden[233]

---

[229] Vgl. Burns, L. R., Pauly, M. V. (2002), S. 135.
[230] Es erfolgt ein nahezu vollständiger Austausch des eingeschriebenen Versichertenkollektivs einer Health Maintenance Organization (HMO) innerhalb von 5 Jahren. Vgl. Burns, L. R., Walston, S. L., Alexander, J. A., u. a. (2001), S. 21.
[231] Vgl. Stock, J. (2001), S. 91.
[232] Vgl. Kongstvedt, P. R. (1996), S. 118.
[233] Vgl. Janus, K., Amelung, V. E. (2004), S. 652.

4.2.2.5 Mangelnde Akzeptanz der Stakeholder

Als letzten Risikofaktor, der letztendlich aus Marktperspektive zu betrachten ist, ist zu nennen, dass in jedem einzelnen Fall die lokalen Gegebenheiten und die jeweiligen Interessen aller Stakeholder genau zu analysieren sind. So stehen beispielsweise Krankenhäuser grundsätzlich einer Integration positiv gegenüber, da sie sich eine höhere Wettbewerbsfähigkeit durch größere Verhandlungsmacht erhoffen. Dies muss je nach Motivation der Kostenträger allerdings nicht zwangsläufig zum Erfolg führen, da diese eine eventuelle Kartellbildung und damit Kostensteigerungseffekte bei gleich bleibenden Leistungen befürchten.[234] So zeigen die US-amerikanischen Erfahrungen, dass die Kostenträger auf Dauer bevorzugen, anstelle mit einem großen Anbieter mit mehreren kleinen Leistungserbringerverbünden zu kontrahieren, die im Wettbewerb zueinander stehen.[235]

Schlussendlich bleibt die Frage nach dem Interesse der Versicherten. Es werden durch passende Versorgungskonzepte für ältere und chronisch kranke Patienten deutliche Verbesserungen gesehen. Allerdings ist bei einer durchaus gegebenen grundsätzlichen Akzeptanz integrierter Versorgungsformen, nach wie vor die Forderung nach einer Arztwahl in Eigenregie und mehr Mitspracherechten festzustellen. Im Sinne der Markttheorie muss hier deutlich auf Leistungsangebot und -erstellung gemäß der vorhandenen Nachfrage im lokal gegebenen Gesundheitsmarkt abgestellt werden, um zu verhindern, dass „am Kunden vorbei" produziert wird.

4.2.3 Erfolgsfaktoren

Im vorstehenden Abschnitt wurden Risikofaktoren für den Aufbau integrierter Strukturen präsentiert, die durch entsprechende Umgehungsstrategien zu Erfolgsfaktoren verwandelt werden können. Der vorliegende Abschnitt befasst sich mit Faktoren, die teilweise durch vergleichende Untersuchungen zwischen erfolgreichen und weniger erfolgreichen Unternehmungen aufgedeckt wurden und für die eine deutlich stärkere Ausprägung bei den erfolgreicheren Implementierungen

---

[234] Vgl. Burns, L. R., Pauly, M. V. (2002), S. 135.

[235] Vgl. Burns, L. R., Morrisey, M. A., Alexander, J. A., Johnson, V. (1998), S. 79.

festgestellt wurde. Aufgrund dieser unterschiedlichen Methodik korrespondieren sie in Teilen erneut mit den Risikofaktoren.

4.2.3.1 Fokussierung auf Kernkompetenzen und gemäßigte Größe

Die weitreichende Diversifizierung der Aktivitäten von IDS über viele Sektoren ist im Sinne einer umfassenden Versorgung sicher begründet, es wurde allerdings festgestellt, dass die erfolgreicheren Strukturen die waren, die größere Investitionen innerhalb ihrer Kernbereiche tätigten, z. B. im Umfeld des ambulanten Operierens oder der Versorgung älterer oder chronisch kranker Menschen, und dadurch eine übermäßige Diversifizierung vermieden.[236]

Als nächstes ist die Feststellung zu nennen, dass performante und erfolgreiche Unternehmungen grundsätzlich eine geringere Größe aufwiesen als ihre weniger erfolgreichen Konkurrenten. Sie wiesen im Median eine Anzahl von 53 angestellten, ambulant niedergelassenen Ärzten auf, ebenso im Median 4 Krankenhäuser und 2 ambulante OP-Zentren.[237] In Verbindung mit der vorgenannten Fokussierung auf Kernkompetenzen liegt hier ein Schluss nahe, der für eine gewisse Überschaubarkeit spricht.

4.2.3.2 Einsatz von IT und Balance zwischen Autonomie und Zentralisierung

Im Rahmen der Ausweitung der Managed Care Aktivitäten in den USA wurde begleitend eine umfangreichere Anwendung von IT-Systemen verzeichnet. Ihr Einsatz führte zu einer stärkeren Zielausrichtung und unterstützte, auch im Sinne der Transaktionskostentheorie, im Rahmen der Einführung die Neustrukturierung von Abläufen und Prozessen.[238] Die Implementierung wird aus Gründen der effizienten Kommunikation und Information in vernetzt integrierten Strukturen trotz hoher Investitionskosten als unerlässlich angesehen.[239]

Während bei dem Einsatz von IT-Systemen eine weitgehende Zentralisierung und Vereinheitlichung zur Minimierung der Transaktionskosten empfohlen wird, soll auf Organisationsseite auf „dynamische Spannung zwischen zentraler und dezen-

---

[236] Vgl. Bilynsky, U. (2002), S. 12.
[237] Vgl. Bilynsky, U. (2002), S. 12.
[238] Vgl. Wickramasinghe, N., Silvers, J. B. (2003), S. 82.
[239] Vgl. Janus, K., Amelung, V. E. (2004), S. 654.

traler Organisation"[240] hingearbeitet werden. So wurde festgestellt, dass erfolgrei-
chere Systeme deutlich niedrigere Anteile an eigenen niedergelassenen Praxen
mit angestellten Ärzten im Besitz hatten, sondern stattdessen auf anderer Basis
mit selbständigen niedergelassenen Ärzten kooperierten.[241] Insgesamt war nach
dem Jahrtausendwechsel in den USA eine Tendenz zur Dezentralisierung in allen
Ausformungen integrierter Strukturen festzustellen.[242] Eine Erklärung hierfür
könnte sein, dass Zentralisierung um jeden Preis auch ökonomische Nachteile mit
sich bringen kann, beispielsweise durch die Vernachlässigung regionaler Gegebenheiten, die eine unterschiedliche Inanspruchnahme medizinischer Leistungen
induzieren.[243]

4.2.3.3 Integration ausgewählter Leistungserbringer und Reduktion doppel-
ter Leistungsstrukturen

Um eine enge Kooperation in einem vernetzten Umfeld gleichzeitig in Teilen
zentralisiert (z. B. bei IT und Kommunikation) und in anderen Teilen autonom
aufzubauen und zu betreiben, bedarf es sowohl eines organisierten Beziehungsmanagements als auch eines spezifischen Fokusses in der Auswahl von kooperierenden und angestellten Leistungserbringern.[244]

Die Kostenträger sind grundsätzlich kontraktionswilliger gegenüber Unternehmungen, die ein Auswahlverfahren für ihre Kooperationspartner aufweisen („clo-
sed shop"). Offene Modelle („open shop"), die allen Interessierten einen Zugang
ermöglichen, sind häufig fachärztlich-dominiert und weisen Probleme einer
schwierigen Disziplinierung auf, eventuell auch bedingt durch unterschiedliche
Vergütungsformen, die einerseits Anreize zur Leistungsausweitung (ELV) und
andererseits zur kosteneffektiven Behandlung (Capitation) darstellen. Die ge-
schlossene Form weist hier mehr Attraktivität auch für die Kostenträger auf, da

[240] Janus, K., Amelung, V. E. (2004), S. 653.
[241] Vgl. Bilynsky, U. (2002), S. 13.
[242] Vgl. Dubbs, N. L., Bazzoli, G. J., Shortell, S. M., u. a. (2002), S. B4.
[243] Vgl. Bazzoli, G. J., Chan, B., Shortell, S. M., D'Aunno, T. (2000).
[244] Vgl. Janus, K., Amelung, V. E. (2004), S. 653.

schon der Entschluss zur beschränkten Aufnahme auf eine striktere organisatorische Führung hinweist.[245]

Erfahrungen aus deutschen Arztnetzimplementierungen zeigen ebenfalls deutlich, dass eine Vorauswahl und eine strikte Bindung an interne Regeln in Form eines Kodexes oder einer Satzung inklusive klarer Ausschlusskriterien unerlässlich ist.[246]

Zur Minimierung der Transaktionskosten liegt eine Reduktion doppelter Leistungsstrukturen nahe. Empirisch kann nachgewiesen werden, dass sowohl eine Reduktion in der Vorhaltung durch horizontale Integration als auch durch Reduktion der Untersuchungen im Behandlungsprozess durch vertikale Integration positiv mit dem Erfolg von integrierten Strukturen korrelieren.[247]

4.2.3.4 Umsetzungskraft und kontrolliertes Wachstum

Die Kenntnis über essentielle Erfolgsfaktoren und deren aktuellen Zielerreichungsgrad, speziell in den Bereichen „Attraktivität für Vertragspartner" und „Effizienz in der Leistungserbringung", ist ein Faktor, der Unternehmungen mit hoher Performanz auszeichnet. Ergänzend ist es für eine zeitnahe und erfolgreiche Umsetzung der Ziele und der zugehörigen Maßnahmen erforderlich an entsprechenden Stellen in der Unternehmung Persönlichkeiten mit hoher Umsetzungskraft zu positionieren.[248]

Zur Stärkung der Umsetzungskraft und einer schnelleren Durchdringung neuer und effektiverer Methoden sowohl organisatorisch als auch medizinisch, wird die Unterstützung durch strukturierte Feedback-Verfahren, wie z. B. regelmäßige Peer-Reviews und zeitnahe Kennzahlenvergleiche zur Herstellung von Transparenz und Reflektion der eigenen Arbeit als erfolgreich angesehen.[249]

---

[245] Vgl. Kongstvedt, P. R., Plocher, D. W., Stanford, J. C. (2001), S. 54.
[246] Vgl. Westebbe, P. W. (1999), S. 108, und Sohn, S., Schöffski, O. (2002), S. 371.
[247] Vgl. Bilynsky, U. (2002), S. 13.
[248] Vgl. Bilynsky, U. (2002), S. 13.
[249] Vgl. Welsh, F. (1996), S. 5-18.

Auch für den Aufbau einer integrierten Versorgung in Deutschland gilt eine entsprechende Managementkompetenz als unerlässlich, da andernfalls massive finanzielle Verluste drohen.[250]

Korrespondierend zu den ersten beiden Erfolgsfaktoren: „Fokussierung auf Kernkompetenzen" und „gemäßigte Größe" weisen die erfolgreichen IDS ein sehr kon-
trolliertes Wachstum auf.[251] Betrachtet vor dem Hintergrund einer aus der Markttheorie implizierten permanenten Überwachung der Marktposition und der Erschließung neuer Möglichkeiten bezüglich der Ausweitung von Marktanteilen in
den Bereichen der Kernkompetenzen durch Verbreiterung des Einzugsgebietes
oder der Erschließung von Prozessverbesserungen, ist diese empirische Feststellung sofort einsichtig.

Bestätigt werden diese Aussagen auch grundsätzlich für die Vernetzung zwischen
privaten und öffentlichen Institutionen zur Verbesserung der Gesundheitsversorgung im Rahmen von Public Health und ähnlichen Programmen. Dies betrifft
primär einen ausreichenden Zeitrahmen und die häufige Unterschätzung der Anforderungen an ein adäquates Management des komplexen Beziehungsgeflechts
zwischen den unterschiedlichsten beteiligten Institutionen. Unterstützend muss
hier eine gemeinsam entwickelte Vision wirken, die begleitet wird durch ein
Rahmenkonzept, das die Vorteile aber auch die Zugeständnisse jeder beteiligten
Institution erfasst und über den Entwicklungsverlauf aufzeichnet, um gleichzeitig
eine transparente Fortschrittskontrolle zu implementieren.[252]

4.3 Die Frage nach der Steuerungsmacht in der integrierten Versorgung

Es existieren verschiedene Möglichkeiten in welcher Organisationsform eine integrierte Versorgung betrieben werden kann. Die Frage in welcher Art und in
welchem Umfang Integration am effizientesten betrieben werden sollte, lässt sich
aufgrund der aktuell verfügbaren theoretischen Fundierung und entsprechender
vorliegender Erfahrungen nicht pauschal beantworten. Einige Hinweise auf Kon-

---

[250] Vgl. o. V. (2004a), S. 1.
[251] Vgl. Bilynsky, U. (2002), S. 14.
[252] Vgl. Shortell, S. M., Zukoski, A. P., Alexander, J. A., u. a. (2002), S. 51.

struktionen und Strukturen, die eher für bzw. gegen das Erreichen von Erfolg und Effizienz sprechen, lassen sich zum gegenwärtigen Zeitpunkt allerdings bereits ableiten und werden an dieser Stelle zusammenfassend kurz diskutiert.

4.3.1 Verbund unter Führung eines Krankenhauses

Der größte Teil integrierter Strukturen in den USA geht auf die Initiative von Krankenhäusern zurück. Deren Bestreben, eine Versorgung über die gesamte Kette des medizinischen Leistungsprozesses anzubieten, ist allerdings nur in kleinen Teilen als erfolgreich zu bezeichnen.[253]

Neben der zunehmenden Ablehnung US-amerikanischer Ärzte von krankenhausbasierten Integrationsverbünden,[254] wird als ursächlich u. a. die Tatsache gesehen, dass viele IDSs große Anzahlen an Praxen niedergelassener Ärzte aufgekauft und anschließend die Ärzte auf Basis eines Angestelltenverhältnisses in den akquirierten Praxen weiter beschäftigt haben. Durch die veränderte Anreizsituation der nun angestellten Ärzte sanken die Produktivität und die Liquidität der Praxen deutlich, wodurch die akquirierenden Unternehmungen drastische finanzielle Verluste hinnehmen mussten.[255] Für die Schwierigkeit eines effizienten externen Managements von niedergelassenen Praxen spricht ebenfalls der niedrigere Anteil an niedergelassen Praxen in der Hand von erfolgreichen IDSs,[256] sowie der extrem schnelle Aufstieg und Niedergang der Physician Practice Management Companies (PPMCs).[257]

Eine abzuleitende Empfehlung für die deutsche Umsetzung lautet dahingehend, dass eine großflächige Akquisition von niedergelassenen Praxen durch Krankenhäuser auch unter deutschen Bedingungen nicht Erfolg versprechend scheint. Dass diese Erfahrung in Deutschland bereits in einigen Köpfen angekommen ist, zeigt die Aussage von Eugen Münch, Vorstandsvorsitzender der Rhön-Klinikum-AG, aus dem Jahr 2003 zum Aufkauf von Zulassungen niedergelassener Ärzte

---

[253] Vgl. Mick, S. S., Wyttenbach, M. E. (2003), S. 2.
[254] Vgl. Lesser, C. S., Ginsburg, P. B. (2000).
[255] Vgl. Burns, L. R., Pauly, M. V. (2002), S. 129.
[256] Vgl. Bilynsky, U. (2002), S. 12.
[257] Vgl. Reinhardt, U. E. (2000), S. 42, Mick, S. S., Wyttenbach, M. E. (2003), S. 7.

und ihrer anschließenden Anstellung an klinikeigenen Versorgungszentren: „Das bringt uns nicht weiter. Dadurch bekommen wir nur teure Assistenten."[258]

Dass die Rhön-Klinikum-AG inzwischen plant an einem Großteil ihrer über 30 Krankenhausstandorte MVZs vorgelagert zum Klinikbetrieb zu etablieren, konterkariert diese Aussage allerdings etwas.[259] Aber auch andere Klinikkettenbetreiber neigen eher zu der Ansicht, dass in der Ablauforganisation das „Kleinunternehmen Gemeinschaftspraxis einem Klinikkonzern weit überlegen"[260] sei, so Lutz Helmig, Gründer und Vorstand des Aufsichtsrates der Helios-Kliniken. Mit dieser Begründung wird hier die integrierte Versorgung als Zusammenarbeit zwischen selbständigen und eigenverantwortlich handelnden Vertragspartnern favorisiert.[261]

Für eine eher theoretisch fundierte Ablehnung des krankenhauszentrierten Ansatzes spricht die Überlegung, ob es möglich ist die vorhandenen institutionellen Barrieren innerhalb einer Krankenhausadministration abzubauen, deren deutlich tradierte Zielsetzung es bisher war die Auslastung des Krankenhauses zu optimieren. Dieses Bestreben des Krankenhausmanagements steht einem der wichtigsten finanziellen Ziele der integrierten Versorgung allerdings fundamental entgegen: dem der Erzielung von Effizienzgewinnen aus vermiedenen Krankenhauseinweisungen.

4.3.2 Verbund unter Führung eines Arztnetzes

Wenn aus prozesstheoretischer Sicht die Prämisse herangezogen wird, dass derjenige, der die Steuerung eines Prozesses inne hat, für den Anreiz einer effizienten Steuerung auch an der finanziellen Verantwortung für den Prozess beteiligt sein muss, ergibt sich ein anderer Ansatzpunkt für die Führung einer integrierten Versorgung.

Da das Ziel Effizienz des gesamten medizinischen Leistungserbringungsprozesses lautet, muss primär die Instanz mit der größten Steuerungsmacht identifiziert werden. Betrachtet man die verschiedenen Sektoren nach diesem Kriterium bietet

---

[258] Kautz, H. (2003), S. 6.
[259] Vgl. Flintrop, J. (2006).
[260] Schwing, C. (2004b), S. 762.
[261] Vgl. Schwing, C. (2004b), S. 762.

86

sich, begründet u. a. durch die hohe Patientenfrequenz und die zentrale Steuerungsposition, der Bereich der niedergelassenen Ärzte an. Besonders deutlich wird dies bei der Betrachtung des ökonomischen Potentials der durch niedergelassene Vertragsärzte veranlassten Leistungen.

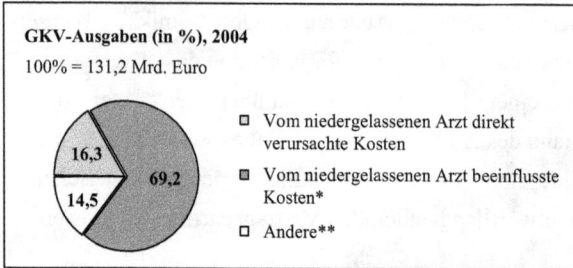

GKV-Ausgaben (in %), 2004

100% = 131,2 Mrd. Euro

16,3

14,5

69,2

☐ Vom niedergelassenen Arzt direkt verursachte Kosten

☒ Vom niedergelassenen Arzt beeinflusste Kosten*

☐ Andere**

Abbildung 9: **Anteil ausgewählter Leistungsarten in Prozent der Leistungsausgaben insgesamt in Deutschland**[262]

Obwohl 2004 die Ausgaben für die ambulante Versorgung nur 16,3 % der Gesamtausgaben des GKV-Systems ausmachten, übt dieser Bereich eine entscheidende Informations-, Anreiz- und Sanktionsfunktion aus. Wie Abbildung 9 zeigt, wurden 69,2 % der Gesamtausgaben von den ambulanten Leistungserbringern beeinflusst. Eine besondere Rolle spielen dabei die Ausgaben für veranlasste und verordnete Leistungen, die bei niedergelassenen Ärzten inzwischen mehr als das Vierfache ihres eigenen Honorars betragen.

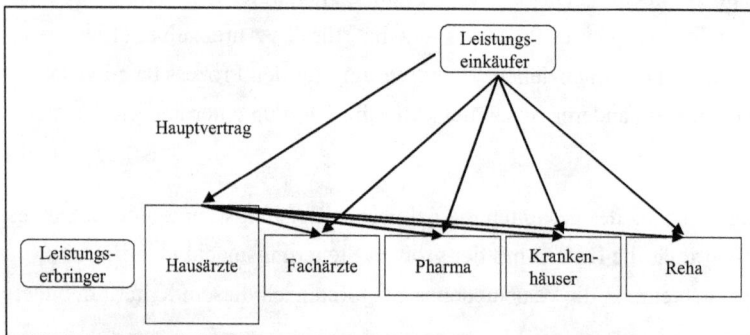

| Leistungs-einkäufer |

Hauptvertrag

| Leistungs-erbringer | Hausärzte | Fachärzte | Pharma | Kranken-häuser | Reha |

Abbildung 10: Die Übertragung der Verantwortung unter Capitation[263]

---

[262] Quelle: Eigene Darstellung in Anlehnung an Bundesministerium für Gesundheit und soziale Sicherung (2005c), S. 10.6 und 10.6A.

Diese Steuerungsmacht prädestiniert niedergelassene Ärzte in zweierlei Hinsicht sowohl organisatorisch als auch ökonomisch, als zentrale Schaltstellen und Integratoren des gesamten Behandlungsprozesses. Die Vergütung mittels einer transsektoralen Capitation würde diese organisatorischen Prozessflüsse, wie in Abbildung 10 dargestellt, ökonomisch passgenau abbilden können.

Dem entgegen steht die mangelnde Managementkompetenz vieler Arztnetze, die durch die Vernachlässigung der Entwicklung von Aufbau- und Ablaufstrukturen sichtbar wird, wie sie für eine zielorientierte Führung einer Organisation dieser Größenordnung vonnöten wäre.[264] Da diese strukturelle Entwicklung nur durch die Ärzte eines Netzes alleine nicht geleistet werden kann, muss ihnen ein professionelles Netzmanagement zur Seite gestellt werden, um entsprechende Aufgaben im Rahmen einer integrierten Versorgung zu übernehmen.[265]

Fraglich bleibt je nach Größe und Verhandlungsmacht, ob innerhalb einer gemeinsamen Trägerschaft eines integrierten Verbundes, wie sie momentan in Thurgau in der Schweiz in Erprobung ist,[266] die Durchsetzungsfähigkeit des Netzes gegenüber dem Krankenhaus gewahrt bleibt, um für den Gesamtprozess einen effizienten und gleichzeitig auch für den Verbund finanziell erfolgreichen Organisationsaufbau zu gewährleisten. Da die im vorherigen Abschnitt genannten institutionellen Barrieren bezüglich der Anreizsituation des Krankenhausmanagements auch in dieser Konstellation fortbestehen, erscheint eine zielgerichtete Koexistenz in gemeinsamer Trägerschaft und organisatorischer Integration nicht in jedem Falle empfehlenswert.

Hinzu kommt, dass neben bestehenden grundsätzlichen „kulturellen" Unterschieden innerhalb eines solchen Gefüges,[267] unter Capitationvergütungen auch erfahrungsgemäß Schwierigkeiten bei der Risikoteilung zwischen den Sektoren auftreten.[268]

---

[263] Quelle: Eigene Darstellung in Anlehnung an Baumberger, J. (2001), S. 73.
[264] Vgl. Kuhr, N. (2002), S. 56-57.
[265] Vgl. Lindenthal, J., Sohn, S., Schöffski, O. (2004), S. 35.
[266] Vgl. Baumberger, J. (2004), S. 23-25.
[267] Vgl. Burns, L. R., Pauly, M. V. (2002), S. 133.
[268] Vgl. Janus, K., Amelung, V. E. (2004), S. 652.

4.3.3 Arztnetz mit transsektoraler Budgetverantwortung

Eine Alternative, die nach den zwei dargestellten Varianten unter gemeinsamer Trägerschaft eventuell bessere Steuerungsanreize bietet, ist die Steuerung und die Übernahme von Budgetverantwortung aus dem niedergelassenen Bereich heraus. Der gezeigte, bereits faktisch gegebene Steuerungseinfluss der niedergelassenen Ärzte legt dies nahe. Untermauert wird dies auch durch die Aussage eines MDK-Gutachtens, das der Koordination bzw. der fehlerhaften Koordination den höchsten negativen Einfluss auf die medizinische Ergebnisqualität einräumt.[269]

Ein marktwirtschaftlicher Aspekt, der in dieser Konstellation hinzutritt und bei entsprechenden Rahmenbedingungen sehr positiv wirken kann, ist die Einkaufsmacht des Arztnetzes gegenüber den regionalen Krankenhäusern. An dieser Stelle wird ein Wettbewerb ermöglicht, der allerdings nicht um den Preis geführt werden kann, da sich dies durch die Gesamtbudgetverantwortung des Netzes im Laufe der Zeit durch Qualitätseinbußen und damit erhöhten Folgekosten negativ auswirken wird, sondern um die Qualität. Konkret bedeutet dies einen Anreiz für die stationären Leistungserbringer zur Verbesserung der prozessualen Integration über

- Behandlungsintegration, z. B durch gemeinsame Leitlinien,
- Informations- und Kommunikationsintegration, z. B durch Integration der IT-Systeme und
- kulturelle Integration zum Abbau der intersektoralen institutionellen Barrieren, z. B durch regelmäßige Fortbildungen, Qualitätszirkel und Fallkonferenzen.

Bei diesem Einkaufsmodell werden die Krankenhäuser zu Dienstleistern, die ihre Leistungen möglichst für den Kunden (das Arztnetz) in mehreren Dimensionen optimal aufbereitet anbieten. Dazu gehört eine effiziente Leistungserbringung, wie sie durch die DRGs (siehe Abschnitt 2.2.2) für den stationären Sektor bereits angereizt wird. Durch die Rückkoppelung über das Budget des Arztnetzes werden aber auch die Folgekosten in Betracht gezogen und fallen indirekt über die Beurteilung des Arztnetzes auf das Krankenhaus zurück. Die Problematik der Informa-

[269] Vgl. Festersen, R. (2004).

tionsasymmetrie bei medizinischer Leistungserbringung reduziert sich in diesem Falle weitgehend, da die Kunden hier ebenfalls Ärzte sind, die eine Einschätzung der Qualität der erbrachten Leistungen wesentlich besser vornehmen können, als es der Patient bisher kann.

Eine finanzielle Abgeltung erfolgt empfehlenswerter Weise durch die jeweils aktuellen DRGs, um die Transparenz und Akzeptanz auf beiden Seiten zu sichern. So ist für das Krankenhaus nach wie vor der Anreiz gegeben, seine Leistungen innerhalb des Sektors auch vergleichbar zu anderen Häusern optimal zu erbringen, wobei aber nun eine, zumindest für die Patienten der Netzärzte, implizite externe Qualitäts- und Effizienzkontrolle stattfindet, die wesentlich breiter und genauer sein dürfte als die bisherigen Stichproben des MDK und der Krankenkassen.

Eine erfolgreiche Umsetzung dieser strategischen Konstellation stellt der Medix Ärzteverbund in Zürich in der Schweiz dar.[270] Er hat für ca. 50 % seiner Patienten eine Budgetverantwortung mittels einer transsektoralen Capitation übernommen,[271] kooperiert aber fallweise mit verschiedenen Krankenhäusern und rechnet mit diesen nach den in der Schweizer Krankenhausvergütung üblichen Tages- oder Wochenpauschalen ab. Ausschlaggebend sind die Qualität der stationären Versorgung und die Bereitschaft zur prozessualen Kooperation.[272]

Auch eine neue Studie von Burns aus den USA gibt nach einer Auswertung von 36 großen integrierten Strukturen leichte Hinweise auf einen größeren Erfolg von ärztebasierten Modellen.[273]

---

[270] Weitere Details über Strukturen und Arbeitsweise des Medix Ärzteverbundes sind zu finden bei Steininger-Niederleitner, M., Sohn, S., Schöffski, O. (2003), S. 84-86 und Steinbach, H., Sohn, S., Schöffski, O. (2004), S. 219-220.

[271] Vgl. Weber, A. (2001), S. 3.

[272] Gespräch mit Andreas Weber, GF Medix Management AG, am 2.2.05.

[273] Vgl. Burns, L. R., Grimm, G., Nicholson, S. (2005), S. 207.

5. Informationstechnologie

5.1 Effizienz durch Optimierung der Wertschöpfung

Nach der Diskussion der organisationstheoretisch fundierten strategischen Aufstellung unter Orientierung an externen Rahmenbedingungen und Marktgegebenheiten einer Unternehmung soll nun, wie in Abschnitt 4.1.4 angesprochen, mittels des Transaktionskostenansatzes eine optimierte, effiziente Leistungserbringung angestrebt werden. Dies kann durch den Einsatz prozessunterstützender Instrumente geschehen, wie sie in Abschnitt 5.4 erläutert werden. Die bei der Implementierung entstehenden bzw. sichtbar werdenden institutionellen Barrieren (vgl. Abschnitt 4.1.3) werden für den im Bereich IT geltenden Kontext im darauf folgenden Abschnitt 5.5 zunächst präzisiert und mit entsprechenden Handlungsoptionen diskutiert.

Wie bereits angedeutet, werden sich eine Effizienzverbesserung und die im antizipierten Übergang in die integrierte Versorgung zu erwartenden Kosten- bzw. Qualitätsgewinne nicht durch die in den vorangegangenen Kapiteln diskutierten Maßnahmen und Veränderungen „automatisch" einstellen. Hierzu bedarf es konkreterer Schritte auf der Ebene des Leistungserbringungsprozesses. Ein wichtiger Ansatzpunkt ist die weitergehende Unterstützung und Verbesserung des Informations- und Kommunikationsmanagements rund um den Primärprozess direkt am Patienten.

Als theoretisches Fundament dient an dieser Stelle als Präzisierung des Transaktionskostenansatzes die Prozesstheorie, die von Porter in dem Bild einer „value chain", d. h. als Wertkette bzw. Wertschöpfungskette veranschaulicht wird.[274]

Er sieht die einzelnen Aktivitäten eines Prozesses als Glieder dieser Wertschöpfungskette und differenziert sie in:[275]

- primäre Aktivitäten, die einen direkten Kundennutzen erbringen, und

---

[274] Vgl. Porter, M. E. (2000), S. 63.
[275] Vgl. Porter, M. E. (2000), S. 69.

- unterstützende Aktivitäten, die den Vollzug der primären Aktivitäten unterstützen.

Angewandt auf medizinische Behandlungsaktivitäten sind den primären Aktivitäten die zuzuordnen, die dem Patienten unmittelbar einen Nutzen stiften und damit eine Wertschöpfung erzielen. Um diesen Begriff zu schärfen, kann man (frei nach Porter) weiter formulieren:[276]

Ziel im Rahmen der Stärkung einer Unternehmung ist es, Teile dieser Prozesse auf ihre wertschöpfenden Anteile zu untersuchen, und diese so zu stärken, dass die Prozesse entweder zu geringeren Kosten oder mit höherem Kundennutzen durchgeführt werden können.

Das bedeutet, dass die wertschöpfenden Anteile der Prozesse der entscheidende Punkt in einer effizienten Organisation sind. Die Wertschöpfung kann auch als zentrale Leistung einer Unternehmung gesehen werden, die vom Abnehmer der Leistung innerhalb eines Marktes entsprechend honoriert wird. Durch die im deutschen Gesundheitswesen gegebenen Verhältnisse eines in Teilen entkoppelten „Nichtmarktes" (siehe Abbildung 6, S. 66) in Verbindung mit Budgetierungen und innersektoralen Ausgleichmechanismen[277] erfolgt diese Honorierung nicht zwangsläufig. Die unterstützenden Aktivitäten dienen dem Vollzug der primären und schaffen und erhalten die Rahmenbedingungen, so dass der Primärprozess der medizinischen Leistungserbringung stattfinden kann. In der weiteren Betrachtung wird vornehmlich der Primärprozess fokussiert und auf eine vollständige Darstellung der unterstützenden Prozesse und ihrer Aktivitäten aus Gründen des Umfangs grundsätzlich verzichtet. Auf wichtige unterstützende Prozesse, die den Primärprozess strukturell beeinflussen und damit nach Mintzberg der „Technostructure" zuzuordnen sind,[278] wird in späteren Kapiteln detailliert eingegangen.

Eine Veranschaulichung des bisher recht abstrakt gehaltenen Begriffs des Hauptprozesses liefert Abbildung 11. Hierbei wird auch die Strukturierung in unter-

---

[276] Vgl. Porter, M. E. (2000), S. 63.
[277] Sowohl durch den Honorarverteilungsmaßstab (HVM) der KVen im ambulanten Sektor, als auch durch den verbleibenden Einfluss des alten Budgetsystems auch nach Einführung der DRGs in der stationären Versorgung, werden marktwirtschaftliche Preisbildungen auch aus Gründen der Sicherstellung der Versorgung u. a. verhindert.
[278] Vgl. Mintzberg, H. (1979)

schiedliche Prozessebenen deutlich, die sich auf der Makroebene an den sektoralen Grenzen orientiert. Eine weitere Verfeinerung wird auf der Mesoebene vorgenommen und illustriert die einzelnen Teilprozesse der jeweiligen Leistungserbringer. Auf Mikroebene werden die Einzelaktivitäten eines Prozesses abgebildet.

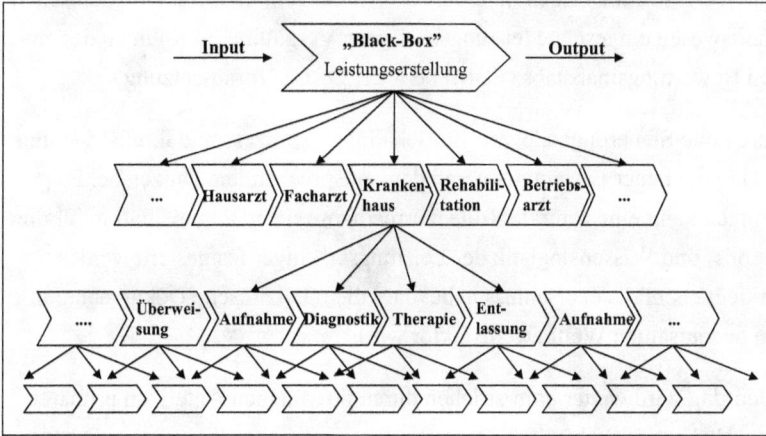

Abbildung 11: Die Prozessebenen des Behandlungsprozesses[279]

5.2 Medizinische Dokumentation als Teil der primären Wertschöpfung

Laut der (Muster-) Berufsordnung der deutschen Ärzte ist die medizinische Dokumentation eine Hauptaufgabe im Behandlungsprozess. Gemäß § 10 Abs. 1
muss der Arzt über die „gemachten Feststellungen und getroffenen Maßnahmen
die erforderlichen Aufzeichnungen" erstellen. Damit wird jede Aktivität der in
Abbildung 11 veranschaulichten Teilprozesse des Behandlungsprozesses fortwäh-
rend dokumentiert. Hauptsächlich findet dieser Vorgang bei den niedergelassenen
Ärzten und im stationären Sektor statt, wobei durch die höhere Fallschwere der
Umfang der Dokumentation im Vergleich zum niedergelassenen Bereich größer
ist als im stationären Bereich.[280]

---

[279] Quelle: Glock, G., Sohn, S., Schöffski, O. (2004), S. 8.
[280] Vgl. Leiner, F., Gaus, W., Haux, R. (1997), S. 88.

Da ohne eine „rechtzeitige, zuverlässige und vollständige"[281] medizinische Dokumentation der Behandlungsauftrag und eine Patientenkoordinierung im Behandlungsprozess gar nicht durchzuführen wären, ist sie untrennbar ein Teil des
primären Prozesses, der für den Patienten einen unmittelbaren Nutzen stiftet und
somit von Wert ist. Im Übrigen liefert sie Informationen, die für die im deutschen
Gesundheitswesen eingesetzte leistungsbezogene Vergütung im Rahmen des einheitlichen Bewertungsmaßstabs (EBM) oder der DRGs Voraussetzung sind.

Durch ihre hohe Steuerungsrelevanz im Behandlungsprozess und ihre Bedeutung
bei dem Gewinn neuer Erkenntnisse und dem entsprechendem Nutzen bei Folge-
behandlungen kann eine zentrale Rolle der medizinischen Dokumentation für die
Informations- und Wissenslogistik der Leistungserbringer festgestellt werden.[282]
Dadurch liegt ebenfalls der Schluss nahe, dass die medizinische Dokumentation
zu einem bedeutsamen Wettbewerbsfaktor wird.[283]

Ihre Bedeutung wird weiter unterstrichen durch ihren hohen Anteil am primären
Prozessgeschehen, da 20 bis 40 % der Leistungen im Gesundheitswesen Datener-
fassungs- und Kommunikationsleistungen sind.[284] So erscheint im Rahmen einer
grundlegenden Effizienzbetrachtung eine genauere Analyse der medizinischen
Dokumentation in der bisherigen Handhabung unerlässlich, um gegebene Potentiale zu identifizieren und Vorschläge und Konzepte zu deren Nutzung zu entwickeln.

Bevor diese Aufgabe in den nächsten Abschnitten konkret angegangen werden
kann, erfolgt vorab eine grobe Klassifizierung und Detaillierung des bisher recht
unscharfen Begriffes „medizinische Dokumentation". Es lassen sich für die Zwecke der beabsichtigten Analyse grundsätzlich zwei Dokumentationsarten unterschieden. So existieren zum einen verschiedene Dokumentationsformen, die zum
Einsatz an interinstitutionellen oder intersektoralen Schnittstellen zu Einsatz
kommen. Hierzu gehören:

---

[281] Leiner, F., Gaus, W., Haux, R. (1997), S. 10.
[282] Vgl. Leiner, F., Gaus, W., Haux, R. (1997), S. 5.
[283] Vgl. Kazimerczak, K., Lindczak, G. (2002), Lübke, N. (2000), S. 102.
[284] Vgl. Dietzel, G. T. W. (2002), S. A-1417.

- verschiedene Arten von Arztbriefen, wie Kurzarztbrief, Entlassbrief und ambulanter Arztbrief, die die Kontinuität der Behandlung gewährleisten sollen durch die Übermittlung des Grundes für die Konsultation des vorherigen Leistungserbringers, einer Zusammenfassung der durchgeführten Diagnosen und Therapien und eines Vorschlags für die Weiterbehandlung.[285]
- das Rezept als eine besondere Form des Arztbriefes für die Kommunikation zwischen Arzt und Apotheker, gegen dessen Vorlage der Patient beim Apotheker das Arzneimittelprodukt erhält.

Die zweite Art der Dokumentation dient primär dem intrainstitutionellen Zweck der kontinuierlichen Erfassung aller wichtigen Informationen zum Patienten. Dies geschieht mittels:

- der Epikrise, die eine ex post Betrachtung „unter Würdigung des gesamten Krankheitsverlaufs und aller Einzelbefunde"[286] darstellt und bei einem erneuten Krankheitsfall eine schnelle Orientierung ermöglicht.
- der Befunddokumentation innerhalb der Patientenakte, in der im Laufe des medizinischen Behandlungsprozesses alle Daten und Dokumente gesammelt werden, wie Patientenstammdaten, Anamnese, Diagnosen, Therapiemaßnahmen, Pflegedokumentationen und Epikrisen, mit dem Ziel die Behandlungsqualität zu sichern und zu verbessern.[287]
- weiterer Dokumentationen, bei denen es sich allerdings nicht um primär wertschöpfende Aktivitäten handelt, sondern eher um sekundäre, da diese Informationen nicht unmittelbar der Wissensbildung des behandelnden Arztes dienen und nicht in die Patientenbehandlung miteinfließen. Diese administrative Dokumentation .z. B. gemäß den §§ 294-303 SGB V und § 105 SGB XI die die Leistungserbringer dazu verpflichten, „Angaben, die aus der Erbringung, Verordnung sowie der Abgabe von Versicherungsleistungen entstehen, aufzuzeichnen" und den entsprechenden Stellen zu übermitteln.[288]

---

[285] Vgl. Leiner, F., Gaus, W., Haux, R. (1997), S. 79.
[286] Leiner, F., Gaus, W., Haux, R. (1997), S. 83.
[287] Vgl. Semmler, S., Engelbrecht, R. (2002), S. 1076.
[288] Vgl. Kazimerczak, K., Lindczak, G. (2002), S. 1094.

5.3 Bestehende Ineffizienzen bei der medizinischen Dokumentation

5.3.1 Intra- und interinstitutionelle Schnittstellen

Da die historisch gewachsene organisatorische Desintegration (siehe Abschnitt 2.3) mit ihrer vertikalen und horizontalen Funktionsorientierung zu einer entsprechend angepassten funktionalen Sicht auf den Patienten und seine Behandlung führt,[289] ergibt sich zwischen den einzelnen Funktionseinheiten eine große Anzahl von Schnittstellen.

Von	Zu		
Hausarzt	Berufsgruppen (Arzt und Arzthelferin)		
	Krankenhaus		
	Rehabilitationsklinik		
	Facharzt		
	Heilmittelerbringer		
	Apotheke		
Facharzt	Berufsgruppen (Arzt und Arzthelferin)		
	Hausarzt		
	Krankenhaus		
	Rehabilitationsklinik		
	Heilmittelerbringer		
	Apotheke		
Krankenhaus	Innerhalb	Abteilung A und Abteilung B	
		Berufsgruppen (Arzt und Pflegekraft)	
	Krankenhaus		
	Hausarzt		
	Facharzt		
	Rehabilitationsklinik		
	Heilmittelerbringer		
	Apotheke		

Tabelle 7: **Ausschnitt von möglichen Schnittstellen im Behandlungsprozess[290]**

Als solche werden im Gesundheitswesen gesehen: „die Berührungspunkte (oder Grenzen) verschiedener Systemteile oder Einflussbereiche einzelner Einrichtun-

---

[289] Vgl. Landenberger, M. (2002), S. 31-35.
[290] Quelle: Glock, G., Sohn, S., Schöffski, O. (2004), S. 23.

gen und Versorgungsinstanzen."[291] Einen Ausschnitt von Schnittstellen zeigt
Tabelle 7. Potenziell kann jede dieser Schnittstellen Ineffizienzen für den Gesamtprozess hervorrufen, da unterschiedliche Arbeits- und Infrastrukturwelten
aufeinander treffen. Mögliche Ineffizienzen zeigt Tabelle 8.[292]

Schnittstellenprobleme	Ineffizienz
• Patientendaten, Diagnosen und Therapien nicht oder verspätet weitergereicht • Einweisung enthält zu wenige oder unleserliche Informationen über Vordiagnosen • Keine Möglichkeit, Patienten direkt für Behandlungstermine vorzumerken • Verspätete Terminabsprachen	• Verzögerung des Behandlungsprozesses • Über-, Unter-, Fehlversorgung • Ärzte-Hopping • Fehltherapien • Höhere Behandlungskosten • Zusatzbelastung für den Patienten • Geringere Qualität der Nachsorge

Tabelle 8:   Mögliche Ineffizienzen an Schnittstellen[293]

5.3.2   Konsequenzen für Information und Kommunikation

Als exemplarischer Nachweis und zur Veranschaulichung der Problematik mag
eine Mitarbeiterumfrage von deutschen Krankenhäusern (durchgeführt vom Institut für Arbeit und Technik in Gelsenkirchen) dienen. Hierbei gab nur ca. die Hälfte der befragten Ärzte an, dass abteilungsintern eine Abstimmung stattfindet. Zwischen den verschiedenen Abteilungen kommt es zusätzlich zu Schwierigkeiten bei
der Weitergabe von Informationen. Nur ca. 34 % der Ärzte und ca. 25 % der Pflegekräfte sehen bei der abteilungs- und stationsübergreifenden Zusammenarbeit
vorwiegend keine Probleme. 50 % der Ärzte und 37 % der Pflegekräfte geben an,
dass ihnen teilweise wichtige Informationen zu Patienten fehlen. Als Konsequenz
führen diese informationslogistischen Defizite zum Beispiel in den Operationssälen zu außerplanmäßigen Leerständen von ca. 25 %.[294]

Diese exemplarisch für das Krankenhaus beschriebene Problematik tritt in der einen oder anderen Form innerhalb jeder Institution des Gesundheitswesens auf,
bedingt durch eine primär funktionale Ausrichtung in vielen Bereichen.[295] Die

---

[291] Garms-Homolová, V. (1998).

[292] Vgl. Feuerstein, G. (1994).

[293] Quelle: Eigene Darstellung in Anlehnung an Burchert, H. (2002), S. 47-48, Landenberger, M., Münch, M. (2002), S. 174-175, Morra, F. (1996), S. 257-259.

[294] Vgl. Bandemer, St. v., Hilbert, J. (2003), S. 6-9.

[295] Vgl. Morra, F. (1996), S. 257-259.

interinstitutionellen Schnittstellen unterliegen aufgrund der üblicherweise vorhandenen Unabhängigkeit der betroffenen Kommunikationspartner noch wesentlich erschwerten Rahmenbedingungen. Eine Unterstützung eines effizienten Gesamtprozesses ist dadurch extrem erschwert.

Hier sei als Beispiel der Entlassbrief nach einem stationären Aufenthalt angeführt, der als wichtige Informationsquelle für den weiterbehandelnden Arzt alle maßgeblichen Informationen des Aufenthalts und Empfehlungen für die weitere Therapie beinhaltet. Ein Eintreffen des Entlassbriefes wäre also zur Verfügbarkeit voller Information zur Entscheidung über die weitere Behandlung spätestens beim ersten Aufsuchen des Weiterbehandlers durch den Patienten wünschenswert. Realiter ergaben sich bei einer Untersuchung im Jahre 2002 allerdings Laufzeiten von 2,5 bis 45 Tagen für den Entlassbrief.[296] Eine weitere Befragung zu dieser Thematik aus dem Jahre 1996 ergab, dass 47 % der befragten weiterbehandelnden Ärzte den Entlassbrief erst nach 4 Wochen vorliegen hatten, bei weiteren 40 % war dies erst noch später der Fall.[297]

Andere Untersuchungen stellten sogar fest, dass nur in 70 % der Entlassungen aus dem Krankenhaus überhaupt ein Entlassbrief erstellt wurde, und von diesen zudem noch 82 % erst nach 4 bis 6 Wochen beim weiterbehandelenden Arzt ankamen.[298]

Neben den bereits Genannten existieren weitere Problemkreise, die sich ergeben aufgrund von zu überwindenden Schnittstellen bzw. durch die Vielgestaltigkeit der medizinischen Arbeit und der entsprechenden historisch entwickelten funktionalen Zersplitterung der Leistungserbringer.

Die Konsequenz der Zersplitterung zeigt sich sehr deutlich in der Anlage einer Patientenakte. So legt jede Institution, die konsultiert wird, eine Akte für einen Patienten an. Eine prozessbegleitende Patientenakte existiert nicht, außer in Ansätzen in Form eines Patientenbuches[299] in einigen Arztnetzen.

---

[296] Vgl. Bandemer, St. v. (2002), S. 12.
[297] Vgl. Sordyl, C. (1997) zitiert nach Burkowitz, J. (1999), S. 12.
[298] Vgl. Burchert, H. (2003), S. 7-9.
[299] Vgl. Szecsenyi, J., Klingenberg, A., Pelz, J., Magdeburg, K. (2001), S. 407.

Im stationären Bereich wird die Patientenakte zusätzlich noch aufgegliedert in
Teilakten, wie zum Beispiel eine Röntgenakte. Ein Hinweis auf die Unterstruktu-
ren und deren Standorte wäre an dieser Stelle zwingend notwendig, ist in der Praxis aber häufig nicht gegeben.[300]

In Bezug auf die interne Struktur der Befunde eines Patienten innerhalb seiner
Akte werden durch die unterschiedlichen Herkunftsbereiche, wie verschiedene
Labore, verschiedene bildgebende Abteilungen, usw. sehr unterschiedliche Aus-
gestaltungen (handschriftliche Aufzeichnungen, Computerausdrucke) und Struk-
turen (Tabelle, freier Text) angetroffen.[301] Sich ergebende Einbußen bezüglich
Übersichtlichkeit und Lesbarkeit liegen auf der Hand.

Auch die Aktualität einer Patientenakte leidet unter der momentan noch vorherr-
schenden papierbasierten Befundübermittlung. Bei Übermittlung des Befundes an
den behandelnden Arzt, z. B per Hauspost, kommt es häufig zu vermeidbaren
Zeitverzögerungen, die im Behandlungsprozess viel Zeit in Anspruch nehmen.[302]

5.4 IT-gestützte Ansätze zur Überwindung der Ineffizien-
zen

5.4.1 Elektronische Patientenakte

5.4.1.1 Erfahrungen

Wie aus dem vorangehenden Abschnitt bereits deutlich wurde, ist der Dreh- und
Angelpunkt die Patientenakte, die in der bisherigen Form papierbasiert geführt
und deren Inhalte ebenfalls papiergestützt weitergegeben werden. Eine elektroni-
fizierte Form die „elektronische Patientenakte" (EPA) ist in der Lage, viele der
geschilderten Ineffizienzen zu überwinden und den Leistungserbringungsprozess
sowohl effektiver als auch effizienter zu gestalten. Erfahrungen aus der Praxis
zeigen, dass die bestehenden institutionellen Barrieren der Leistungserbringer in
Form mangelnder Akzeptanz von IT-Unterstützung mit der Begründung der Ineffizienz der Grundlage entbehren.

[300] Vgl. Leiner, F., Gaus, W., Haux, R. (1997), S. 79-81.
[301] Vgl. Leiner, F., Gaus, W., Haux, R. (1997), S. 84.
[302] Vgl. Sojer, R. (2001), S. 12-13 und S. 21-22.

Eine Studie aus Nottingham zeigt, dass die EPA gegenüber der Papierakte durchaus einen Mehrwert besitzt. Als Ergebnis wurde festgestellt, dass die EPA sowohl informativer als auch leserlicher war. So waren 89 % der EPA verständlich im Gegensatz zu 69 % in der Papierform. Weiterhin wurde zu 48,2 % vs. 34 % eine Diagnose sowie zu 86,6 % vs. 66,2 % die Medikamentendosis mit angegeben. Als Fazit ergab sich, dass durch die vollständigere und strukturierte Dokumentation die EPA eine deutlich bessere Übersicht über den Patienten liefert.[303]

Neben einem grundsätzlichen Trend[304] zu Medizinischen und Pflegeinformationssystemen setzt sich im stationären Bereich eine spezifische Einsicht bezüglich des Einsatzes einer EPA bereits durch. Das zeigt eine repräsentative Umfrage in deutschen Krankenhäusern. So erwarten zwei Drittel der befragten Häuser eine Kosteneinsparung, davon 91 % bis zu 25 % Einsparungen pro Patientenfall. Die restlichen 9 % erwarten hier sogar bis zu 50 % Einsparungen pro Fall. Lediglich ein Drittel aller Befragten geht von Kostensteigerungen aus.[305]

In konkreten Implementierungen wurde nachgewiesen, dass mit einer EPA im stationären Sektor eine Kostenreduktion um 10-15 % stattfindet, bei gleichzeitiger Senkung der Verweildauer der Patienten um 20 %.[306]

Trotz dieser Erwartungen hatten im April 2002 erst 2 % der Krankenhäuser in Deutschland eine EPA mit den folgenden Funktionalitäten im Einsatz:

- Arztbriefschreibung,
- Anamnese und Verlauf,
- Medikation,
- Vitalwerte,
- therapeutische Dokumentation,
- Pflegedokumentation,
- Befunde,
- Fieberkurve und

[303] Vgl. Hippisley-Cox, J., Pringle, M., Cater, R., u. a. (2003).
[304] Vgl. Trill, R. (2002a), S. 45.
[305] Vgl. Köhl, Ch. (2003), S. 372.
[306] Vgl. Thielscher, C., Schroeders, N. v. (2002), S. 62.

- Unterstützung von Spezialarbeitsplätzen wie OP.

Bezüglich der Planung einer Implementierung äußern 23 % der Krankenhäuser die Absicht, in den nächsten Jahren eine EPA einzuführen. Die genannten Zeiträume für die Einführung reichen allerdings bei der Mehrzahl der Befürworter über das Jahr 2006 hinaus.[307]

5.4.1.2 Idealtypische Erwartungen

Nach der Schilderung der Erwartungen, die an die EPA gestellt werden bzw. des empirischen Nachweises ihrer Wirkungen im letzten Abschnitt wird etwas konkreter auf die Erwartungen eingegangen, die idealtypischerweise eine elektronische Form der medizinischen Dokumentation aufweisen sollte.

Als zentrales Element des Behandlungsprozesses soll sie alle Vorgänge verknüpfen und damit eine digitale Sammelakte von Patientendaten und -dokumenten darstellen, auf die der Patient generell institutionenübergreifend zu jeder Zeit Einsicht gestatten kann.[308] Sie hat damit das „Potenzial, die Kommunikation im Gesundheitswesen und damit die Behandlung- und Lebensqualität erheblich zu verbessern und gleichzeitig Milliardenbeträge einzusparen"[309]. So sind für die EPA definierte Ziele und Aufgaben:[310]

- Vollständige und strukturierte Krankengeschichte
- Jederzeit verfügbare Informationsquelle
- Basis für medizinische Entscheidungen
- Basis für eine einheitliche Informationsquelle
- Juristisch anerkannte, medizinisch-pflegerische Dokumentation
- Unterstützung der Forschung, Ausbildung und Weiterbildung
- Basis für Abrechnung, Controlling und Budgetierung

---

[307] Vgl. Stadler, J. (2003), S. 18.
[308] Vgl. Stadler, J. (2002a), S. 661.
[309] Thielscher, C., Schroeders, N. v. (2002), S. 54.
[310] Vgl. Hass, P. (1997), S. 22, Roetmann, B., Zumtobel, V. (2001), S. A 892, Semmler, S., Engelbrecht, R. (2002), S. 1076, Steyer, G. (2002), S. 151.

Aus dieser Zielsetzung ergibt sich ein Bündel erwarteter Vorteile gegenüber der konventionellen Patientenakte:[311]

- Gedächtnisstütze für den Leistungserbringer während der Behandlung
- Beschleunigte und höherqualitative Kommunikation- und Information zwischen den Akteuren
- Überwindung von Schnittstellenproblemen
- Verbesserter Zugriff auf alte Befunde
- Vermeidung von Doppeluntersuchungen
- Einsparung von Archivkosten
- Verfügbarkeit von Notfalldaten, wie Blutgruppe, Allergien, Verträglichkeit von Medikamenten usw.
- Transparenz der Prozessabläufe und Vermeidung von Fehlversorgung
- Unterstützung der Netzwerkbildung.

5.4.1.3 Grundlegende Anforderungen

Um die o. g. Zielsetzung der EPA mit der Wahrnehmung ihrer Vorteile zu erreichen, sind einige grundlegende Anforderungen zu erfüllen. Um innerhalb einer EPA alle relevanten medizinischen und pflegerischen Dokumente zusammenzufassen, muss ein hohes Maß an **Multimedialität** gegeben sein, da sehr unterschiedliche Datentypen wie Zahlen, Texte, Filme und Bilder aus unterschiedlichsten Systemen enthalten sein können.[312]

Um die Nachteile der bisherigen funktionsorientierten IT auszugleichen,[313] ist es nicht ausreichend nur institutions- und sektorübergreifend Datensammlungen durchzuführen, da dies den Leistungserstellungsprozess vielleicht effektiver aber noch nicht effizient unterstützen kann. Es muss neben einer **ergonomischen Oberfläche** auch eine **strukturierte problemorientierte Ablage** der Daten erfolgen, um eine schnelle aktuelle oder retrospektive Übersicht zu gewinnen. Eine

---

[311] Vgl. Dietzel, G. T. W., Winter, St. F. (2002), S. 18-19, Thielscher, C., Schroeders, N. v. (2002), S. 55-56.

[312] Vgl. Adelhard, K., Hölzel, D., Überla, K. (2003).

[313] Vgl. Trill, R. (2002a), S. 56.

Zuordnung von Leistungen und ggf. auch deren Kosten zu einer diagnostizierten Problemstellung des Patienten wird damit gleichzeitig ermöglicht.[314]

Es bieten sich hierfür diagnosen- bzw. episodenbasierte Verfahren an, die auf einer Struktur aufbauen, die den jeweils einzigartigen Auftritt einer Erkrankung sowie die ihr zuzuordnende Maßnahmen für Diagnostik und Behandlung festhält. Als Vorlage für eine derartige Struktur können dienen die von Symmetry Health Data Systems entwickelten Episode Treatment Groups (ETG^{TM}),[315] die in den USA weite Verbreitung gefunden haben und mittlerweile auch für die Ausgabenprognose von annähernd 45 Mio. Versicherten herangezogen werden.[316]

Zur Unterstützung des Behandlungsablaufs sollte eine flexible prozessunterstützende **Workflow-Steuerung** möglich sein, die an entsprechenden Stellen im Behandlungsprozess die relevanten Daten bereithält, wobei die Relevanz der zu speichernden und innerhalb des Prozesses anzuzeigenden Daten durch die Anwender festzulegen ist.[317]

Als Basis für eine Workflow-Steuerung bieten sich Leitlinien bzw. klinische Behandlungspfade an, die eine vordefinierte Prozessbeschreibung bieten, die in einem Workflow Management System (WMS)[318] entsprechend zur Prozessunterstützung hinterlegt wird.[319] Besonders für standardisierte, sich wiederholende Abläufe bietet sich eine solche Funktionalität an.[320]

Detailliert betrachtet werden muss an dieser Stelle die Tiefe der zu implementierenden Workflow-Steuerung. Eine erste Unterstützung bietet eine Implementierung auf organisatorischer Ebene, wie sie im Ansatz in einigen Klinikinformationssystemen (KIS) bereits angeboten wird, um beispielsweise nach Eingang einer Kostenübernahme des Kostenträgers für einen stationären Aufenthalt alle definierten vorbereitenden Aktivitäten, wie Ressourcenplanung, Terminvergabe und

---

[314] Vgl. Szecsenyi, J., Broge, B., Pietratus, S. (1998), S. 17-18.
[315] Vgl. Symmetry Health Data Systems (2004).
[316] Vgl. o. V. (2002).
[317] Vgl. Thielscher, C., Schroeders, N. v. (2002), S. 55.
[318] Vgl. Ostermeyer, A. (1997), S. 2.
[319] Vgl. Laprell, S. (2002), S. 665.
[320] Vgl. Bodendorf, F., Bauer, Ch., Schobert, A. (2001), S. 81-82.

Rückbestätigung, anzustoßen. Ähnliches ist auch für Praxisverwaltungssysteme (PVS) denkbar, um komplexere Abläufe in der ambulanten Behandlung zu steuern.[321]

Zur Vervollständigung der prozessualen Integration ist eine Verknüpfung des ambulanten und stationären Workflows nur konsequent.

Neben dieser rein organisatorischen Steuerungsunterstützung existieren bereits weitergehende Ansätze mit der Intention einer evidenzbasierten Unterstützung der Leistungserbringer auch in ihrer inhaltlichen medizinischen Arbeit. Detailliertere Szenarien hierzu werden in Abschnitt 5.4.5 vorgestellt.

Weitere Anforderungen ergeben sich aus den Vorgaben des **Datenschutzes**, die durch das Vorliegen von patientenbezogenen Daten besonders hoch sind.[322] So sollen zur Einhaltung der Patientenrechte jeweils der Arzt und der Patient eine Chipkarte besitzen, die mit Authentifizierungs- und Verschlüsselungsfunktionen ausgestattet sind,[323] um das Recht des Patienten auf seine informationelle Selbstbestimmung zu wahren.[324] Aus Effizienzgründen ist hier eine Lösung anzustreben, die eine Weiterleitung von Daten an eine patientenindividuell festzulegende Gruppe von Leistungserbringern gestattet, falls der Patient vorab generell seine Zustimmung dazu gegeben hat.

5.4.1.4 Architektur

Als Architektur für die Haltung der Daten sind verschiedene Varianten denkbar. Es muss in jedem Falle eine Sektorierung der IT-Landschaft der betroffenen Leistungserbringer und Kommunikationspartner vermieden werden, allenfalls denkbar wäre ein modularer Aufbau, wobei allerdings eine modulübergreifende Kommunikation gewährleistet sein muss.[325]

Am effizientesten erscheint eine dezentrale Speicherung der Daten auf identischen Systemen im ambulanten Bereich kombiniert mit einer automatisiert über-

---

[321] Vgl. Laprell, S. (2002), S. 666, Tenckhoff, B., Perl, P. (2002).

[322] Vgl. Thielscher, C., Schroeders, N. v. (2002), S. 55.

[323] Vgl. Bundesbeauftragter für den Datenschutz (2003), S. 148.

[324] Vgl. Noelle, G., Eissing, U. (2002), S. 174.

[325] Vgl. Trill, R. (2002a), S. 46.

mittelten Kopie aller relevanten Vorbefunde an alle ambulanten Mitbehandler, im Falle einer Krankenhauseinweisung auch mit strukturiertem umfangreichem bidirektionalem Datenaustausch dorthin.[326] Alternativ ist bei ausreichend gegebenen Übertragungsbandbreiten eine virtuelle Adhoc-Zusammenstellung durch Online-Zugriff auf die entsprechenden Teildaten bei anderen Leistungserbringern denkbar.[327]

Eine solche Lösung würde beispielsweise innerhalb eines eng kooperierenden Arztnetzes mit Budgetverantwortung die Einheitlichkeit der verwendeten Software und die Einrichtung entsprechend automatisierter Datensynchronisierungen voraussetzen. Nach Überwindung von Akzeptanzproblemen ergäben sich eine Reihe von ökonomischen und medizinischen Vorteilen:

- Senkung der Total Costs of Ownership (TCO),[328] durch Einheitlichkeit der Soft- und soweit möglich auch Hardware durch
    - verringerten Wartungsaufwand bei Soft- und Hardware
    - verringerten Schulungsaufwand für System und Anwendung
    - geringere Fehlerwahrscheinlichkeit bei Kommunikationsprozessen
    - höhere Flexibilität im Personaleinsatz
- Weitere Economies of Scale gegenüber den Lieferanten durch erhöhte Nachfragemacht
- Erhöhte Transparenz und Effizienz im Behandlungsprozess durch automatisierte Bereitstellung relevanter und strukturierter Informationen und Wegfall von zeitaufwändiger Informationsbeschaffung
- Möglichkeit zur anonymisierten Sammlung und Auswertung strukturierter Daten für ein zielgerichtetes medizinisches und ökonomisches Controlling und medizinische und organisatorische Qualitätszirkelarbeit[329]

---

[326] Im produktiven Einsatz befindet sich eine solche Architektur im Unternehmen Gesundheit Oberpfalz Mitte (UGOM) in Amberg. Vgl. Glock, G., Sohn, S., Schöffski, O. (2004), S. 86-87.
[327] Vgl. Semler, S. C., Wünnemann, J. (2001).
[328] Vgl. Wild, M., Herges, S. (2000), S. 21.
[329] Konkrete Inhalte und Fragestellungen für ein zielgerichtetes Controlling in diesem Kontext siehe Kapitel 8.

Weitere denkbare Varianten sind zentrale webbasierte Ansätze oder nachrichten-
basierte Verfahren (z. B. D2D[330], VCS[331]). Diese weisen zwar spezifische Vorteile
gegenüber der o. g. Lösung auf, sind allerdings aus Effizienzgründen abzulehnen.

So ist zwar für alle webbasierten Ansätze eine internationale Erreichbarkeit der
Daten auch für Notfälle im Ausland gegeben, für eine hochfrequente Behandlung
innerhalb einer Leistungserbringergruppe dürften die Transaktionskosten durch
die aufgrund fehlender Schnittstellen zu PVS-Systemen nötige manuelle Eingabe
sehr hoch ausfallen bzw. die Zugriffszeiten auf zentrale Serverdaten inkl. Login-
prozeduren etc. zu lang sein. Im Übrigen sprechen auch Datenschutzgründe gegen
eine solche Lösung.[332]

Die genannten nachrichtenbasierten Lösungen ermöglichen zwar eine ungerichtete Kommunikation und bilden damit die Arztwahlfreiheit für den Patienten innerhalb des IT-Systems ab, die benötigten zusätzlichen Schritte für Signierung, Ver-
schlüsselung, Versendung und Entschlüsselung sind allerdings in Summe wesentlich zeitaufwändiger als die oben skizzierte Architektur. Da in den hier fokussier-
ten Einschreibemodellen der Patient seine Arztwahlfreiheit ohnehin freiwillig einschränkt, käme einer der hauptsächlichen funktionalen Vorteile der nachrichtenbasierten Lösungen in diesem Kontext auch nicht zur Geltung.

5.4.2 Gesundheitskarte und e-Rezept

Die für die Erprobung im Jahr 2006 vorgesehene elektronische Gesundheitskarte
(EGK) hat grundsätzlich zur Zielsetzung die Schaffung einer EPA, wie sie im
letzten Abschnitt skizziert wurde. Durch eine gleichzeitige bundesweite Standardisierung ist mit einer Inbetriebnahme dieser letzten Ausbaustufe nicht vor 2015,
realistischerweise noch etwas später, zu rechnen.[333]

Bei Implementierung der Architektur wie oben beschrieben und bei gleichzeitiger
organisatorischer Umsetzung der zum Stichwort Datenschutz angesprochenen
Weitergabeerlaubnis an vorab zu definierende Leistungserbringer bei der Patien-

---

[330] Vgl. Gehlen, E. (2001), Kassenärztliche Vereinigung Nordrhein (2002), S. 6-9.
[331] Vgl. Verband Deutscher Arztpraxis-Softwarehersteller e. V. (2003).
[332] Vgl. Thielscher, C., Schroeders, N. v. (2002), S. 65.
[333] Vgl. Borchers, D. (2005).

teneinschreibung können auch ohne den Einsatz einer Gesundheitskarte die Zielsetzungen bereits wesentlich früher erreicht werden. Eine Kommunikation zwischen den ärztlichen Leistungserbringern wäre damit automatisiert gegeben und entsprechende Vorteile direkt zu realisieren.

Lediglich die Kommunikation zu anderen nicht-ärztlichen Leistungserbringern, primär Apotheken, wäre hierüber nicht abgebildet. Diese Lücke ließe sich durch die in der ersten Ausbaustufe vorgesehene Implementierung des e-Rezepts sinnvoll schließen. Neben der elektronischen Verarbeitbarkeit und entsprechend niedrigeren Transaktionskosten in den Apotheken und bei den Krankenkassen soll durch die Dokumentation der Arzneimittel die Vermeidung von Wechselwirkungen und individuellen Unverträglichkeiten sichergestellt werden.[334] Entsprechend sind auch die erwarteten Einsparungen durch die Kombination von Gesundheitskarte und elektronischem Rezept höher als bei alleiniger Einführung der Gesundheitskarte.[335]

Der vieldiskutierten unterschiedlichen Verteilung der Kosten und Nutzen der Gesundheitskarte zwischen Kostenträgern und Leistungserbringern,[336] die auch für deutliche Akzeptanzschwierigkeiten auf Leistungserbringerseite sorgt, wird durch entsprechende Vereinbarungen zur Rückvergütung von Investitionskosten bei Nutzung des elektronischen Verordnungsweges entgegengewirkt.[337] Entsprechende Vorschläge gehen davon aus, dass eine Vergütung von 25 Cent pro Ausstellung eines elektronischen Rezepts die Investitionskosten auf niedergelassener Seite finanziert werden können.[338]

5.4.3 Elektronischer Arztbrief

Da die Umsetzung der oben dargestellten EPA aus verschiedenen Gründen nicht zeitnah und auch nicht flächendeckend zu erwarten ist, kann für die Verbesserung der intra- und intersektoralen Kommunikation das Medium des Arztbriefes in sei-

---

[334] Vgl. Debold & Lux (2001), S. 32-34, Bundesvereinigung Deutscher Apothekerverbände (1999), S. 166.

[335] Vgl. Debold & Lux (2001), S. 67-75.

[336] Es wird beispielsweise der Nutzen in Form von Kostenreduktionen bei den Leistungserbringern auf ca. 3,6 bei den Kostenträgern aber auf 337,9 Mio. € jährlich geschätzt. Vgl. IBM/Orga (2004), S. 6.

[337] Vgl. Riepelmeier, T. (2004), S. 3, IBM/Orga (2004), S. 4.

[338] Vgl. Warda, F., Noelle, G. (2003).

ner elektronischen Form eine Effizienzverbesserung herbeiführen. Er würde den konventionellen Arztbrief mit den genannten Problemen eines hohe Zeitaufwands in der Erstellung und der langen Zeitdauer in der Übermittlung (s. Abschnitt 5.3.2) ablösen und eine Kommunikation ohne Medienbrüche bewerkstelligen. Eine schematische Darstellung am Beispiel der Erstellung eines elektronischen Entlassbriefes im Krankenhaus zeigt Abbildung 12.

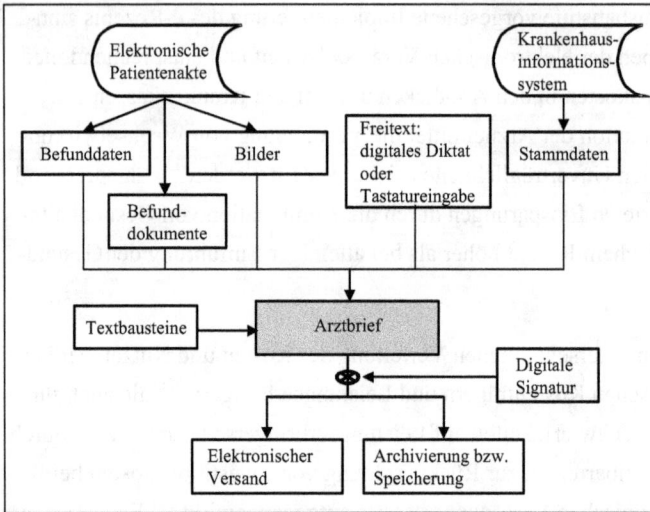

Abbildung 12: Elektronische Entlassbrieferstellung im Krankenhaus[339]

Je nach Vollständigkeitsgrad der Umsetzung einer volldigitalen Abbildung der abgebildeten Vorgehensweise ergeben sich entsprechende Vorteile für den Prozess und die Beteiligten, die nicht nur für den vorliegenden exemplarischen Fall des Entlassbriefes aus dem Krankenhaus gelten, sondern grundsätzlich für alle Formen von Arztbriefen:[340]

- Erhebliche Verringerung der Durchlaufzeit
- Geringerer Korrekturaufwand durch teilautomatisierte Einfügung von Daten
- Frühzeitigere und umfangreichere Information des Weiterbehandlers

---

[339] Quelle: Eigene Darstellung in Anlehnung an Semler, S. C. (2001), S. 10.
[340] Vgl. Richter-Reichhelm, M. (2001), S. 621.

- Vermeidung von Doppel- und Fehluntersuchungen
- Zeitersparnis der Leistungserbringer
- Verbesserte Transparenz durch strukturelle Einheitlichkeit
- Höhere Bindung des Einweisers an das Krankenhaus

Bei einer volldigitalen Umsetzung erfolgt der Transport ebenfalls elektronisch über eine Gesundheitskarte oder ein Rechnernetzwerk. Durch die geringe Speicherkapazität einer Karte ist eine vollumfängliche Übermittlung eventueller Befunddaten, speziell Bilddaten, nicht möglich, so dass hier als Ergänzung eine Netzwerklösung benötigt wird. Falls doch, entgegen der oben bereits beschriebenen Zielorganisation und entsprechender IT-Architektur, eine ungerichtete Kommunikation[341] zum Erhalt der Arztwahlfreiheit implementiert werden soll, ist eine alleinige Netzwerklösung ebenfalls nicht zielführend, da sie nur eine gerichtete Kommunikation direkt vom Versender zu einem bereits bekannten Empfänger herstellen kann. Eine hybride Karten-Netzwerkarchitektur, die eine ungerichtete Kommunikation durch die Karte als Träger von Verweisinformationen auf im Netzwerk gespeicherte weitere Daten beinhaltet, wäre hier das Mittel der Wahl.[342]

Es soll an dieser Stelle nochmals betont werden, dass aus Sicht der Transaktionskosten die vorstehenden Ausführungen nur als Übergangs- bzw. Notfalllösung bis zur Einführung der weiter oben dargestellten Implementierung einer teilautomatisierten Informierung der nachbehandelnden Leistungserbringer im Rahmen einer einheitlichen und strukturierten EPA zumindest im regionalen Rahmen eines Arztnetzes zu sehen sind, da diese bezüglich der Prozesskostenoptimierung einer Arztbrieflösung überlegen ist.

Geschätzte Kosteneinsparungen für eine elektronische Arztbrieflösung gehen bei Portokosten (Berechnungsgrundlage: 1998) von Einsparungen in Höhe von 39,1 Millionen Euro[343] aus. Hinzu kommen Einsparungen von Prozesskosten. Aus einer angenommenen Zeitersparnis von fünf Minuten pro Arztbrief jeweils bei Ab-

---

[341] Der Empfänger ist bei Versendung unbekannt und wird erst durch den Patienten vor der Weiterbehandlung bestimmt.

[342] Vgl. Kassenärztliche Bundesvereinigung (2003a), S. 36.

[343] Die Beträge aus der Kosten-Nutzen-Analyse wurden in Euro umgerechnet. Dabei wurde kaufmännisch auf- und abgerundet.

sender bzw. Empfänger resultieren hier 163,1 Millionen Euro. Mit weiteren Einsparungen addieren sich die geschätzten Gesamteinsparungen auf eine Summe von 365,3 Millionen Euro.[344]

Bei 60 Mio. Über- und Einweisungen und der entsprechenden Zahl der an die Zuweiser rücklaufenden Arzt- und Entlassbriefe bedeutet das eine Einsparung von rund 3 Euro pro Dokument.[345]

5.4.4 Bilddokumentation und Archivierung

Durch die Digitalisierung der bildgebenden Verfahren in der Medizin, vor allem der Radiologie,[346] und der Tatsache, dass jeder dritte Arzt während des Behandlungsprozesses einen radiologischen Befund einsetzt,[347] ist diesem Punkt im Rahmen einer Effizienzverbesserung mittels IT besonderes Augenmerk zu widmen.

Hinzu kommt, dass durch die weitgehende Standardisierung durch den im ambulanten und stationären Sektor weitverbreiteten DICOM-Standard (Digital Imaging and Communications in Medicine) viele der Kompatibilitätseinschränkungen, die in anderen Bereichen der medizinischen Informationsverarbeitung anfallen, in diesem Bereich nicht auftreten.[348]

Durch die Menge der in der Radiologie anfallenden Bilddaten[349] setzt sich zunehmend die Verwendung von sog. Picture Archiving and Communication Systemen (PACS) durch. Diese sorgen in Verbindung mit Radiology Information Systemen (RIS), die die Arbeitsplanung und Befundung unterstützen, für Einsparungen bei Betriebsmitteln, Personal- und Raumkosten bei gleichzeitig verbesserter Versorgungsqualität durch kürzere Liege- und Durchlaufzeiten.[350]

---

[344] Vgl. Gesellschaft für Versicherungswissenschaft und -gestaltung e. V. (2001), S. 37-40.
[345] Vgl. Warda, F., Noelle, G. (2002), S. 150.
[346] Vgl. Trill, R. (2002a), S. 51.
[347] Vgl. Hludov, S., Vorwerk, L., Meinel, C. (1999), S. 250.
[348] Vgl. Lopez, L. Schwarzmann, P., Binder, B. (2002), S. 240.
[349] So produziert beispielsweise die Berufsgenossenschaftliche Klinik in Halle ca. 100.000 Aufnahmen bei 40.000 radiologischen Untersuchungen jährlich. Vgl. Klinik für Bildgebende Diagnostik und Interventionsradiologie (2003) zitiert nach Glock, G., Sohn, S., Schöffski, O. (2004), S. 51.
[350] Vgl. Kaden, I. (2002), Kempe, L. (1995), Peissl, W., Tellioglu, H., Wild, C. (1997), S.K/V-K/VI.

Trotz der gegebenen Einsparpotentiale, u. a. durch den wesentlich beschleunigten Zugriff im Behandlungsprozess auf archivierte Bilder,[351] erfolgt eine Implementierung solcher Systeme im Verhältnis zu den Möglichkeiten aufgrund mangelnder Investitionsbereitschaft und langer Entscheidungsprozesse noch zögerlich.[352]

Erfahrungen aus der Praxis der Berufgenossenschaftlichen Klinik in Halle zeigen, dass eine Reduktion des administrativen Aufwands von durchschnittlich 52 Minuten auf ca. 12 Minuten und damit eine Verringerung der administrativen Prozesskosten um 70 % möglich ist. Dies ermöglicht eine Amortisationszeit von ca. 4,5 Jahren bei sofortiger Verbesserung von Effektivität und Effizienz im Behandlungsprozess.[353]

Auch andere Implementierungen bestätigen das geschilderte Potential. So wurden beispielsweise im Donauspital in Wien eine Verbesserung im Zugriff auf archivierte Bilddaten um Faktor 2-3 festgestellt, bei gleichzeitiger Verweildauerreduktion um 2 Tage.[354]

5.4.5 Evidenzbasierte Steuerung des Workflows zur Prozessunterstützung

In den letzten Abschnitten wurde eine Effizienzverbesserung durch die vorgestellten Instrumente primär durch die vermehrte oder beschleunigte Bereitstellung von vorhandenen Informationen zum Patienten und dem bisherigen Behandlungsverlauf innerhalb der einzelnen Prozessschritte erreicht. Der Fokus dieses Abschnitts richtet sich hingegen auf die Bereitstellung von Informationen, die in Form von entscheidungsunterstützenden Instrumenten auf der Basis evidenzbasierter Leitlinien eine weitergehende Steuerung des Prozesses im Sinne der medizinischen Effektivität erlauben.

Implizit wird sich durch die Vermeidung von Über-, Unter- und Fehlversorgung auch eine Effizienzverbesserung durch die Implementierung aktueller externer Evidenz in den Praxis- und Klinikalltag einstellen. Besonders effizient erscheinen

---

[351] Vgl. Lassmann, M., Reiners, C. (2002), Kempe, L. (1995), Trill R. (2000), S. 326.
[352] Vgl. Eb (2002), Trill R. (2000), S. 326.
[353] Vgl. Kaden, I. (2002), Schwarzer, J., Kaden, I. (2002).
[354] Vgl. Spielberg, P. (2001).

IT-Lösungen, die nachweislich messbar hierzu beigetragen haben durch eine Verkürzung der Aufenthaltsdauer, Senkung der Kosten, Reduzierung medizinischer Fehler und einer Erhöhung der Leitlinientreue.[355]

Bei der Implementierung gilt es primär verschiedene Faktoren zu überwinden, die zu mangelnder Leitlinientreue aus fachmedizinischen, psychologischen, soziokulturellen und wirtschaftlichen Gründen führen. Konkrete Umstände, aus denen mangelnde Leitlinientreue resultiert, sind grundsätzlich:[356]

- Mangelnde Kenntnis
- Mangelnde Vertrautheit in Umgang und Anwendung
- Mangelndes Zutrauen in die eigene Umsetzung
- Mangelndes Zutrauen in die Wirksamkeit
- Mangelnde Überwindung bisheriger Gewohnheiten
- Externe Barrieren (Externe Limitierungen, wie Zeitmangel oder fehlende Infrastruktur und/oder Werkzeuge)
    - Leitlinienbezogene Barrieren
    - Patientenbezogene Barrieren
    - Umgebungsbezogene Barrieren
- Mangelnde Zustimmung
    - zum Gesamtkonzept
    - zu einzelnen Inhalten

Zur Überwindung dieser Widerstände muss sich die Ausgestaltung und Implementierungsform einer Leitlinie am Hilfebedarf des Arztes in der jeweiligen Situation orientieren,[357] wobei ein Destillat von valider, wichtiger, an Patienten anwendbarer und aus Forschung gewonnener Evidenz erforderlich ist.[358] Die Implementierungsform muss allerdings die Anwender in ihrer täglichen Arbeit unterstützen, um einen nachhaltige Effekte zu erzielen.

---

[355] Vgl. Kuperman, G., Gibson R. (2003), S. 31.
[356] Vgl. Cabana, M. D., Rand, C. S., Powe, N. R., u. a. (1999).
[357] Vgl. Hasenbein, U., Walesch, C.-W., Räbiger, J. (2003), S. 364.
[358] Vgl. Hayward, R. (2004), S. 32.

Aus diesem Grund haben Leitlinien auch im Gegensatz zu Übersichtsarbeiten ihre primäre Zielsetzung darin, den Leistungserbringern für ihre tägliche medizinische Tätigkeit ausformulierte und konkrete Handlungsanweisungen und Entscheidungshilfen bereitzustellen.[359]

Die reine Existenz einer Leitlinie und deren statische Verfügbarkeit über welches Medium auch immer ist allerdings nicht ausreichend um einen Einsatz im täglichen Geschehen erwarten zu dürfen. Erst eine enge Integration in den Versorgungsprozess schafft hierfür die nötige Voraussetzung und steigert die Wahrscheinlichkeit der Anwendung.[360]

Eine hochgradige Integration empfiehlt sich für diesen Zweck innerhalb der medizinischen Dokumentation, die eine passende Struktur bzw. eine entsprechende Parametrierbarkeit aufweisen muss, um medizinische Vorinformationen wie Vorbefunde und Diagnosen zum Zeitpunkt der Entscheidung bereitstellen zu können. Zusätzlich Unterstützung kann durch die Hinterlegung regelbasierter, programmierbarer Trigger generiert werden, die durch verknüpfte Regeln auf den konkreten Patienteninformationen Hinweise auf die passende Leitlinie und empfohlene nächste Prozessschritte liefern. Da die letztendliche Entscheidung beim Arzt verbleiben muss, kann die Empfehlung auch verworfen werden, allerdings verbunden mit einer kommentierenden Begründung der Ablehnung.[361]

Eine derartige Implementierung bietet dem Nutzer nicht nur eine verbesserte Führung und Orientierung im täglichen Behandlungsablauf sondern hat auch andere hochgradig interessante Aspekte.

Zum einen können aufgrund der elektronischen Dokumentierung nacheinander folgende Teilschritte im Algorithmus der Leitlinie zu jedem Zeitpunkt der Behandlung nachvollzogen werden, um beispielsweise auch retrospektiv, im Rahmen einer Evaluation, Missverständnisse und „falsche Fährten" zu identifizieren.

---

[359] Vgl. Ollenschläger, G., Gerlach, F. M., Kirchner, H., Weingart, O. (2003), S. 818.
[360] Vgl. Kirchner, H., Fiene, M., Ollenschläger, G. (2003), S. 79.
[361] Vgl. Heitmann, K. U. (2001), S. 509.

Dies liefert Hinweise über die Güte der Leitlinie und ermöglicht Verbesserungen und unterstützt eine Weiterentwicklung.[362]

Die verschiedenen benötigten Bausteine für den Aufbau einer derartigen IT-gestützten Lösung und deren jeweilige Implikationen und Möglichkeiten zur Herstellung eines beidseitigen Transfers von externer Evidenz in die Praxis und v. v. wird in Tabelle 9 für einen eingängigen Überblick strukturiert dargestellt.

Baustein	Anwendung der Evidenz in die Praxis	Generierung von Evidenz aus der Praxis
Standardisierung von Terminologie und Strukturen	• schafft die Basis für Indexierung digitaler Quellen für Evidenz und die Anpassung der Quellen an arztspezifische Bedürfnisse • standardisiert die Darstellung von Wissen beschleunigt die Anwendung von Entscheidungsregeln	• erleichtert die Einrichtung von elektronischen Patientenakten. • formalisiert die Dokumentation in klinischen Entscheidungsprozessen. • „Computerfähige" Darstellungen unterstützt die Datenaggregation und die Wiederverwendung in heterogenen Umgebungen
Digitale Quellen für Evidenz	• schaffen Zugang zu geeigneter Evidenz	• ermöglichen Erwerb, Überwachung und Transformation von Gesundheitsdaten in Echtzeit
Standards im Datenaustausch	• unterstützen die Kommunikation zwischen Computersystemen und verbindet Patientendaten mit Entscheidungslogik • erleichtern die Versendung patientenspezifischer gesundheitsbezogener Informationen	• unterstützen die Sammlung von Daten unabhängig vom Entstehungsort und –zeitpunkt für die Verknüpfung zwischen Prozessen und Ergebnissen.
Informatikprozesse	• integrieren und verknüpfen heterogene Evidenzquellen • generieren Notfallbenachrichtigungen des Arztes bei potentiell adversen Ereignissen • nutzen entscheidungsanalytische Techniken um Evidenz patientenspezifisch anzuwenden	• leisten Datenmodellierung und -aggregation für klinische Datenspeicherung • leisten Data-Mining
Informatikkompetenzen	• ermöglichen das Auffinden von klinisch relevanter Evidenzquellen • leisten kritische Analyse der Evidenz für die Anwendbarkeit am Patienten	• analysieren individuelle Behandlungsmuster aus dem klinischen Datenspeicher • evaluieren Effekte der evidenzbasierten Empfehlungen im klinischen Umfeld

Tabelle 9:   **Erforderliche Informatikbausteine und ihre Auswirkungen auf die Nutzung und Herstellung von Evidenz[363]**

---

[362] Vgl. Heitmann, K. U. (2001), S. 506-507.

Zum anderen ist für die Schaffung ökonomischer Transparenz die Option gegeben mittels einer Verknüpfung der behandlungspfadgestützten Dokumentation mit einer Prozesskosten- oder Kostenträgerrechnung ein Pfadcontrolling zu ermöglichen. Erwartet werden kann damit eine Verbesserung der Leitlinientreue und der Überwachung von Kosten und insbesondere einzelnen Kostentreibern. Voraussetzung hierfür ist natürlich die Verfügbarkeit von Kostendaten auf Kostenträger- oder Prozesskostenbasis. Da eine derartige Verknüpfung nicht in allen Fällen in jedem Detaillierungsgrad Sinn macht,[364] muss eine Abwägung der Kosten mit den Nutzenaspekten unter Berücksichtigung der Kriterien Qualitätsverbesserung, Prozessbeschleunigung und Kostenminimierung erfolgen.[365]

Grundsätzlich sind natürlich speziell bei der Einführung von IT-Unterstützung in derart sensiblen Bereichen, wie der Steuerung des Behandlungsablaufs, Akzeptanzschwierigkeiten zu erwarten, die aber durchaus gelöst werden können, wie das Beispiel einer erfolgreichen Einführung von IT-gestützten Pfaden in einem Krankenhaus in Berlin-Lichtenberg zeigt.[366]

Ein wesentlich einfacherer, aber nichtsdestotrotz interessanter Ansatz, ist der Einsatz eines regelbasierten klinischen Entscheidungsunterstützungssystems, das anhand von Laborwerten und Einzelleistungsabrechnungsdaten aus Praxen, Apotheken, Kliniken und Laboren individuelle evidenzbasierte Behandlungsempfehlungen erstellt. Erfahrungen aus den USA zeigen deutlich verringerte Krankenhauseinweisungen und einen 8-fachen Return on Investment (ROI) bezogen auf die Kosten des Systems.[367]

Als Nebenbemerkung sei an dieser Stelle das Thema Qualitätsmanagement (QM) kurz angeschnitten, welches grundsätzliche Vorteile wie höhere Kostentransparenz, geringere Einarbeitungszeiten und reibungslosere Abläufe mit sich bringt.[368] Es wird allerdings üblicherweise mit Hinweis auf den postulierten zusätzlichen Dokumentationsaufwand von vielen Leistungserbringern sehr skeptisch beurteilt.

---

[363] Quelle: Eigene Darstellung in Anlehnung an Bakken, S. (2001), S. 200.
[364] Vgl. Schwinge, C. (2004), S. 53.
[365] Vgl. Schrappe, M. (2005) S. 166-167
[366] Vgl. Schwinge, C. (2004).
[367] Vgl. Javitt, J. C., Steinberg, G., Locke, T., u. a. (2005).
[368] Vgl. Klement, B. (2002), S. 13.

Dieses Argument entfällt bei der Implementierung der Leitlinien oder Behandlungspfade in die Dokumentationssoftware, da sowohl für die Prozesssteuerung als auch für die Prozessdokumentation und -auswertung eine Systematik verwendet wird, die die Anforderungen der meisten QM-Normen in diesem Bereich ausreichend abdeckt. Eine zusätzliche Dokumentation ist dadurch für den Prozessbereich nicht mehr erforderlich und eine begleitende Implementierung der restlichen Anforderungen IT-gestützt relativ problemlos umzusetzen.

Die Thematik des QM wird in der vorliegenden Ausarbeitung nicht weiter erörtert, da das Hauptthema der Effizienz die Zielsetzungen des QM durch den wesentlich weitgreifenderen Ansatz mit beinhaltet. Damit ergibt sich bei effizienten Lösungen ohne weiteres Zutun, wie beispielhaft hier im Kontext der Leitlinienimplementierung sichtbar wird, eine implizite Erfüllung der Ziele des QM.

5.5 Begleitende Problemfelder und Handlungsoptionen

Den in den letzten Abschnitten geschilderten und mittlerweile auch messbaren Effizienzvorteilen eines IT-gestützten Behandlungsprozesses stehen vielfältige Problem- und Risikofaktoren entgegen. Diese dürfen nicht unberücksichtigt bleiben, da sie oftmals zum Scheitern bzw. zur grundsätzlichen Verhinderung des Projekts führen.

In den folgenden Abschnitten werden zunächst Problemfelder und Risikofaktoren beschrieben, die anhand zweier Untersuchungen zur Thematik identifiziert wurden. Neben einer allgemeinen qualitativen Befragung zum Thema „IT-Implementierung im Gesundheitswesen"[369] wurde im Rahmen einer zweiten Untersuchung eine umfängliche Reihe von Interviews mit Verantwortlichen und Beteiligten verschiedener Telematikprojekte im deutschsprachigen Raum geführt, die die Einführung einer EPA zum Ziel hatten.[370] Im Anschluss an die Beschreibung der Problematik in den jeweiligen Problemfeldern werden Handlungsoptionen zur Vermeidung der aufgezeigten Risiken erarbeitet.

---

[369] Vgl. Riedel, N. (2003).

[370] Projekt- und Ergebnisdetails sind zu finden bei Glock, G., Sohn, S., Schöffski, O. (2004), S. 81-144.

5.5.1 Anwendung und Prozessunterstützung

Problemfeld:

Auch wenn das Echo bezüglich des Projekterfolgs in den jeweiligen Projekten insgesamt positiv war, wurden doch spezifische Kritikpunkte zum Teil sehr deutlich. Dies betraf u. a. die generelle Benutzerfreundlichkeit mit den Aspekten:

- Unübersichtliche und missverständliche Navigation
- Mangelnde Reife
- Zeitlich aufwendige An- und Abmeldeverfahren
- Unbefriedigende Antwortzeiten[371]
- Mangelnde Flexibilität in der Abbildung des Workflows für eine adäquate Prozessunterstützung[372]
- Begrenztheit der Abbildung des Workflows auf die eigene Institution[373]

Handlungsoption:

Für diese fast schon klassische Problematik der Softwareeinführung lassen sich verschiedene generelle Empfehlungen aussprechen. So muss beispielsweise die Balance gehalten werden zwischen

- absolut an Benutzerwünschen orientierten Systementwicklungen, die dadurch, dass nur bestehende Prozesse akribisch nachprogrammiert werden, ohne Effizienzverbesserungen im Prozess zu erreichen dramatische Verlängerungen von Entwicklungs- und Einführungszeiten provozieren und damit den Erfolg des Projekts und in Einzelfällen sogar die Überlebensfähigkeit des Herstellers gefährden und
- zu theoretischen oder zu allgemeingehaltenen Lösungen, die fachliche Spezifitäten nur ungenügend abbilden und damit eine zu geringe Akzeptanz der Anwender finden.

---

[371] Vgl. Roetmann, B., Zumtobel, V. (2001), S. A892.
[372] Vgl. Trill, R. (2002b), S. 56.
[373] Vgl. Ostermeyer, A. (1997), S. 2.

Hier sollte also eine frühzeitige Einbindung von Anwendern innerhalb eines Einführungsprojektes stattfinden, allerdings nicht ohne ein permanentes Augenmerk bezüglich der Zielsetzung einer effizienten Gesamtkonzeption. Hierzu gehört neben der kritischen Überwachung der Kosten-/Nutzenrelation der eingebrachten Vorschläge und Anforderungen auch die Betrachtung und Berücksichtigung der Konsequenzen im umgebenden Kontext, beispielsweise an Institutionsgrenzen.

5.5.2 Standards

Problemfeld:

Sowohl der Bereich der Datenformate als auch der der Kommunikationsanwendungen leidet massiv unter einer mangelnden Standardisierung. Begründet wird dies durch wenig Interesse auf Seite der Kunden und durch die Bestrebungen der Softwareanbieter durch proprietäre Lösungen Marktanteile zu sichern.[374] Die sich daraus ergebende Problematik bei dem Versuch einer interinstitutionellen oder gar intersektoralen elektronischen Kommunikation ist evident und in fast allen Bereichen grundsätzlich gegeben.[375]

Selbst existierende Standards, wie der Behandlungsdatenträger (BDT), werden nicht von allen Anbietern exakt implementiert, so dass immer wieder Inkompatibilitäten und entsprechende Fehler auftreten.[376] Hinzu kommt verschärfend ein teilweise sehr aggressives Marketing der Softwareanbieter, dessen Angaben sich im Praxiseinsatz als nicht nachvollziehbar herausstellen.[377]

Durchgängige Kommunikation ist üblicherweise nur gegeben durch einheitliche Systeme und Technologien.[378] Einheitlichkeit kann aber im Kontext des Gesundheitswesens bedingt durch die Vielfalt der Aufgaben und der Anspruchhaltungen nur für kleinere Projektgruppen erreicht werden, die oft Mühe haben „economies of scale" wahrzunehmen.

---

[374] Vgl. Salfeld, R., Spang, S. (2001), S. 134.
[375] Vgl. Brenner, G. (2001), S. 647, Pietzsch, J. B., Gemünden, H. G., Bolz, A. (2000), S. 51.
[376] Vgl. Eichelberg, M., Riesmeier, J., Gehlen, S. v., u. a. (2000), S. 44, Noelle, G., Warda, F., Dudeck, J. (1999), S. 122, Zentrum für Telematik im Gesundheitswesen (2003).
[377] Vgl. Noelle, G., Warda, F., Dudeck, J. (1999), S. 123.
[378] Vgl. Richter-Reichhelm, M. (2001), S. 623.

Handlungsoption:

Da fehlende Standards und das weitgehende Fehlen bundeseinheitlicher Bedingungen eine bundesweite Vernetzung bislang verhindern,[379] ist lediglich eine pro-
jektbezogene Einigung auf Standards möglich. Wie bereits in Abschnitt 5.4.2 diskutiert, wird auch die Einführung der EGK im ersten Schritt nur einen Teil der
Problematik lösen, da die zeitlichen Vorstellungen zur Umsetzung der mit der
EGK einhergehenden benötigten weitergehenden Standardisierung sehr weit in
die Zukunft reichen.

Durch die für den überwiegenden Großteil der Versicherten sehr überschaubare
Anzahl der am Behandlungsprozess beteiligten Leistungserbringer, löst an dieser
Stelle eine organisatorische Zusammenfassung in Form eines Arztnetzes in Verbindung mit der in Abschnitt 5.4.1.4 vorgestellten IT-Architektur einen Großteil
der durch mangelnde Standardisierung bestehenden Probleme.

Auch weitere Standardisierungen bis hin zu einer semantischen Vereinheitlichung
zur Vermeidung von Missverständnissen sind innerhalb einer solchen Gruppierung verhältnismäßig leicht herbei zu führen und vereinfachen und verbessern die
Kommunikations- und Informationsprozesse. Auch für netzinterne Einigungen
existieren allerdings gewisse Vorgaben bezüglich medizinischer Kommunikation
und Dokumentation sowohl von Seiten verschiedener Verbände auf Bundesebene
als auch auf europäischer und internationaler Ebene.[380]

Ein jeweils regionaler Zusammenschluss von Leistungserbringern mit einer individuellen Standardisierung könnte für den Großteil der vom konkreten Patienten
in Anspruch genommenen Behandlungsprozesse eine suffiziente Lösung darstellen. Konsultationen außerhalb des Zusammenschlusses wären für die auftretenden
Ausnahmefälle auf Basis eines elektronischen Arztbriefes nach wie vor möglich
und würden zu gegebener Zeit von der EGK unterstützt werden. Eine flächendeckende Vernetzung erfordert allerdings weitgehende einheitliche Voraussetzun-

---

[379] Vgl. Kautz, H. (2003).
[380] Vgl. Dietzel, G. T. W., Winter, St. F. (2002), S. 16.

gen,[381] die, wie im Falle der EGK zu beobachten, zu großen Verzögerungen führen und aufgrund der hohen Zahl an zu berücksichtigenden Interessen eventuell
sogar nur ineffiziente Kompromisslösungen hervorbringen könnten.

5.5.3 Datenschutz, Datensicherheit und Haftung

Problemfeld:

Bei Projekten zur intersektoralen Kommunikation existieren in Deutschland unterschiedliche Zuständigkeiten bezüglich des Datenschutzes. Entsprechend resultieren teilweise gegensätzliche Vorgaben zur Erfüllung der unterschiedlichen
Rechtsgrundlagen.[382] Für ärztliche Leistungserbringer gelten Vorgaben des Bun-
desdatenschutzgesetzes und der jeweiligen Berufsordnungen, sowie teilweise der
jeweiligen Regierungsbezirke. Für Krankenhäuser gelten Vorgaben der Länder
und gegebenenfalls auch die ihrer jeweiligen Träger.[383] Auch ein existierender
Leitfaden für „Datenschutz und Telemedizin" kann, aufgrund fehlender konkreter
Lösungsvorschläge, meist keine Klärung herbeiführen.

Besonderer Klärungsbedarf wird aus Sicht der Ärzte bezüglich der rechtlichen
Rahmenbedingungen für das wichtige Arzt-Patienten-Verhältnis gesehen.[384] Festzuhalten ist ebenfalls, dass zwar eine technische Umsetzung der Anforderungen
des Datenschutzes immer möglich ist, dies aber zu Lösungen führt, die „schwer
bedienbar und teuer und damit unattraktiv"[385] für die Endanwender sind. Dies
führt durch zu hohe Anforderungen zu Umgehungslösungen, die schließlich eklatant den Datenschutz und die Datensicherheit verletzen. Beispielsweise provozieren hochsichere und umständliche Anmeldeprozeduren zur Nichtabmeldung der
Nutzer oder der Weitergabe von Passwörtern.[386]

Auch die Verwendung einer qualifizierten digitalen Signatur schafft hier momentan noch keine Abhilfe. Zum einen mangelt es an einer einheitlichen Normenvor-

---

[381] Vgl. Gesellschaft für Versicherungswissenschaft und -gestaltung e. V. (2001), S. 17-18, Lübke, N. (2000), S. 105, Roland Berger (2002), S. 8.

[382] Vgl. Wienke, A. (2001), S. 629, Bundesbeauftragter für den Datenschutz (2002), S. 4.

[383] Vgl. Hövelmann, A. (2000), S. 191.

[384] Vgl. Pietzsch, J. B., Gemünden, H. G., Bolz, A. (2000), S. 50.

[385] Kleinschmidt, P. (2001), S. 627.

[386] Vgl. Kleinschmidt, P. (2001), S. 627, Müller-Jones, K., Hütter, R., Koischwitz, K., u. a. (2001), S. 34.

gabe, die die sechzehn Landesdatengesetze und die Vorgaben der Landesdaten-
schutzbeauftragen berücksichtigt.[387] Zum anderen existieren noch grundsätzliche
zu klärende Fragen bezüglich der Kompatibilität von Signaturen unterschiedlicher
Trust-Center und der zeitlichen Gültigkeit in Verbindung mit den vorgeschriebe-
nen Aufbewahrungsfristen ärztlicher Unterlagen, z. B gemäß § 28 Abs. 4 Rönt-
genVO und § 11 Abs. 2 (Muster-) Berufsordnung. Zu letzterer Problematik liegen
jedoch erste Lösungsvorschläge bereits vor.[388] Momentan führt dies zu subopti-
malen und größtenteils inkompatiblen Einzellösungen, die im Zusammenspiel
weder den Datenschutz erfüllen noch volle Praktikabilität aufweisen.[389]

Eine weitere rechtliche Grauzone, in der bisher lediglich Empfehlungen ausge-
sprochen werden, ist das Entstehen von Haftungsrisiken aufgrund unrichtiger
Eingabe, falscher Übermittlung oder versehentlicher Einblicke von Dritten.[390]
Auch die Beeinträchtigung der Datensicherheit und der Funktionalität eines IT-
Systems durch Viren-Angriffe, Stromausfall, Angriffen von außen oder internen
Mängeln, die nie vollständig ausgeschlossen werden kann,[391] ist hinsichtlich re-
sultierender Haftungsrisiken für die Beteiligten ungeklärt. Es existieren zwar
Empfehlungen für verantwortlich im IT-Umfeld eines Krankenhauses Tätigen
zum Abschluss einer Versicherung.[392] Die unklare Rechtslage wirkt allerdings
nachhaltig negativ auf die Akzeptanz der Beteiligten, speziell im niedergelassenen
Bereich.

Handlungsoption:

Grundsätzlich wird in diesen Bereichen eine zentrale Vorgabe für eine Veränderung der Rahmenbedingungen durch Politik und Verbände gefordert. Das Thema
Datenschutz sollte bundesweit vereinheitlicht und im Weiteren zu verschiedenen
Fragestellungen in praktikabler Weise detailliert werden.[393] Da dies eine eher mit-
tel- bis langfristig zu erfüllende Forderung ist, muss momentan noch jeweils im

---

[387] Vgl. Iss (2003).
[388] Vgl. Brömmelmeyer, C. (2001), S. 659, Zimmermann, I. (2003).
[389] Vgl. Goetz, Ch. F.-J. (2001), S. 655.
[390] Vgl. Beyer-Rehfeldt, A. (2002), Kassenärztliche Bundesvereinigung (2003a), S. 15.
[391] Vgl. Wallhäuser, M. (2002), S. 838.
[392] Vgl. Wallhäuser, M. (2002), S. 839.
[393] Vgl. Pietzsch, J. B., Gemünden, H. G., Bolz, A. (2000), S. 50.

konkreten Projektkontext nach vorhandenen bzw. neuen gangbaren Lösungen gesucht werden. Für die in Abschnitt 5.4.1.4 vorgestellte IT-Architektur existieren Anwendungen, die durch den gesichert kommunizierenden, geschlossenen Benutzerkreis und dem Weiterleitungseinverständnis des Versicherten als datenschutzkonform gelten.[394]

Auch für das Thema der Haftung ist zur Überwindung von Akzeptanzproblemen durch Verunsicherung der Benutzer und zur Nutzung der gegebenen Potentiale, in größerem Maße und mit deutlicherer Klarheit als bisher, Rechtssicherheit erforderlich. Zur Abschätzung des Risikos und gegebenenfalls dessen Absicherung sind entsprechende gesetzliche Regelungen erforderlich.[395] Unbenommen bleibt natürlich die Verpflichtung der Verantwortlichen zur Schärfung des Problembewusstseins der Mitarbeiter im Umgang mit sensiblen Daten, um grundsätzlich ein Haftungsrisiko zu vermeiden.[396]

5.5.4 Investitionen und Vergütung

Problemfeld:

Das bereits im Rahmen des Abschnitts 5.4.2 „Gesundheitskarte und e-Rezept" kurz diskutierte Spannungsfeld zwischen Kosten und Nutzen, die bei unterschiedlichen beteiligten Parteien anfallen, und damit verbundene Fragen der Refinanzierung wirken sich deutlich auf die Akzeptanz einzelner Akteure aus. Durch die Abhängigkeit der Amortisationszeit von der Anzahl der Teilnehmer eines Vernetzungsprojektes, dem so genannten „Investor-Nutzen-Dilemma",[397] wird die Problematik weiter verschärft.

Da es die herkömmlichen Vergütungssysteme zumeist verhindern, den übergreifenden betriebswirtschaftlichen Nutzen dem einzelnen Leistungserbringer zugute kommen zu lassen, ist deren Motivation durch den fehlenden individuellen Nut-

---

[394] Gespräch mit Hanswerner Voss, GF UGOM, am 23.6.2005.

[395] Vgl. Wienke, A. (2001), S. 630-631.

[396] Vgl. Beyer-Rehfeldt, A. (2002), S. 191.

[397] Vgl. Pietzsch, J. B., Gemünden, H. G., Bolz, A. (2000), S. 49.

zen sehr gering.[398] Dies führt dazu, dass lediglich Modellprojekte mit wenigen, ausgewählten Ärzten durchgeführt werden.[399]

Handlungsoption:

Hier gilt es eine betriebswirtschaftliche bzw. gesundheitsökonomische Transparenz herzustellen, um die Rationalisierungspotentiale und Kosteneinsparungen einzuschätzen und für eine adäquate Anreiz- und Refinanzierungsoption zu nutzen. Als gelungene Beispiele lassen sich das Projekt prosper der Bundesknappschaft und das Gesundheitsnetz Wien anführen, die mittels einer entsprechenden Anschubfinanzierung die Akzeptanz der niedergelassenen Ärzte deutlich gestärkt haben. Weitere Möglichkeiten stellen Refinanzierungskonzepte dar, wie beispielsweise die im Rahmen der EGK bereits diskutierte Vergütung von 25 Cent pro Ausstellung eines elektronischen Rezepts.[400]

Die grundlegende Änderung der Anreizsystematik durch die Übernahme von Budgetverantwortung mittels Capitation schafft an dieser Stelle noch wesentlich unaufwändiger ein geeignetes Investitionsklima für effizienzverbessernde Innovationen, da die Effizienzgewinne zum Teil bei den Leistungserbringern verbleiben und damit einen quasi „natürlichen" Anreiz zur Effizienzerhöhung schaffen.

Darüber hinaus besteht auch noch im Rahmen von Integrationsverträgen nach § 140 SGB V die Möglichkeit zur Finanzierung von effizienzverbessernden Maßnahmen aus dem 1 %-Budget.[401]

5.5.5 Projektteam

Problemfeld:

Als Problemfaktoren, die im Zusammenhang mit den jeweiligen Projektdurchführungen im Zusammenhang mit dem Projektteam auftraten, sind primär zwei zu nennen. Zum einen sind im Verlaufe solcher komplexer Vernetzungsprojekte verschiedene Perspektiven zu berücksichtigen, die bei Vernachlässigung entspre-

---

[398] Vgl. Brenner, G. (2001), S. 647.
[399] Vgl. Pietzsch, J. B., Gemünden, H. G., Bolz, A. (2000), S. 50.
[400] Vgl. Warda, F., Noelle, G. (2003).
[401] Vgl. von Stackelberg, J.-M. (2004), S. 6.

chende Hemmnisse in der Umsetzung nach sich ziehen. So können sowohl fehlende Vorbildfunktion und Durchsetzungskraft des Projektleiters oder mangelndes fachliches Detailwissen innerhalb der Projektgruppe eine Umsetzung gefährden.[402]

Zum anderen ist die unzureichende zeitliche Freistellung der Projektmitarbeiter aus Kapazitätsgründen, speziell aus dem ärztlichen und dem IT-Bereich, ein deutlicher Risikofaktor.[403] Die Folge sind Projektverzögerungen und eine Erhöhung der Projektkosten. Ursächlich sind hier vielfältige Anspruchsgruppen und mangelnde Priorisierung seitens der Leitungsebenen, teilweise in Verbindung mit mangelnden integrativen Fähigkeiten der Projektleiter, so dass oft letztlich erst bei den IT-Mitarbeitern die widersprüchlichen Anforderungen auflaufen und einer Lösung zugeführt werden.[404]

Handlungsoption:

Für die Vermeidung der beschriebenen Problemfaktoren im Zusammenhang mit dem Projektteam sind die folgenden Rahmenbedingungen erforderlich:

- Ausreichender Status und Kompetenz der Projektleitung
- Fachlich adäquate Zusammensetzung des Projektteams
- Klares Commitment der Leitungsebene der beteiligten Institution(en)
- Deutliche Priorisierung des Projekts
- Ausreichende Ressourcenfreistellung für die Umsetzung
- Strukturierte und moderierte Klärung der Anforderungen vor und während der Umsetzung

5.5.6 Akzeptanz

Problemfeld:

Neben den in den vorgenannten Abschnitten bereits aufgeführten Auslösefaktoren von Akzeptanzschwierigkeiten bei den Beteiligten wurden zusätzliche in den ein-

---

[402] Vgl. Ash, J. S., Gorman, P. N., Lavelle, M., u. a. (2000).
[403] Vgl. Trill, R. (2002e), S. 214, Skerra, M. (2002), S. 223-224.
[404] Vgl. Roetmann, B., Zumtobel, V. (2001), S. 40.

zelnen Projektphasen entstehende Faktoren identifiziert. So treten innerhalb der einzelnen Phasen die folgenden Akzeptanzeinschränkungen und entsprechenden Risikofaktoren hervor. Sie repräsentieren eine breite Spanne zwischen Widerspiegelungen grundlegender Motivationen und Ängste bis hin zu Kritik an konkreten Ausführungsdetails des Projekts und der einzuführenden Systeme.

Projektvorbereitung:

- Angst vor Arbeitsplatzverlust, vorrangig bei Pflegekräften
- Erwartung höheren Arbeitsaufwands, vorrangig bei Ärzten
- Geringes Wissen über IT-Systeme
- Überforderung durch interdisziplinäres Arbeiten, vorrangig bei Ärzten
- Mangelnde Motivation der Mitarbeiter zum Systemwechsel bei etablierten Altsystemen[405]
- Unklare Zuständigkeit und Form der Altdatenübernahme
- Infragestellung der Notwendigkeit der IT bei paralleler Papierdokumentation[406]

Einführungsphase:

- Unzureichende, schlecht strukturierte Schulungen, die nicht ausreichend berufsgruppen- bzw. rollenindividuell aufgebaut sind
- Verweigerungshaltung bzw. kontraproduktives Verhalten einiger (häufig ärztlicher) Teilnehmer[407]

Anwendungsphase:

- Mangelndes Engagement zur Beseitigung technischer Mängel durch den Support
- Schneeballeffekt bei unzureichender Datenqualität in der ersten Phase des Behandlungsprozesses[408]
- Aus Zeitmangel unzureichender Erwerb von Kenntnissen

---

[405] Vgl. Milde, B., Winnemöller, Ch. (2002), S. 250-251.
[406] Vgl. Trill, R. (2002d), S. 186.
[407] Vgl. Milde, B., Winnemöller, Ch. (2002), S. 248-249.
[408] Vgl. Roetmann, B., Zumtobel, V. (2001).

- Fehlende Compliance bis zur Blockade wegen ungleicher Kosten-Nutzen-verteilung, speziell bei niedergelassenen Ärzten[409]
- Fehlende Aufgeschlossenheit gegenüber IT-Systemen teilweise aufgrund des Alters der Anwender[410]
- Befürchtungen der Entpersonalisierung[411] und des Datenmissbrauchs[412] von Seiten der Patienten
- Mangelnde Aufgeschlossenheit[413] und Aufklärung[414] der Patienten durch fehlende Arztmotivation

Handlungsoption:

Da die Anwenderakzeptanz einer der entscheidenden Faktoren für den Erfolg bzw. den Misserfolg eines Projektes ist,[415] ist hierauf besonderes Augenmerk zu richten. So wirken die bereits dargestellten Handlungsoptionen für die Themenbereiche Standards, Datenschutz und Investitionskosten bereits grundsätzlich akzeptanzfördernd.[416] Im Weiteren bedarf es zusätzlicher am Kontext orientierter, detaillierter Maßnahmen, die den Projekterfolg entscheidend beeinflussen.

Da der konkrete Nutzen der IT-Unterstützung für die Anwender oft nicht sofort erkennbar ist, muss im Vorfeld einer Einführung ein ausgewogenes Konzept erarbeitet werden. Dies muss bestehen aus detaillierter Aufklärungsarbeit und verbindlichen Vorgaben, beispielsweise verpflichtender Weiterbildungsmaßnahmen, insbesondere für Ärzte, welches zur Verdeutlichung der neuen konkreten individuellen Nutzenpotentiale der Anwender beiträgt.[417]

Begleitend ist der Einsatz eines Anreizsystems denkbar, das die adäquate Nutzung des neuen Systems für jeden Anwender in Form von Boni oder Kompetenzausweitung persönlich spürbar macht.

---

[409] Vgl. Richter-Reichhelm, M. (2001), S. 623.

[410] Vgl. Af (2003).

[411] Vgl. Roland Berger (1997), S. 100.

[412] Vgl. Bachmeier, R. (2001), S. 146.

[413] Vgl. Bundesbeauftragter für den Datenschutz (2003), S. 146.

[414] Vgl. Thielscher, C., Schroeders, N. v. (2002), S. 60.

[415] Vgl. Pietzsch, J. B., Gemünden, H. G., Bolz, A. (2000), S. 50.

[416] Vgl. Vetter, R. (2001), S. 665.

[417] Vgl. Richter-Reichhelm, M. (2001), S. 623.

Zur Verstetigung der Akzeptanz trägt schließlich auch der Effekt bei, dass nach einer gewissen Zeit der Nutzung von IT-Unterstützung, z. B. bei der medizinischen Dokumentation, sich üblicherweise eine deutliche Einsicht der Anwender bezüglich der Vorteile der neuen Lösung einstellt, so dass eine Rückkehr zum bisherigen Verfahren nicht mehr gewünscht wird.[418] Ergänzend kann ein Erfahrungsaustausch mit bereits bestehenden überzeugten Nutzern des Systems hilfreich sein.

Auch für den Patienten gilt Aufklärungsarbeit als der entscheidende Faktor. Hierbei ist eines der zentralen Ziele die Herstellung von Transparenz bezüglich des Nutzens und der Risiken,[419] die sowohl durch die Leistungserbringer direkt als auch durch Krankenkassen und Patientenverbände mittels unterschiedlicher Kommunikationskanäle (Patientenmitteilungen, Mitgliederzeitschriften oder Informationsveranstaltungen) erreicht werden muss. Die Wirkung einer Aufklärung durch die Leistungserbringer ist hier als höher einzuschätzen, so dass dessen persönliche Akzeptanz einen herausgehobenen Stellenwert bekommt und gezielt erreicht werden muss. Etwaige Fragen des Patienten hinsichtlich des Schutzes seiner Daten können durch vorhergehende Zertifizierungen und der grundlegenden Feststellung bezüglich des zufrieden stellenden Entwicklungsstandes der eingesetzten Sicherheitsinstrumente von Seiten der Behörde des Bundesbeauftragten für den Datenschutz beantwortet werden.[420]

Akzeptanz fördernd wie bei den direkten Anwendern ist auch beim Patienten ein adäquates Anreizsystem. In Frage kommen hier finanzielle oder auch Sachanreize, wie Rabatte bei den Krankenversicherungsbeiträgen,[421] Zuzahlungs- oder Praxisgebührbefreiungen oder Gutscheine und Sachleistungen in Form von IGeL- oder Vorsorgeleistungen.

---

[418] Vgl. Stadler, J. (2002b), S. 962.
[419] Vgl. Thielscher, C., Schroeders, N. v. (2002), S. 60.
[420] Vgl. Bachmeier, R. (2001), S. 155.
[421] Vgl. Thielscher, C., Schroeders, N. v. (2002), S. 60.

5.6 Paralleler Fokus zur Erfolgssicherung

Das vorliegende Kapitel zeigt, dass speziell die Integration der bisherigen sektoralen medizinischen Leistungserbringung in Deutschland massiv durch den Einsatz von IT-Unterstützung profitieren kann. Die Anwendung von Transaktionskosten- und Prozesstheorie macht die Ineffizienzen, besonders an den identifizierten Schnittstellen, sehr deutlich.

Primär am Beispiel der medizinischen Dokumentation, die nicht nur verpflichtender und damit untrennbarer Bestandteil der medizinischen Leistungserbringung ist, sondern auch durch ihre hohe Steuerungsrelevanz eine zentrale ökonomische Rolle spielt, wurde die Verbesserungsfähigkeit durch adäquate IT-Lösungen offengelegt. Die zur Überwindung der Ineffizienzen vorgestellten Instrumente und die Darlegung der in verschiedenen Modellprojekten nachgewiesenen Nutzenpotentiale sprechen hier eine deutliche Sprache.

Gleichzeitig wurden die institutionellen Barrieren, die eine Ausschöpfung der gegebenen Potentiale blockieren, analysiert und entsprechende Optionen zu ihrer Verhinderung bzw. Umgehung vorgestellt. Den unzähligen in der einen oder anderen Form erfolglosen IT-Projekten mangelte es in der Vergangenheit entweder an einer transaktionskostenoptimierenden Gesamtstrategie oder sie scheiterten aufgrund nicht beseitigter institutioneller Barrieren.

So müssen für eine erfolgreiche Implementierung effizienzverbessernder Maßnahmen immer parallel sowohl die Transaktionskosten im Gesamtprozess als auch die existierenden und entstehenden Barrieren im Fokus gehalten werden, um einen Erfolg herzustellen und dessen Nachhaltigkeit zu sichern.

6. Pharmakotherapie

6.1 Zwei ökonomische Dimensionen der Pharmakotherapie

Im Rahmen einer Effizienzbetrachtung ist eine Auseinandersetzung mit dem Thema Pharmakotherapie unerlässlich, da sie in zwei Dimensionen auf die Effizienz eines medizinischen Behandlungsprozesses in der Gesamtbetrachtung wirkt.

Eine dieser Dimensionen ist der direkte ökonomische Kostenblock, den die Arzneimittelausgaben innerhalb eines Gesundheitssystems darstellen. So sind sie mit 15,6 % (im Jahr 2004, im Jahr 1993 waren es noch 13,9 %) einer der größten Kostenfaktoren in der GKV.[422] Wobei die Gesamttendenz, trotz fortgesetzter politischer Anstrengungen zur Reduktion der Arzneimittelausgaben, weiter steigend ist.[423]

Die andere Dimension ist ihre Kosteneffektivität bezüglich des Gesamtprozesses. Die Effektivität einer Medikation hat großen Einfluss auf die Folgekosten im Behandlungsprozess, da die Anwendung von Arzneimittel auch immer Risiken in sich birgt, die von der Gefährdung der Patienten bis hin zu Todesfällen reichen.[424] Durch die damit immer verbundenen ökonomischen Implikationen erlangt die Pharmakotherapie eine deutliche Steuerungsrelevanz innerhalb einer Transaktionskosten- bzw. Prozesskostenbetrachtung. Nachweisen lässt sich dies auch an positiven Beispielen, wie der pharmakotherapeutisch optimalen Einstellung eines Diabetes-Patienten, die durch die Einsparung von stationären und anderen Kosten bei ausbleibenden Komplikationen ein Ansteigen der Gesamtbehandlungskosten um den Faktor 2-6 (je nach Komplikation) verhindert.[425]

Aus Gründen dieser Zweidimensionalität ist es bei einer ökonomischen Betrachtung nicht ausreichend eine reine Reduktion der Arzneimittelkosten herbeizuführen, sondern es ist auch immer die Kosteneffektivität bezüglich der Kosten des Gesamtprozesses zu betrachten. Für eine gesundheitsökonomische Nutzenanalyse

---

[422] Vgl. Schwabe, U. (2006), S. 3.
[423] Vgl. Polke-Majewski, K. (2006), S. 1, Bausch, J. (2002), S. 417.
[424] Vgl. Schnurrer, J. U., Frölich, J. C. (2003).
[425] Vgl. Liebl, A., Spannheimer, A., Reitberger, U., u. a. (2002), S. 716-717.

treten schließlich noch detailliertere Outcome-Parameter wie beispielsweise die Betrachtung der Lebensqualität der Behandelten hinzu.[426]

6.2 Darstellung der gegebenen Problemfelder

6.2.1 Anstieg des Verordnungswerts

Aufgrund des kontinuierlichen Anstiegs der Kosten und des Anteils der Kosten an den gesamten GKV-Ausgaben wurden in der Vergangenheit etliche Anstrengungen sowohl von staatlicher Seite als auch von Seiten der KVen und der Ärztenetze unternommen.

Dass diese Anstrengungen partiellen Erfolg haben, ist abzulesen an der Tatsache, dass die Anzahl der Verordnungen seit Jahren grundsätzlich rückläufig ist, wie Abbildung 13 zeigt. Die Arzneimittelverordnung ist nach wie vor eine der wesentlichen Behandlungsleistungen des Arztes, wird aber, wie der Rückgang der Anzahlen nachweist, zunehmend kritisch hinterfragt.

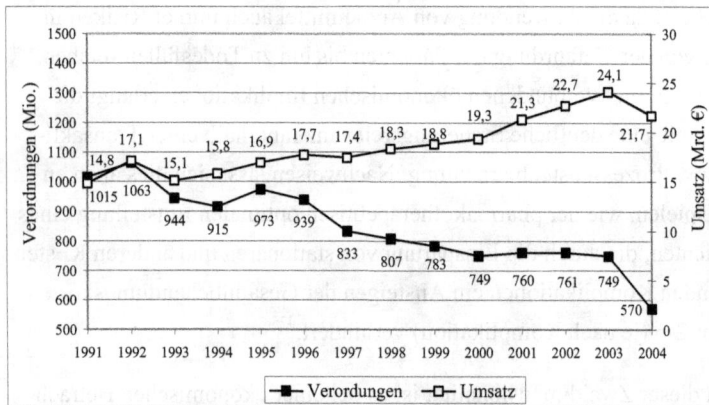

Abbildung 13: Entwicklung von Verordnungen und Umsatz im GKV-Fertigarzneimittelmarkt (1991 bis 2004)[427]

Zunehmend sind allerdings deutlich die Kosten einer einzelnen Verordnung und dies in einer Höhe, die den Rückgang der Anzahlen der Verordnungen deutlich

---

[426] Vgl. Hoffmann, C., Schöffski, O. (2000), S. 247-248.
[427] Quelle: Schwabe, U. (2006), S. 4.

überkompensiert. Zurückzuführen ist dies auf eine Intensivierung der Pharmakotherapie in verschiedenen Bereichen. Einerseits stellen Präparate zur Behandlung sog. Volkskrankheiten wie Antidiabetika, Antiasthmatika, Antiallergika und
Lipidsenker, die durch neue intensivierte Therapiekonzepte typische Komplikationen, beispielsweise von Diabetes verhindern sollen,[428] inzwischen einen großen
wachsenden Kostenblock von derzeit ca. 70 % dar.[429] Zum anderen sind es Spezi-
alpräparate zur Behandlung von onkologischen Erkrankungen und zum Einsatz in
der Transplantationsmedizin und der AIDS-Therapie, die einen starken Anstieg
aufweisen.[430] Diese meist hochinnovativen Arzneimittel sind teilweise extrem
kostspielig (mit Jahrestherapiekosten im 5-stelligen Eurobereich und mehr) und es
existieren zum großen Teil keine Alternativen.[431]

Obwohl also die Zahl der Verordnungen zurückgeht und eine gezieltere Pharmakotherapie von Seiten der Ärzte angenommen werden darf, wird dieser Effekt
durch eine Intensivierung der Therapien und durch Innovationen überkompensiert, was zum Teil allerdings auch, z. B. im Falle mangelnder Alternativen zu
innovativen Präparaten, auf die Preisgestaltung der Pharmaindustrie zurückgeführt wird.[432]

6.2.2 Nichtausgeschöpfte Einsparpotentiale durch Über- und Fehlversorgung

Die im vorigen Abschnitt bereits angesprochene Sensibilisierung durch verschiedene gesundheitspolitische Maßnahmen hat auch zu positiven Tendenzen in drei
anderen kritischen Bereichen geführt. Dies sind die Bereiche der Arzneimittel-
gruppen der Generika, der Scheininnovationen und der umstrittenen Arzneimittel,
die in der Trendentwicklung in Richtung Effizienz positiv zu beurteilen sind, allerdings noch nicht alle Potentiale ausgeschöpft haben.

So hat die Substitution teurer Originalpräparate mit günstigeren **Generika** eine
kontinuierliche Steigerung des Verordnungsanteil am Gesamtmarkt aufzuweisen,

---

[428] Vgl. Bausch, J. (2000), S. 27.
[429] Vgl. Schwabe, U. (2006), S. 9.
[430] Vgl. Brech, W. (2000), S. 239.
[431] Vgl. Bausch, J. (2000), S. 27.
[432] Vgl. Bausch, J. (2000), S. 26.

wie Abbildung 14 zeigt. Weitere Rationalisierungspotentiale werden aber durchaus gesehen,[433] wobei beispielsweise für das Jahr 2004 ein Einsparvolumen bei den 20 führenden Wirkstoffen von 509 Mio. Euro geschätzt wurde.[434]

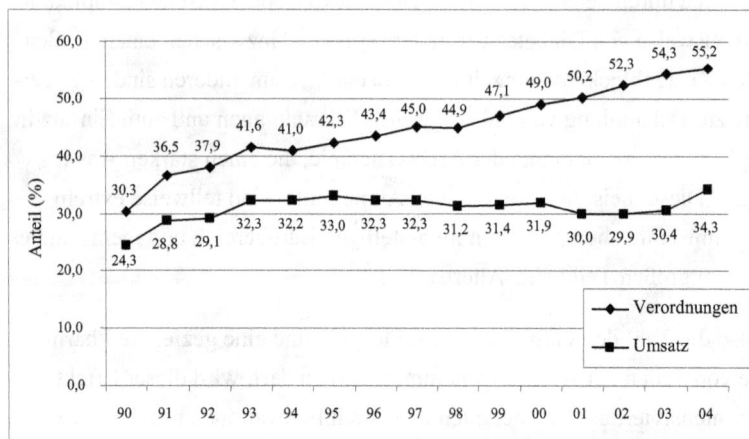

Abbildung 14: Generika-Anteil am Gesamtmarkt im Jahr 2004[435]

Weitere direkte Einsparpotentiale werden bei der Thematik der **Scheininnovationen** erwartet. Scheininnovationen oder auch Schrittinnovationen, Analogpräparate oder Mee-too-Präparate „enthalten neue Wirkstoffmoleküle mit analogen pharmakologischen und klinischen Wirkungen wie bereits bekannte Arzneimittel. Sie sind damit chemische Innovationen mit pharmakologisch ähnlichen oder gleichartigen Wirkungen ohne indikationsspezifische therapeutische Vorteile für die Patienten."[436] Durch ihren bisherigen Status als patentgeschützte Arzneimittel wurden sie bis 2004 als neues Medikament klassifiziert und ohne Anwendung der Festbetragsregelung zu hohen Preisen auf den Markt gebracht, ohne eine echte therapeutische Verbesserung darzustellen.[437]

---

[433] Vgl. Glaeske, G., Janhsen, K. (2004), S. 61.

[434] Vgl. Schwabe, U. (2006), S. 18.

[435] Quelle: Eigene Darstellung in Anlehnung an Schwabe, U. (2006), S. 16.

[436] Schwabe, U. (2006), S. 19.

[437] Vgl. Bundesministerium für Gesundheit und soziale Sicherung (2005b), S. 1-2.

Der Umfang der Problematik zeigt sich daran, dass etwa die Hälfte der seit 1978 zugelassenen Arzneimittel als Scheininnovationen eingeordnet wurde.[438] Aus diesem Grund werden sie gemäß GMG sukzessive in die Festbetragsregelung mit einbezogen, wobei es sich bereits abzeichnet, dass die erwarteten Einsparungen in Höhe von ca. 1 Mrd. Euro nicht erreicht werden.[439]

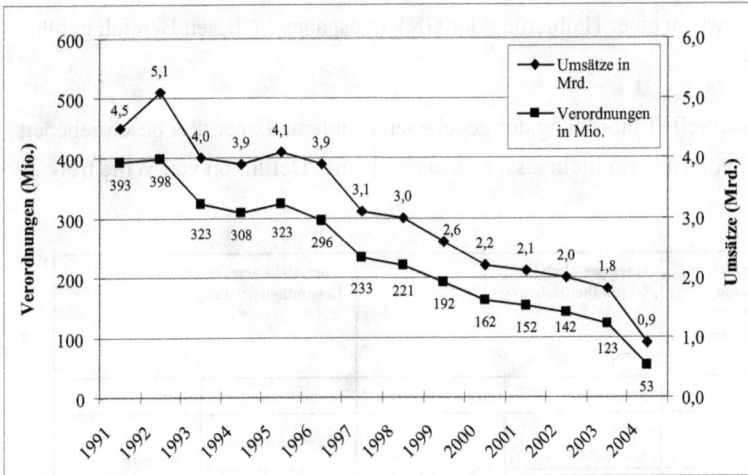

Abbildung 15: Verordnungen und Umsatz umstrittener Arzneimittel 1991-2004[440]

Ein drittes potentielles Einsparziel wird in den sog. „**umstrittenen Arzneimitteln**" fokussiert. „Als umstrittene Arzneimittel werden Wirkstoffe oder Fertigarzneimittel bezeichnet, deren therapeutische Wirksamkeit nicht oder nicht in ausreichendem Maße durch kontrollierte klinische Studien nachgewiesen worden ist oder deren Nutzen-Risiko-Verhältnis negativ bewertet wird."[441] Hierzu zählen auch Kombinationen von Wirkstoffen, deren Zusammensetzung als wenig oder nicht sinnvoll zu bewerten ist.[442] Auch hier ist ein positiver Trend sichtbar, der trotz Ausweitung der Palette der umstrittenen Arzneimittel, eine Reduktion der

---

[438] Vgl. Schwabe, U. (2006), S. 19-20.

[439] Vgl. Nink, K., Schröder, H. (2006), S. 208-209.

[440] Quelle: Eigene Darstellung in Anlehnung an Schwabe, U. (2006), S. 27.

[441] Schwabe, U. (2006), S. 19.

[442] Vgl. Glaeske, G., Janhsen, K. (2004), S. 55.

Verordnungszahlen und des Umsatzes ausweist (siehe Abbildung 15). Mit annähernd 1 Mrd. Euro im Jahr 2004 ist dies trotz des positiven Trends eine in dieser Größenordnung unverständliche Verordnungspraxis und wird von Kritikern auch teilweise auf „Marketing mit dem Rezeptblock"[443] zurückgeführt. Da ein Großteil dieser Arzneimittel dem OTC-Bereich zugeordnet wird, ist im Rahmen des GMG ein Wegfall der Erstattungsfähigkeit für rezeptfreie Arzneimittel eingeführt worden, die etwa zu einer Halbierung der GKV-Ausgaben in diesem Bereich geführt hat.[444]

Eine strukturelle Einordnung der gegebenen Problematik der drei beschriebenen Gruppen von Arzneimitteln lässt sich anhand einer Definition von Wille treffen.[445]

gesundheitlicher Netto-Nutzen Nutzen-Kosten-Relation	einer gewährten Gesundheitsleistung		einer nicht gewährten Gesundheitsleistung	
	positiv	negativ[a]	positiv	negativ
positiv	Optimale Versorgung	Fehlversorgung[b]	Unterversorgung	Optimale Versorgung
negativ	Überversorgung		Optimale Versorgung	

[a] Einem negativen gesundheitlichen Netto-Nutzen entspricht auch immer eine negative Nutzen-Kosten-Relation.

[b] Oder: Gesundheitlicher Netto-Nutzen ist kleiner als bei sachgerechter Leistungsberechnung möglich.

Tabelle 10: Einordnung der Begriffe Über-, Unter- und Fehlversorgung[446]

So sind die noch unzureichende Verschreibung von Generika und der Einsatz von Scheininnovationen dem Begriff der Überversorgung zuschreiben, da die Gabe eines Originalpräparates anstelle eines geeigneten Generikums die Bedingung der positiven Nutzen-Kosten-Relation verletzt. Ähnliches gilt für die Verordnung einer Scheininnovation, da auch diese eine negative Nutzen-Kosten-Relation im

---

[443] Glaeske, G., Janhsen, K. (2004), S. 58.

[444] Vgl. Schwabe, U. (2006), S. 27.

[445] Vgl. Wille, E. (2002), S. 39.

[446] Quelle: Wille, E. (2002), S. 39.

Vergleich zu einem herkömmlichen Präparat aufweist. Einen Überblick über die Differenzierung der Begriffe Über-, Unter- und Fehlversorgung gibt Tabelle 10. Die Klasse der umstrittenen Arzneimittel ist entsprechend dieser Einordnung in den Bereich der Fehlversorgung einzuordnen, da sie keinen gesundheitlichen Netto-Nutzen für den Patienten nachweisen können.

6.2.3 Unterversorgung durch Defizite in der Arzneimittelversorgung

Der in der Wille'schen Definition noch fehlende Begriff der Unterversorgung muss für die Vollständigkeit der Effizienzanalyse ebenfalls betrachtet werden und findet sich im deutschen Gesundheitswesen auch im Bereich der Pharmakotherapie wieder. So hat die Unternehmensberatung Fricke & Pirk im Herbst 2004 ein Gutachten vorgestellt, das die Untersuchung der leitliniengerechten Pharmakotherapie von Patienten zum Ziel hatte.

Methode zur Darstellung der Defizite	Erläuterung
Methode 1	Vergleich der Anzahl der Erkrankten mit der Anzahl der (adäquat)[a] Behandelten
Methode 2	Vergleich der Anzahl der leitliniengerecht[b] Therapierten mit der Gesamtzahl der in der Indikation Erkrankten bzw. Therapierten
Methode 3	Vergleich der Anzahl der Verordnungen von innovativen Arzneimitteln an Privat- und Kassenpatienten
Methode 4	Vergleich des Anteils der Erkrankten einer Indikation, die mit den jeweils innovativen Arzneimitteln behandelt werden, mit dem Anteil entsprechender Patienten in anderen Gesundheitssystemen

[a] Als adäquat Behandelte gelten Patienten, die eine ausreichend dosierte Medikation erhalten.
[b] Als leitliniengerecht wird eine Therapie auf Basis der nationalen Leitlinien oder evidenzbasierten Empfehlungen zur Therapie verstanden.

Tabelle 11:   Vergleichsebenen des Gutachtens zur Unterversorgung in der Arzneimittelversorgung[447]

Untersucht wurden elf verschiedene Indikationen auf Defizite in der Arzneimittelversorgung anhand verschiedener Vergleiche u. a. von Prävalenzen und Be-

---

[447] Quelle: Eigene Darstellung in Anlehnung an Fricke, F.-U., Pirk, O. (2004), S. 12-13.

handlungsprävalenzen und weiteren in Tabelle 11 dargestellten Vergleichsebenen.[448]

Insgesamt wurde eine deutliche Unterversorgung für eine Vielzahl der untersuchten Indikationen festgestellt. Besonders deutlich waren Ergebnisse für die Indikation Demenz. Gemäß Methode 2 verglichen, konstatieren die Autoren, dass nur
13 % Prozent der Alzheimer-Patienten in der GKV leitliniengerecht behandelt
werden (siehe Abbildung 16).

Von errechneten 602.000 GKV-Versicherten mit Alzheimer-Demenz können
durch die real verordneten DDDs von gemäß Leitlinie indizierten Wirkstoffen lediglich 78.000 Patienten behandelt werden. Unterversorgt bleiben 87 % oder
524.000 Patienten.[449]

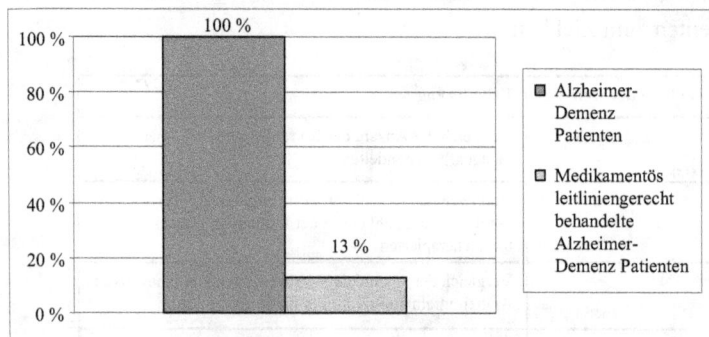

Abbildung 16: Leitliniengerecht behandelte Alzheimer-Demenz Patienten[450]

Ergebnisse der nach gleichem Vorgehen untersuchten Indikation Depression wiesen den Prozentsatz der gemäß Leitlinien behandelten Patienten von 88 % aus.
Entsprechend blieben von ca. 3,8 Mio. erkrankten GKV-Versicherten ca. 458.000
unterversorgt.[451] Insgesamt wurden alle elf untersuchten Diagnosen als unterversorgt identifiziert.[452] Unter Effizienzgesichtspunkten betrachtet ist dies vor allem
für die Indikationen, die prädestiniert für hohe Folgekosten sind, als Problemfeld

---

[448] Vgl. Fricke, F.-U., Pirk, O. (2004), S. 8.
[449] Vgl. Fricke, F.-U., Pirk, O. (2004), S. 31-35.
[450] Quelle: Eigene Darstellung in Anlehnung an: Fricke, F.-U., Pirk, O. (2004), S. 35.
[451] Vgl. Fricke, F.-U., Pirk, O. (2004), S. 41-42.
[452] Vgl. Fricke, F.-U., Pirk, O. (2004), S. 99.

mit hohem Handlungsbedarf zu sehen. Bezieht man die Lebensqualität, die neben der Lebenserwartung üblicherweise den Hauptzweck eines Gesundheitssystems darstellt, mit ein, gilt dies grundlegend für alle unter-, aber auch fehl- und überversorgten Bereiche.

Die Frage nach den Gründen für diese in Teilen eklatante Unterversorgung lässt sich an dieser Stelle noch nicht beantworten. Fraglich ist, ob eine leitliniengerechte Behandlung bei bestimmten Indikationen mit den angestrebten Rationalisierungspotentialen im Bereich der Pharmakotherapie kollidiert oder der mangelnde Wissensstand der Ärzte und/oder der Versicherten oder deren Compliance für diese Effekte verantwortlich sind. Für eine valide Antwort auf diese Fragestellung bedarf es weiterer Analysen.

6.2.4 Compliance und ihre gesundheitsökonomische Bedeutung

Bei der Betrachtung der Problemfelder darf der Begriff der Compliance bzw. der Non-Compliance nicht fehlen, da diese entscheidend für die Wirkung und damit auch für die Effizienz einer Arzneimitteltherapie sind. Im allgemeinen Sinne wird unter Compliance das Befolgen ärztlicher Therapieanweisungen durch den Patienten verstanden. Dies gilt sowohl in Bezug auf die Einnahme von Medikamenten, die Änderung des Lebensstils, sowie das Einhalten einer medizinisch indizierten Diät und anderer ärztlich empfohlener Maßnahmen.[453] Spezifisch auf eine Arzneimitteltherapie bezogen meint Compliance die Exaktheit der Einhaltung der verordneten Dosierung über den verordneten Zeitraum und ist damit Ausdruck der Therapietreue des Patienten.[454]

Non-Compliance ist dementsprechend ein Abweichen von der verordneten Therapie und kann in verschiedenen Formen auftreten:[455]

- „Parkplatzeffekt": Kurz nachdem der Patient die Medikamente erhalten hat, entsorgt er das gesamte Quantum,

---

[453] Vgl. Claes, C., Pirk, O. (2000), S. 66.

[454] Vgl. Bührlen, B. (2003), S. 7.

[455] Vgl. Arnet, I., Haefeli, W. E. (1998), S. 27.

- „Drug Holiday" (Therapiepause): Der Patient befolgt die ärztlichen Anweisungen prinzipiell, unterbricht die Anwendung aber gelegentlich für kurze Zeit,

- „Tooth brush effect" (Zahnputzeffekt): Der Patient ignoriert die Anweisungen weitgehend und beginnt die korrekte Einnahme nur kurz vor dem Arztbesuch,

- perfekte Compliance, jedoch mit dem falschen Medikament,

- Überdosierung,

- Unterdosierung,

- falsche Einnahmefrequenz,

- vorzeitiger Abbruch der Therapie,

- „Polymedikation", also die Einnahme verschiedener Medikamente.

Als Gründe für die Non-Compliance werden von Patienten die in Tabelle 12 dargestellten Motivationen genannt. Exaktere Aussagen über Einflussfaktoren der Non-Compliance sind allerdings trotz umfangreicher Studien zur Compliance noch nicht verfügbar.[456]

Grund für Non-Compliance	Anteil in Prozent
Angst vor Nebenwirkungen	36,0
Nichteinnahme wegen Warnung vor Nebenwirkungen auf dem Beipackzettel	29,0
Nichteinnahme, da sich Patienten wieder gesund fühlen	32,0
Einnahme vergessen	32,0
Einnahme nur bei Beschwerden	27,0

Mehrfachnennungen waren möglich.

Tabelle 12:   Gründe für Non-Compliance[457]

Für die vorliegende Betrachtung sind die Begriffe Compliance und Non-Compliance von großem Belang, da sie sowohl medizinisch als auch ökonomisch deutliche Implikationen mit sich bringen. Während ein hoher Grad an Compliance für

---

[456] Vgl. Claes, C., Pirk, O. (2000), S. 67.
[457] Quelle: Eigene Darstellung in Anlehnung an Emnid (1996).

den Therapieerfolg sehr wichtig ist und durch einen hohen Inanspruchnahmegrad eventuell die Medikationskosten leicht erhöht, kann eine Non-Compliance, wie Tabelle 13 detailliert zeigt, erhebliche direkte und indirekte Folgekosten provozieren. Durch Non-Compliance generell verursachte direkte und indirekte Kosten belaufen sich auf ca. 8 bis 10 Mrd. Euro jährlich,[458] und erreichen damit, laut Aussage des Sachverständigenrates für die Konzertierte Aktion im Gesundheitswesen (SVR) aus dem Jahr 2001, die „...volkswirtschaftlichen Kosten [...] großer Volkskrankheiten"[459]. Im Jahr 2005 konstatierte der SVR erneut die mangelnde Wahrnehmung der Problematik der Non-Compliance im Vergleich zu den von ihr induzierten Folgekosten.[460]

Da ein erheblicher Anteil dieser Kosten auf die Non-Compliance im Bereich der Arzneimitteltherapie zurückzuführen sein dürfte, ist im Rahmen einer Effizienzverbesserung der Pharmakotherapie eine besondere Berücksichtigung dieser Thematik durch Analysen und neue Ansätze zur Complianceverbesserung vonnöten.

Kostenart	Beispiel
Direkte Kosten	Vermehrte Krankenhauseinweisungen
	Vermehrter Pflegebedarf
	Zusätzliche Arztbesuche
	Zusätzliche Apothekenbesuche
	Notarzteinsatz
	Häufiger Therapiewechsel
	Mehrfachdiagnostik
	Nicht notwendige oder nicht eingenommene Medikamente
Indirekte Kosten	Verlust an Produktivität
	Verlust an Arbeitseinkommen
	Kosten von Wartezeiten (auf Behandlung)
	Vorzeitige Todesfälle

Tabelle 13: **Direkte und indirekte Kosten der Non-Compliance**[461]

---

[458] Vgl. Volmer, T., Kielhorn, A. (1998), S. 56.
[459] Sachverständigenrat für die Konzertierte Aktion im Gesundheitswesen (2001b), S. 47.
[460] Vgl. Sachverständigenrat zur Begutachtung der Entwicklung im Gesundheitswesen (2005), S. 676.
[461] Quelle: Eigene Darstellung in Anlehnung an Volmer, T., Kielhorn, A. (1998), S. 49.

6.2.5 Marketing und Kundenmanagement in der pharmazeutischen Industrie

Ein Problemfeld, das den Entscheidungsprozeß bei Ausstellung einer Arzneimittelverordnung durch einen Arzt maßgeblich beeinflusst, ist die starke Produkt- und Umsatzorientierung in der pharmazeutischen Industrie. Auch hervorgerufen durch die Einschränkungen, die das bestehende Verbot der Werbung für verschreibungspflichtige Arzneimittel beim nicht-fachkundigen Publikum mit sich bringt,[462] wird der Außendienst für die pharmazeutische Industrie zum wichtigsten Marketinginstrument.

Gegenüber den entscheidenden Ansprechpartnern, den niedergelassenen Ärzten oder den Krankenhausapothekern und -ärzten, ist der pharmazeutische Außendienst das Hauptkommunikationsmedium. Unterstützt durch Informationsbroschüren, Fortbildungen oder der Stellung einer Verschreibungssoftware für die Praxis des niedergelassenen Arztes pflegt er den direkten Kontakt zum Entscheider über die Arzneimittelverordnungen. So hängt der Erfolg eines Arzneimittels maßgeblich von der Präsenz und der Überzeugungskraft des pharmazeutischen Außendienstes ab. Eine entsprechende Ausrichtung des Unternehmens zur Nutzung dieses Hauptmediums ist die Folge und resultiert in einer Ansprache des Entscheiders auf mehreren Ebenen, um die Überzeugungskraft des Außendienstkontaktes zu erhöhen. So hat der Außendienstmitarbeiter die Aufgabe[463]

- der pharmakologisch- wissenschaftlichen Information (PWI) über Wirkstoffe, Indikationen, Kontraindikationen und Risiken und Nebenwirkungen,
- der aktiven Bewerbung des herstellereigenen Präparats (ABP) mittels Betonung der Vorzüge des eigenen Präparates und der Gegenüberstellung von Konkurrenzpräparaten und der Abgabe von Probepackungen sowie
- der Beziehungspflege (BP) mittels der Einladung zu Fortbildungen und Seminaren des Pharmaunternehmens, der Übergabe kleiner Geschenke und der Durchführung regelmäßiger Besuche zum Präsenzerhalt.

[462] Vgl. Kaas, K., Uhlmann, B. (1989), S. 626.
[463] Vgl. Östreicher, S. (2005), S. 15.

Diese Aktivitäten finden hauptsächlich produktorientiert statt und nehmen wenig Rücksicht auf den Arbeitskontext des Arztes. Kundenorientierung findet lediglich auf der Ebene der Beziehungspflege statt, und dort häufig ohne fachlichen Bezug. Unterstützt wird dies auch durch die Unübersichtlichkeit des Arzneimittelmarktes bzw. je nach Indikation durch eine weitgehende Vergleichbarkeit der Produkte. Die Entscheidung über die Wahl des Arzneimittels wird so maßgeblich durch die Wirkung der drei Ebenen des Außendienstkontaktes determiniert. Zu einer unabhängigen evidenzbasierten Entscheidung über Wirksamkeit oder sogar unter dem Gesichtspunkt der Gesamteffizienz kann es auf Basis dieser Informationen und der weiteren geschaffenen Abhängigkeiten kaum kommen.

Auch die Motivation des Außendienstes zu einer neutralen Information ist naturgemäß gering, da eine festimplementierte Umsatzorientierung in den Vergütungs- und Motivationsmodalitäten des pharmazeutischen Außendienstes existiert. Bonus- bzw. Prämienzahlungen werden abhängig von Vertriebsquoten und gemäß Erreichung festgelegter Umsatzziele gezahlt und schaffen deutliche Anreize zur quantitativen Umsatzausweitung.[464] Eine Orientierung an Qualität, Güte und wirksamem und effizientem Einsatz des Produktes findet nicht statt.

Auch die grundlegende Steuerung und Kontrolle erfolgt auf Basis von Besuchszahlen und regionalen Umsatzdaten aus aggregierten Apotheken- und Großhandelsdaten die durch Soll-Ist-Vergleiche und Benchmarks unter den Mitarbeiter zum Ausdruck der Effizienz bzw. Ineffizienz des Mitarbeiters dienen.[465]

Die resultierende Umsatzorientierung in Verbindung mit den eingeschränkten Werbe- und Informationsmöglichkeiten sorgt damit für eine sehr aufwändige und intensive Betreuung jedes einzelnen Arztes, die enorme Kosten verursacht (bis zu 60 % des Produktpreises) und lediglich an den Zielen des jeweiligen Unternehmens orientiert ist. Eine Umsatz- und Gewinnmaximierung der pharmazeutischen Industrie steht allerdings dem Ziel der Gesamteffizienz des medizinischen Versorgungsprozesses häufig diametral entgegen. Da der Arzt in herkömmlichen Vergütungsstrukturen ebenfalls nicht von einer effizienteren Arzneimittelbehand-

---

[464] Vgl. Jostock, K. (2000), S. 13-14.
[465] Vgl. Weißbach, H.-J., Witzgall, E., Vierthaler, R. (1990), S. 154.

lung profitieren kann, können die gegebenen Anreize der auf Ebene der Beziehungspflege angebotenen persönlichen Vorteile durchaus für die Entscheidung über eine Arzneimitteltherapie relevant werden.

Mit Rückgriff auf die theoretische Basis kann hier konstatiert werden, dass durch die institutionellen Barrieren der gegebenen Vergütungssysteme und der sektoralen Abschottung an dieser Schnittstelle ineffiziente Strukturen geschaffen werden. Sie müssen durch die hohen entstehenden Vertriebs- und Marketingkosten für diesen Nebenprozess aus Sicht der Transaktionskostentheorie als ineffizient gelten. Zudem verhindern sie durch die Ausnutzung der Informationsasymmetrien zwischen Arzt und pharmazeutischer Industrie auch eine effiziente Steuerung des Hauptprozesses.

An dieser Stelle müssen die Anreizsysteme beider beteiligten Gruppen eine entsprechende Neuorientierung erfahren, die die Ausgestaltung eines weitergehenden Beziehungsmanagements unter Einbezug neuer Dimensionen der Kooperation im Sinne einer Gesamteffizienz ermöglicht.

6.3 Bisherige Initiativen zur Effizienzverbesserung

6.3.1 Politisch-staatliche Interventionen

Die Liste der Bemühungen zur Verbesserung der Situation im Bereich der Pharmakotherapie von Seiten des Gesetzgebers ist lang und soll hier nur auszugsweise genannt werden, um einen groben Überblick zu verschaffen. So gehörten im Laufe der letzten Jahre mit mehr oder weniger Erfolg die folgenden Maßnahmen zum Repertoire der Gesetzgebung:

- Festbetragsregelungen; gelten seit ihrer Einführung im Herbst 1989 als erfolgreiche Maßnahme zur Kostensenkung im Arzneimittelsektor[466]; seit 2005 auch für Scheininnovationen vorgesehen
- Zuzahlungen zwischen 5 und 10 Euro durch den Patienten; sollen die verstärkte Abgabe von Generika fördern und den Patienten für den Preis des abgegebenen Arzneimittels sensibilisieren[467]

---

[466] Vgl. Nink, K., Schröder, H. (2006), S. 206.
[467] Vgl. Hummels, T., Jäcker, A. (2003).

- Aut-idem-Regelung; entfaltet durch Umgehungsstrategien der Pharmain-dustrie und heftigen Kontroversen z. T. nur mäßige Wirkung[468]
- Positivliste; wird seit 1992 versucht zu implementieren, scheitert aber aus verschiedenen Gründen zum wiederholten Male bei der Einführung des GKV-Modernisierungsgesetzes (GMG) im Jahre 2004[469]
- Wegfall der Erstattungsfähigkeit für rezeptfreie Arzneimittel; ausgerichtet primär auf eine Kostenreduktion im Bereich der umstrittenen Arzneimittel, allerdings mit der Erwartung von Ausweichstrategien in Richtung teurer rezeptpflichtiger Präparate[470]
- Institut für Qualität und Wirtschaftlichkeit im Gesundheitswesen (IQWiG); soll u. a. die Nutzenbewertung von zugelassenen neuen und besonders um-satzstarken Arzneimitteln durchführen[471]

Alle diese Instrumente sind seit ihrer ersten Nennung heftig umstritten zwischen den jeweiligen Gesetzgebern und Kostenträgern einerseits und der Pharmaindust-rie und ihren Verbänden andererseits. Das große vitale Interesse der letzteren und die manifesten Auswirkungen ihrer dementsprechend massiven politischen Arbeit sind abzulesen sowohl an der nicht zustande gekommenen Implementierung der Positivliste als auch an der Abschwächung des Auftrags des IQWiGs kurz vor Verabschiedung des Gesetzes.

So war anfangs vorgesehen durch das IQWiG Kosten-Nutzen-Bewertungen von Arzneimitteln durchführen zu lassen. Dies schwächte sich im Laufe des Gesetz-gebungsprozesses allerdings zu einer reinen Nutzen-Bewertung ab, deren Ergeb-nisse mittelbar in den Entscheidungen über die Einordnung in Arzneimittelfestbe-tragsgruppen und in den Arzneimittelrichtlinien des Gemeinsamen Bundesaus-schusses der Ärzte und Krankenkassen (GBA) Berücksichtigung finden.[472]

---

[468] Vgl. Bausch, J., Spies, H. F. (2003).
[469] Vgl. Axer, P. (2002), S. 155-157.
[470] Vgl. Bausch, J. (2003).
[471] Vgl. §139a Abs. 3 Nr. 1-6 SGB V i. d. F. vom 14.11.2003 (BGBl. I S. 2190, GMG).
[472] Vgl. Korzilius, H. (2004), A-1712.

In anderen europäischen Ländern sind pharmakoökonomische Hürden im Zulassungs- bzw. Erstattungsprozess wesentlich durchgängiger implementiert,[473] und es existieren durchaus gute Erfahrungen mit Institutionen, die dem IQWiG vergleichbar gezielt Nutzenbewertungen von Arzneimitteln und medizinischen Verfahren durchführen (z. B. das National Institute for Clinical Excellence (NICE) in Großbritannien).[474]

6.3.2 Interventionen auf Ebene der Länder und Regionen

Auf Länderebene sind von den KVen ebenfalls Maßnahmen eingeleitet worden, die zur Verbesserung der Pharmakotherapie beitragen sollten. Zwei Instrumente, die von den KVen zu diesem Zweck initiiert wurden, sind Qualitätszirkel zur Pharmakotherapie und Arzneimittelprogramme zur Analyse des individuellen Verordnungsverhaltens auf Basis der Richtgrößen und der pharmakotherapeutischen Beratung. Diese Instrumente werden im Folgenden aufgegriffen, um Möglichkeiten zu illustrieren wie, im Gegensatz zu den politischen Interventionen, näher und individueller an der letztlich für die Pharmakotherapie entscheidenden Instanz agiert werden kann. Die entscheidende Instanz sind die niedergelassenen Ärzte und unter Ihnen speziell die hausärztlich Tätigen, die etwa 60 % der gesamten Arzneimittelkosten verantworten.[475]

Die Thematik der Richtgrößen in Verbindung mit Regressregelungen wird an dieser Stelle nicht näher betrachtet, obwohl sie primär ein Instrument der KVen sind. Richtgrößen als fachgruppenspezifisch pauschale Budgets sind eventuell für eine reine Kostenreduktion sinnvoll, greifen aber als Grundlage für eine transsektorale Effizienzbetrachtung zu kurz.

6.3.2.1 Qualitätszirkel zur Pharmakotherapie

Die durch das Gesundheitsreformgesetz (GRG) 1989 eingeführte gesetzliche Verpflichtung zur Qualitätssicherung hat in den folgenden Jahren unter den Ärzten, wie in Abbildung 17 abzulesen, zu einer regen Gründungsaktivität im Rahmen von Qualitätszirkel geführt.

---

[473] Vgl. Korzilius, H. (2004), A-1712.
[474] Vgl. Flintrop, J (2005).
[475] Vgl. Nink, K., Schröder, H. (2006), S. 972.

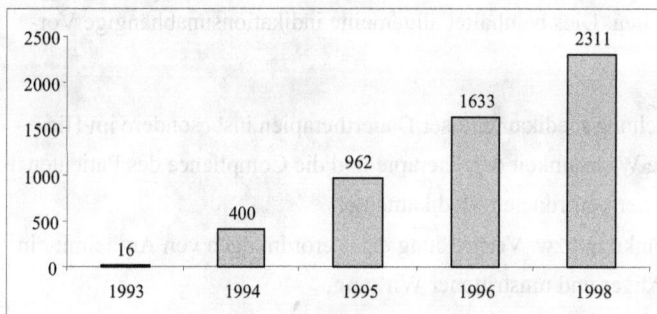

Abbildung 17: Entwicklung der Qualitätszirkel in Deutschland[476]

Innerhalb eines Qualitätszirkels organisieren sich Ärzte gleichberechtigt zur Identifikation, Analyse und Lösung bestehender Probleme,[477] wie beispielsweise zur
Steigerung der Effizienz in der Pharmakotherapie. Im Wesentlichen gelten die in
Tabelle 14 aufgeführten Gestaltungsprinzipien als Faktoren für eine erfolgreiche
ärztliche Qualitätszirkelarbeit.

Gestaltungsmerkmale:	• Freiwillige Teilnahme
	• Kontinuierliche Zirkeltreffen im 4-8-wöchigen Abstand (mindestens 6-mal im Jahr)
	• Fester Kreis von 6-12 Teilnehmern
	• Koordination durch geschulten Moderator
	• Eigene Expertenschaft der Teilnehmer
	• Kollegialer, praxisorientierter Erfahrungsaustausch als Basis der Gruppenarbeit
	• Selbstgewählte Themen
	• Systematisch dokumentiertes Routinehandeln
	• Themenzentrierte Unterstützung durch Moderatormanuale
	• Dokumentation und Evaluation der Arbeitsergebnisse im Qualitätszirkel
	• Integriertes Ausbildungs- und Supervisionsprogramm für die Moderatoren

Tabelle 14:   Gestaltungsmerkmale ärztlicher Qualitätszirkel[478]

Ein großer Teil der Qualitätszirkel sind spezifische pharmakotherapeutische Qualitätszirkel (PTZ), die Empfehlungen für das ärztliche Verordnungsverhalten im

---

[476] Quelle: Gerlach, F. M., Diehl, F. (2003), S. 3.
[477] Vgl. Gross, J., Fessler, J. (2001), S. 179.
[478] Quelle: Tausch, B. (2000), S. 46.

Praxisalltag erarbeiten. Dies beinhaltet allgemeine indikationsunabhängige Vorgaben, wie:[479]

- die Überwachung medikamentöser Dauertherapien insbesondere im Hinblick auf die Wirksamkeit der Therapie und die Compliance des Patienten hinsichtlich der verordneten Medikamente,
- die Einschränkung bzw. Vermeidung der Verordnungen von Arzneimitteln mit fragwürdiger und umstrittener Wirkung,
- eine kritische Auseinandersetzung mit „eingeschleppten Therapien" aus den Krankenhäusern oder von den Fachärzten. Diese sollten nicht unreflektiert übernommen werden, sondern es wird empfohlen, den Kontakt zum Krankenhaus oder zum Facharzt aufzunehmen und
- die Erstellung einer persönlichen Arzneimittelliste, die sich sowohl an medizinischen als auch an wirtschaftlichen Kriterien orientiert.

Eine sehr hohe Aktivität im Bereich der PTZ ist schon in den 90er Jahren in der KV Hessen zu verzeichnen gewesen. Es wurde ein strukturiertes Konzept für die Durchführung solcher Zirkel entwickelt, dessen Ergebnisse auch mit einigem Erfolg evaluiert wurden.[480] So war bei den 100 Teilnehmern der PTZ innerhalb von zwei Jahren ein Kostenrückgang im Arzneimittelbereich von durchschnittlich 5 % zu beobachten.

Das Konzept zur strukturierten Qualitätszirkelarbeit wurde im Jahre 2002 in der Ärzteschaft wieder aufgenommen und mit großer anhaltender positiver Resonanz bis heute fortgeführt.[481] In Zusammenarbeit mit dem Institut für angewandte Qualitätsförderung und Forschung im Gesundheitswesen GmbH (AQUA) wurde das Konzept weiterentwickelt zum so genannten „AQUA Qualitätssystem Pharmakotherapie",[482] welches aufbauend auf einer Detailanalyse des Verordnungsverhaltens bereits in mehreren Projekten eingesetzt wird.[483]

---

[479] Vgl. Ferber, L. v., Bausch, J. (1997), S. 2.
[480] Vgl. Ferber, L. v., Bausch, J. (1997), S. 7.
[481] Vgl. Deutsches Ärzteblatt (2006), Andres, E., Broge, B. Kaufmann-Kolle, P., u. a. (2004).
[482] Vgl. AQUA (2004), S. 1.
[483] Vgl. AQUA (2004), S. 3-4.

Zu einem Teil dieser Projekte existieren Evaluationen, die bezüglich der Zufriedenheit der Teilnehmer, beispielsweise in Niedersachsen,[484] durchweg positiv ausfallen. Auch bezüglich der Reduktion der Verordnungsmengen erzielte ein von AQUA in Sachsen-Anhalt durchgeführtes Projekt Rückgänge in den meisten der beobachteten Arzneimittelklassen.[485]

Festzuhalten ist, dass mittels dieses Instrumentes eine aktive Mitarbeit der Ärzte gefordert ist und damit eine intensive Durchdringung der Materie bei den meisten teilnehmenden Ärzten erreicht werden dürfte. Gestützt durch den natürlichen Anreiz der Therapieverbesserung und einer recht geringen Aufwandsentschädigung von üblicherweise 50 Euro pro Sitzung[486] sind die Ergebnisse als zufrieden stellend zu werten.

6.3.2.2 Arzneimittelprogramme

Den Qualitätszirkeln von der Grundidee her ähnlich, allerdings auf individuelle Beratung setzend, sind die Arzneimittel- und Beratungsprogramme der KVen. In Kooperation mit der AOK wurden von verschiedenen KVen, z. B. der KV Schleswig-Holstein, ein Konzept zur Durchführung individueller Beratungen unter Einbeziehung medizinischer und pharmazeutischer Sachkenntnis entwickelt.

Auch die KV Bayerns (KVB) hat ein derartiges Konzept entwickelt, welches zusätzlich finanzielle Anreize beinhaltet. Basis für das Programm der KVB sind die im Jahr 2000 mit den Krankenkassen vereinbarten Richtgrößen für die Arzneimittelverordnung. Diese fachgruppenspezifischen Richtgrößen, deren Zielsetzung es ist für die Verordner eine Orientierung sowohl am medizinischen Bedarf als auch am Wirtschaftlichkeitsgebot zu ermöglichen,[487] werden ermittelt aus den Verordnungen des zweiten und dritten Quartals des Vorjahres. Nicht mit einbezogen in die Richtgrößenberechnung werden Arzneimittel, wie Zytostatika und hochdosierte Immunsuppressiva, die aufgrund ihres Preises eine zu hohe Kostenrelevanz

---

[484] Vgl. Andres, E. (2004), S. 65.
[485] Vgl. Wensing, M., Broge, B., Kaufmann-Kolle, P. et al. (2004), S. 461.
[486] Lt. Telefonat mit der KV Sachsen-Anhalt.
[487] Vgl. KVB (2005a), S. 2-3.

aufweisen und somit gesondert erfasst werden, um individuellen Praxisbesonder-
heiten gerecht werden zu können.[488]

Über ihr Verordnungsvolumen nach Arzneimittelklasse und im Vergleich zur
Fachgruppe werden die Ärzte, die durch die Teilnahme Anspruch auf bestimmte
Privilegien erwerben, regelmäßig und zeitnah informiert. Als Ziel gilt die Richt-
größeneinhaltung durch Nutzung von Einsparpotentialen, beispielsweise durch
Generika. Bei Unterschreitung sind Bonuszahlung möglich, während bei Überschreitung ein Jahr ein Schutz vor Regress gegeben und eine individuelle Beratung seitens der KV angeboten wird, um Hilfestellung für eine wirtschaftliche
Verordnungsweise zu geben. Bis zur Erreichung der vereinbarten Ziele im nächsten Jahr werden die Privilegien in diesem Falle allerdings ausgesetzt.[489] Evaluierte
Ergebnisse dieses Instruments zur Verbesserung der Pharmakotherapie liegen
nicht vor.

Grundsätzlich positiv zu sehen ist allerdings, dass die beteiligten Ärzte eine hohe
Transparenz über ihr Verordnungsverhalten erlangen und durch die Beratung entsprechende Handlungsoptionen aufgezeigt werden. Ob diese Handlungsoptionen
unter Gesamteffizienzpunkten erarbeitet wurden und eine entsprechende Vermitt-
lung erfolgt, ist schwer abzuschätzen und ist für verschiedene Indikationen wider-
sprüchlich zum Ziel der Kostenreduktion nur im Arzneimittelbudget.

Im Programm der KVB kommt der finanzielle Anreiz der Bonuszahlungen bei
Einsparungen hinzu, der grundlegend anreizt zur klassischen Kostenverschiebung
in andere Sektoren zugunsten persönlicher Vorteile der niedergelassenen Ärzte
(siehe Abschnitt 2.3 Doppelte Desintegration).

Verglichen mit Qualitätszirkeln zur Pharmakotherapie stellt sich bei den individuellen Beratungsgesprächen der Arzneimittelprogramme einerseits die Frage nach
der Möglichkeit der Anwendung in der Breite und der Multiplizierbarkeit auf eine
größere Anzahl von Ärzten. Andererseits ist die Nachhaltigkeit der Inhalte eines
einmaligen Beratungsgesprächs im Vergleich zu kontinuierlicher eigener Beschäftigung mit der Materie im Qualitätszirkel sicher geringer.

---

[488] Vgl. KVB (2005b), S. 1.
[489] Vgl. KVB (2005b), S. 2-3.

6.3.2.3 Netzinterne Arzneimittellisten

Eine spezifische Unterform der Pharmakotherapiequalitätszirkel findet in Arztnetzen zur Erstellung arztnetzinterner Arzneimittellisten statt. Auch hier erfolgt eine Konzentration auf notwendige Medikamente, die allerdings noch spezifischer auf die Besonderheiten im Kontext des Netzes angepasst werden können.

Ein dokumentiertes und evaluiertes Beispiel existiert für die Ärztliche Qualitätsgemeinschaft Ried (ÄQ Ried).[490] Auf Wunsch der Ärzte wurde eine übersichtliche Liste mit relevanten Informationen über Packungsgrößen, übliche Dosierungen und Darreichungsformen und Preise erarbeitet. Die Liste erhielt lediglich empfehlenden Charakter, klärt aber über das aktuelle medizinische Wissen und entsprechende Versorgungsstandards auf. Die Bewertung wurde vorrangig unter qualitativen Maßgaben erstellt, so dass Verteuerungen von Therapien durchaus in Kauf genommen wurden. Die Evaluation nach zweijähriger Laufzeit erbrachte für die ÄQ Ried im Arzneimittelbereich Einsparungen von ca. 439.000 Euro.[491]

In einem ähnlich angelegten Projekt, der Medizinischen Qualitätsgemeinschaft Modell Herdecke (MQMH), die den Projektbeteiligten frühzeitige und kontinuierliche Rückmeldungen über die Entwicklung der Verordnungen in den verschiedenen Arzneimittelbereichen ermöglichten, wurden im Zeitraum von 2000 bis 2002 vom AQUA-Institut aufgrund von Veränderungen der Verordnungsweise deutliche Einsparungen nachgewiesen. Die Evaluation erbrachte im Vergleich zu den Kontrollpraxen bzw. den Praxen in der Region Westfalen-Lippe Einsparungen in Höhe von ca. 2 Mio. Euro bzw. ca. 3 Mio. Euro.[492]

Eine Einbettung in den Kontext eines Arztnetzes scheint an dieser Stelle gute Voraussetzungen zu haben nachweisbare Erfolge zu ermöglichen. Erklärbar wäre dies durch die Zusammenarbeit der Ärzte sowohl in anderen strukturellen Bereichen als auch an Ihren gemeinsamen Netzpatienten.

---

[490] Vgl. Szecsenyi, J., Magdeburg, K., Kluthe, B., Bausch, J. (1999).
[491] Vgl. Szecsenyi, J., Magdeburg, K., Kluthe, B., Bausch, J. (1999), S. 162.
[492] Vgl. AQUA (2003), S. 3.

6.4 Analyse bisher ergriffener Maßnahmen

Zusammenfassend kann konstatiert werden, dass alle geschilderten Maßnahmen von Seiten der Politik und des Gesetzgebers lediglich zum Teil im Bereich der beschriebenen Problemfelder erfolgreich waren. Durch Umgehungsstrategien und politische Einflussnahme der betroffenen Akteure auf verschiedenen Ebenen wurden die angestrebten Einsparziele nie erreicht und eine Nachhaltigkeit bezüglich der Effizienzsteigerung in der Pharmakotherapie ist mindestens fraglich.

Zudem sind alle Maßnahmen primär auf Kostensenkung ausgerichtet und damit nicht zwangsweise auch effizienzerhöhend, d. h. ob Folgekosten zum Beispiel bei Behandlung chronischer Erkrankungen vermieden werden können, ist innerhalb der bisherigen gesetzgeberischen Aktivitäten kaum berücksichtigt worden. Die anfängliche Zielsetzung bei Gründung des IQWiG diesbezüglich wurde, wie oben beschrieben, bis zur Gesetzesverabschiedung deutlich entschärft.

Bei Heranziehung der in Kapitel 4 vorgestellten theoretischen Grundlage fällt auf, dass an dieser Stelle lediglich institutionelle Barrieren auf verschiedenen Ebenen um die Vorherrschaft ringen.

Auf Ebene der Verordner existieren eine Vielzahl von medizinischen, ökonomischen und sonstigen Gewohnheiten und Abhängigkeiten bezüglich der Verschreibung von Arzneimitteln. Die durch den ständigen medizinischen Wissenszuwachs bedingte unzureichende Informationslage sowie das häufige Fehlen von neutralen, nicht von der Pharmaindustrie überreichten, evidenzbasierten Verordnungsempfehlungen beeinflussen maßgeblich eine Verordnungsentscheidung. Hinzu tritt der permanente Zeitdruck des Praxisbetriebs, der einen Überblick über alle für eine effiziente Pharmakotherapie relevanten Parameter zusätzlich erschwert.[493]

Speziell der ökonomische Druck der Richtgrößenvereinbarungen der KVen schafft für einige Indikationen, die durch intensive Arzneimitteltherapie im Sinne

---

[493] Vgl. Sachverständigenrat zur Begutachtung der Entwicklung im Gesundheitswesen (2005), S. 555-740.

einer Gesamteffizienz positiv zu behandeln wären, eine sehr zwiespältige Entscheidungsgrundlage.[494]

Nicht zuletzt hat auch der Patient bestimmte Erwartungen und Gewohnheiten bezüglich seiner ihn persönlich betreffenden Medikation, abhängig von eigenen Erfahrungen, Mundpropaganda und Informationen aus verschiedenen Medien, wie
zunehmend auch dem Internet.[495]

Alle diese stellen institutionelle Barrieren dar, die anscheinend nicht durch die
Errichtung von neuen entgegenstehenden institutionellen Barrieren auf höherer
Ebene per Gesetz entkräftet werden können. Die bestehenden Barrieren in der
komplexen Entscheidungssituation des Arzneimittelverordners müssen also
schrittweise abgebaut werden. Hierzu wird neben einer Veränderung der Anreizsituation aller Beteiligten auch eine strukturelle Veränderung der Zusammenarbeit
benötigt, die ein neues Verhältnis zwischen Leistungserbringern und pharmazeutischer Industrie auf Basis einer indikationsbezogenen fachlich multidimensionalen Kooperation zur Verbesserung des medizinischen Leistungsprozesses ermöglicht.

6.5 Lösungsansätze

6.5.1 Veränderung der Anreizsituation

Die Erarbeitung von Lösungsansätzen bedarf einer Veränderung verschiedener
Rahmenbedingungen, die durch die bereits in vorhergehenden Kapiteln beschriebene Grundkonstellation eines Arztnetzes oder integrierten Versorgungsverbundes unter Budgetverantwortung zum Teil bereits gegeben sind. Durch die Verknüpfung der Verantwortung über mehrere Sektoren wird ein natürlicher Anreiz
bereits per se erzeugt, der eine effiziente Versorgung der Versicherten im Rahmen
der Pharmakotherapie unterstützt. Effizienzgewinne verbleiben je nach Ausgestaltung des Vertrages nach § 140 SGB V zumindest zum Teil bei der kontrahierenden Leistungserbringergruppe, während ein Anreiz zur Unterversorgung durch die
Verantwortung für etwaige Folgekosten minimiert wird.

---

[494] Vgl. Sachverständigenrat zur Begutachtung der Entwicklung im Gesundheitswesen (2005), S. 617-
618.
[495] Vgl. Institut für Demoskopie Allensbach (2003), S. 1.

Zusätzlich zu den Effizienzgewinnen, die durch eine Capitationvergütung ermöglicht werden, besteht weiterhin die Möglichkeit zum Abschluss von Rahmenvereinbarungen nach § 130a SGB V über spezielle Rabatte bei der Arzneimittelversorgung. Diese Vereinbarungen können, anders als Regelungen im europäischen Ausland, z. B. der Schweiz,[496] nur zwischen Kostenträgern und der pharmazeutischen Industrie abgeschlossen werden.

Möglichkeiten innerhalb dieser Regelungen bestehen bezüglich Rabatten bei Absprachen über jährliche Umsatzvolumina sowie Abstaffelungen von Mehrerlösen über die vereinbarten Umsatzmengen hinaus, die von den pharmazeutischen Unternehmen an die Krankenkassen rückvergütet werden.[497]

Auf dieser Basis sind bereits einige Vereinbarungen getroffen worden, beispielsweise zwischen der AOK Sachsen-Anhalt mit dem Generika-Hersteller betapharm,[498] sowie der Barmer Ersatzkasse (BEK) und den Generika-Herstellern Ratiopharm, Hexal, Stadapharm, Sandoz und betapharm.[499] Details zu den Rabattierungen des BEK-Vertrags werden in Tabelle 15 dargelegt, wobei anzumerken ist, dass die ersparten Vertriebs- und Marketingaufwendungen zur Generierung des hierüber zustande kommenden Mehrumsatzes deutlich höher liegen dürften als die vereinbarten 10 %.

Komponente	Inhalt
Strukturkostenbeitrag	Rabatt auf Basis der bisherigen Umsätze (3-5 %)
Zusatzrabatt	Rabatt auf zusätzliche Umsätze mit der BEK (10 %)

Tabelle 15: Komponenten des BEK-Rabattvertrages[500]

In den eingesparten Vertriebs- und Marketingaufwendungen liegt der maßgebliche Anreiz der pharmazeutischen Industrie. Den aus den Verträgen resultierenden Mehrerlösen stehen keine zusätzlichen Aufwendungen entgegen, so dass Zusatzumsatz direkt in den Gewinn einfließt, da alle Kosten kalkulatorisch bereits über

[496] Vgl. Östreicher, S. (2005), S. 41.
[497] Vgl. § 130a Abs. 8 SGB V i. d. F. vom 14.11.2003 (BGBl. I S. 2190, GMG).
[498] Vgl. o. V. (2005a), S. 2.
[499] Vgl. Ärztezeitung (2005b).
[500] Quelle: Eigene Darstellung in Anlehnung an Ärztezeitung (2005b).

den üblichen Umsatz gedeckt sind. So gesehen beteiligt das Pharmaunternehmen den Kostenträger am zusätzlichen Gewinn, der aus der Vereinbarung ohne weiteren Zusatzaufwand entsteht.

Die Weitergabe dieser Rabatte durch die Kostenträger an die Leistungserbringer ist vom Gesetzgeber nicht vorgesehen,[501] allerdings dürfte die Akzeptanz der Kostenträger zum Abschluss eines IV-Vertrags deutlich wachsen, falls kontrahierungswillige Leistungserbringer sich zur Ausformung und Implementierung solcher Verträge, z. B. durch Berücksichtigung innerhalb ihrer Pharmakotherapieleitlinien, bereit erklären. Innerhalb des BEK-Rabattvertrages beispielsweise ist die Verpflichtung teilnehmender Apotheker zur Berücksichtigung der bestehenden Rabattverträge vorgesehen.[502]

In eine ähnliche Richtung geht auch die „Vertragsliste 200" der Professoren Glaeske und Lauterbach, die auf allgemeinen Ausschreibungen basierende direkte Rabattverträge zwischen Pharmaindustrie und Kostenträgern für die 200 wichtigsten Wirkstoffe vorsieht, wobei eine Vergütung der Ärzte und Apotheker mit beinhaltet ist.[503]

Eine Nutzung dieser Möglichkeit zur Rabattvereinbarung macht allerdings primär in Verbindung von IV-Verträgen Sinn, da hier die Möglichkeit gegeben ist die benötigten organisatorischen und strukturellen Rahmenbedingungen zu schaffen, um die Potentiale dieser Vereinbarungen gemäß § 130a SGB V auszuschöpfen.

6.5.2 Strukturelle und organisatorische Voraussetzungen auf Seiten der Leistungserbringer

Zur Nutzung der Effizienzpotentiale, die durch die genannten Rabattverträge eröffnet werden, ist zum einen eine gewisse Transparenz der Leistungserbringer bezüglich Verordnungsvolumen und -struktur nötig. So kann die Größenordnung des erzielbaren Substitutionsvolumens mit in die Verhandlung einfließen, die bei einer exakten Kalkulationsgrundlage weitergehende Möglichkeiten bietet.

---

[501] Vgl. Östreicher, S. (2005), S. 43.
[502] Vgl. Zeno Executive Conferences (2005), S. 2.
[503] Vgl. Lahm, C. (2005), S. 563.

Gleichzeitig kann durch eine Bündelung der Ressourcen, der Verantwortung und des Know-hows der Leistungserbringer in Gestalt eines „Netz-Apothekers" als zentralem Ansprechpartner für alle pharmakotherapeutischen Fragen des Netzes ein mit der nötigen Entscheidungsbefugnis ausgestatteter Gesprächs- und Verhandlungspartner für die pharmazeutische Industrie bereitgestellt werden. Inhaltlich unterstützt wird diese Funktion durch entsprechende Qualitätszirkel der beteiligten Leistungserbringer zu spezifischen pharmakotherapeutischen Themen. Eine mögliche organisatorische Aufhängung innerhalb eines Verbundes zeigt Abbildung 18.

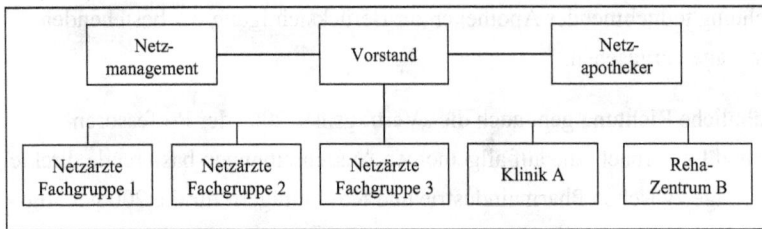

Netz-management		Vorstand		Netz-apotheker
Netzärzte Fachgruppe 1	Netzärzte Fachgruppe 2	Netzärzte Fachgruppe 3	Klinik A	Reha-Zentrum B

Abbildung 18: Organisatorische Einordnung des Netzapothekers[504]

Sichergestellt werden muss zum anderen die Berücksichtigung der Verträge im Verordnungsverhalten der Leistungserbringer. Erreicht wird die Sicherstellung der Akzeptanz durch zwei Faktoren:

- die inhaltliche Legitimation der Pharmakotherapieleitlinien, die in entsprechend basisorientierten Qualitätszirkeln erarbeitet werden und als Grundlage für die Rabattverhandlungen dienen
- die Verknüpfung von Leitlinientreue bezüglich der abgestimmten Vorgaben zur Verordnung von Arzneimitteln im Netz mit einem internen Bonussystem zur Ausschüttung von Effizienzgewinnen

Die Komplexität der Umsetzung der beschriebenen Maßnahmen die hier durch eine Verkürzung in der Darstellung vielleicht keine ausreichende Würdigung findet, soll allerdings nicht geleugnet werden. Hilfreich sind an dieser Stelle sicher die strukturierten Programme, die in Abschnitt 6.3.2.1 bereits skizziert wurden

---

[504] Quelle: Eigene Darstellung in Anlehnung an Östreicher, S. (2005), S. 50.

und die, wie die Evaluationen und Befragungen der Teilnehmer zeigen, nicht nur nachweisbare Reduktionen der Verordnungen[505] erreichten, sondern auch große Akzeptanz[506] erfuhren.

Speziell die Erfolge der Qualitätszirkel zur Erstellung von netzinternen Arzneimittellisten weisen auf eine grundsätzliche Machbarkeit in Erstellung und Umsetzung hin.[507]

Zielsetzung ist immer eine Verordnungsempfehlung, die primär evidenzbasiert nach Wirksamkeit und Kosten-/Nutzen-Kriterien und erst in zweiter Linie bei vergleichbaren Präparaten nach Kostengesichtspunkten erfolgt. Medizinisch nachgewiesene Wirksamkeit muss trotz Ökonomisierung des Gesundheitswesens weiterhin Vorrang vor Kosten haben bzw. bei vorliegenden Kosten-Nutzen-Daten eine Abwägung nach mehreren Kriterien durchgeführt werden.

Übersetzt in einen Marktkontext, der an dieser Stelle durch die genannten Rahmenbedingungen in Teilen gegeben ist, bedeutet dies, dass die Auswahl eines Produktes lediglich aufgrund seiner Qualität und seiner Preis-/Leistungsrelation ausgewählt werden kann und nicht wie bisher aufgrund vielfältiger qualitativ fragwürdiger Einflüsse und der Überzeugungskraft des Außendienstes.

Ähnliche Vorgehensweisen existieren in der Schweiz für die Aufnahme von Arzneimitteln in die netzinternen Verordnungslisten. So wird beispielsweise bei der HMO SanaCare über die Verwendung eines Präparates entschieden anhand von:[508]

- Kosten-Nutzen-Analysen zu den Präparaten,
- Preisen der Präparate und
- konkreten Studien über das jeweilige Medikament bezüglich Verträglichkeit, Evidenz etc..

---

[505] Vgl. Wensing, M., Broge, B., Kaufmann-Kolle, P. et al. (2004), S. 461.
[506] Vgl. Andres, E. (2004), S. 65.
[507] Vgl. Szecsenyi, J., Broge, B., Pelz, J., u. a. (1999), S. 161.
[508] Vgl. Östreicher, S. (2005), S. 57.

Ebenso müssen die indikationsspezifischen Empfehlungen einer internen Arzneimittelliste, die schließlich auch die Grundlage für die oben genannten Rabattvereinbarungen bilden, gleichzeitig Alternativen beinhalten, um medizinische
Wahlmöglichkeiten für spezifische Fälle offen zu halten.

6.5.3 Strukturelle und organisatorische Voraussetzungen auf Seiten der pharmazeutischen Industrie

Die Veränderung, die eine Bündelung zum Thema Pharmakotherapie auf Seiten
der Leistungserbringer darstellt, muss auch auf Seiten der pharmazeutischen Industrie einen adäquaten Gegenpart finden. Durch die Bündelung werden Arztnetze und IV-Verbünde zu so genannten „Key Accounts" (Schlüsselkunden), deren
Betreuung einem ebenfalls entsprechend gebündelten Key Account Management
(KAM) zukommt. Eigenschaften eines Key Accounts sind üblicherweise:[509]

- die Nachfragemacht des Kunden gegenüber seinem Anbieter,
- der Umsatz bzw. das zukünftige Umsatzpotential des Kunden,
- der Deckungsbeitrag bzw. das erwartete Deckungsbeitragspotential,
- spezifisches Know-how des Kunden oder
- die absatzstrategische Bedeutung des Kunden.

Hiervon werden durch Arztnetze und IV-Verbünde allein durch die Größe und die
Konzentrationsbestrebungen auf wenige Arzneimittelhersteller mehrere Charakte-
ristika erfüllt, die für die Wahrnehmung als Schlüsselkunden für die pharmazeutische Industrie ausreichen.

Die zentralen Implikationen eines KAM beinhalten auf strategischer Ebene neben
der Aufgabe der systematischen Identifizierung auch eine Orientierung in Richtung langfristiger Investitionen in Geschäftsbeziehungen zu den Schlüsselkunden.
Funktional erfolgt durch das KAM in enger Kooperation mit dem Kunden die
Entwicklung von maßgeschneiderten Problemlösungen zur Unterstützung der
strategischen Zielsetzungen des Kunden. Dies impliziert eine strukturelle Res-

---

[509] Vgl. Diller, H. (2001), S. 766.

sourcenbündelung auf Seiten des Unternehmens, die eine bereichsübergreifende Kundenorientierung ermöglicht.[510]

Für einen Key Account Manager, der als direkter Ansprechpartner für den Kunden tätig wird, entstehen daraus konkrete Aufgaben:[511]

- Sammlung und Aufbereitung aller kundenbezogenen Informationen und Aufbau eines kundenorientierten Informationssystems,
- Analyse der kundenspezifischen Umsatzpotentiale und Deckungsbeiträge, des Marktanteils und der Wettbewerbssituation,
- Entwicklung von kundenspezifischen Strategien, Konzepten und Aktionen,
- Planung und Kontrolle kundenindividueller Verkaufsziele,
- Aufbau und Pflege der Geschäftsbeziehungen zu den Entscheidungsträgern beim Kunden,
- Führung von Verkaufsverhandlungen und Gesprächen mit dem Kunden,
- interne Weitergabe von Kundenwünschen an die entsprechenden Abteilungen,
- interne Durchsetzung und Koordination der Vereinbarungen, die der Key Account Manager mit dem Kunden getroffen hat,
- Überwachung der Einhaltung von Zusagen des Kunden.

Dass die Einführung eines KAM auch ökonomisch für ein Unternehmen der pharmazeutischen Industrie erfolgreich ist, zeigt das Beispiel des Pharmaunternehmens Pharmacia, das 1994/95 ein KAM eingeführt hat. So wurden die Aktivitäten einer fusionsbedingt großen Anzahl von produktorientierten Außendienstlinien für die Ansprache von Schlüsselkunden, primär im stationären Bereich mit Erfolg gebündelt.

Abzulesen ist der Erfolg dieser Koordinationsfunktion für die diversen Fachaußendienste, die auch als zentrale Ansprechstelle für den Kunden fungiert, in Abbildung 19. Sie zeigt die unterschiedliche Umsatzentwicklung von durch Key

---

[510] Vgl. Senn, Ch. (1996), S. 27, Senn, Ch. (2001), S. 768.
[511] Vgl. Diller, H. (1988).

Account Manager betreute Kunden zu herkömmlich betreuten Kunden in den Jahren 2001 und 2002.

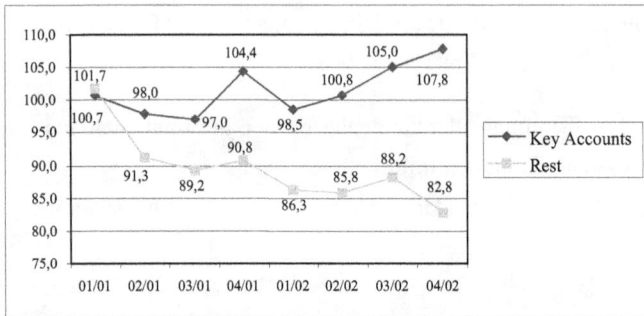

Abbildung 19: Umsatzentwicklung Pharmacia (in % zum Umsatz in 2000): Key Accounts vs. restliche Kunden[512]

Der Einsatz eines KAM von Seiten der pharmazeutischen Industrie bietet an dieser Stelle sowohl dem Kunden als auch dem Unternehmen deutliche Vorteile und ist als Einstieg in ein weitergehendes Beziehungsmanagement geeignet. Eine weitere Ausformung muss in Zielrichtung der sektorenübergreifenden Effizienz geschehen, wobei entscheidend ist, dass der Erfolg der Pharmaunternehmen zunehmend an der Gesamteffizienz orientiert ist und immer weniger am reinen Umsatz. Hierzu stehen verschiedene Maßnahmen der Einbindung zur Verfügung, die ein KAM im Gesundheitsumfeld nutzen kann. Einen ersten Schritt in diese Richtung stellt auch der bereits erwähnte Rahmenvertrag zwischen der AOK Sachsen-Anhalt und dem Unternehmen betapharm dar, der neben den Regelungen zu Rabattkonditionen auch Vereinbarungen zu weiteren Dienstleistungen zur Verbesserung der Patientenversorgung, wie etwa Beratungs- und Informationsangebote für Ärzte, Praxispersonal und Patienten beinhaltet.[513]

Die Wichtigkeit der Einbindung kann an dieser Stelle auch aus theoretischer Sicht untermauert werden. Die klassischen Marketinginstrumente unterstützen gemäß Theorie als oberste Prämisse das gerechtfertigte Streben nach dem jeweils Besten für das eigene Unternehmen. Selbst beziehungsorientierte Instrumente, wie das

---

[512] Quelle: Eigene Darstellung in Anlehnung an Bauer, F. (2003), S. 59.
[513] Vgl. o. V. (2005b), S. 4.

KAM, sind dem unterzuordnen und stoßen in Bezug auf eine weiter- und unternehmensübergreifende Effizienz an ihre natürlichen Grenzen.[514]

Aus diesem Grund muss eine mehr oder weniger direkte Verknüpfung des Besten für das Unternehmen mit der Gesamteffizienz des eigentlichen medizinischen Leistungserbringungsprozesses erfolgen.

In ersten Schritten beginnen pharmazeutische Unternehmen ihre Zielsetzung im Bereich der Kommunikationspolitik entsprechend ändern, um diesen sich entwickelnden Bedarfen gerecht zu werden. Um eine Annäherung der Zielrichtungen und eine Koppelung der Erfolgsvoraussetzungen einzuleiten, wird die Information und Überzeugung des Einzelkunden Arzt abgelöst werden von der Kooperation mit dem Großkunden Netz oder Verbund, die in vielen Bereichen wesentlich weitergehend möglich ist, als es bisher mit dem Arzt der Fall war. Eine Einbindung und Erfolgsverknüpfung kann beispielsweise erfolgen über Themenfelder wie Forschung, Studiendurchführung und Complianceverbesserung, aber auch die Entwicklung von Disease Management Programmen (DMP) und anderen Multiplikatoreffekten, die daraus erwachsen.

Diese sind nur wahrzunehmen durch ein multidimensionales Beziehungsmanagement, das mit der bisherigen Arbeit des Außendienstes nur wenige Gemeinsamkeiten aufweist, aber die deutliche Chance einer Win-Win-Situation für beide Seiten bietet.

6.5.4 Multidimensionales Beziehungsmanagement

Zur Systematisierung und Verdeutlichung der verschiedenen Dimensionen in denen ein Beziehungsmanagement zwischen einem Verbund von medizinischen Leistungserbringern und der pharmazeutischen Industrie möglich ist, dienen die folgenden Abschnitte. Zielsetzung ist immer eine engere Zusammenarbeit zumeist indikationsbezogen und orientiert an der Erhöhung der Gesamtwertschöpfung für alle Beteiligten. Bisherige Beziehungen bestanden auf der Ebene Arzt und Außendienst in verschiedenen Arten der Überzeugung zur Verordnung und selbst in Netzen beschäftigten sich die Verhandlungen primär mit den Themen Abnahme-

---

[514] Vgl. Diller, H., Kusterer, M. (1988), S. 211.

volumen und Rabatte. Anstelle dieser Orientierung sollte eine gemeinsame Strategie stehen, die den ökonomischen Erfolg des Pharmaunternehmens an das medizinische Ergebnis des Leistungserbringerprozesses knüpft.

6.5.4.1 Integrierte Produktpolitik

Als eher abstrakter theoretischer Unterbau zu den konkreteren Ausgestaltungsmöglichkeiten, die in den folgenden Abschnitten erläutert werden, dient der vorliegende Abschnitt. So soll im theoretischen Rahmen eine Darlegung des Grundkonstrukts mittels theoretisch fundierten Konzepten der Wirtschaftswissenschaften erfolgen, um eine spätere Einordnung der konkreten Handlungsoptionen zu erlauben.

So ist ein grundsätzlicher Ansatzpunkt für eine solche Kooperation, die eine effiziente Ausrichtung auch über herstellerinterne Prozesse hinweg ermöglicht, eine integrierte Produktpolitik. Sie bezieht während des gesamten Produktlebenszyklus auch externe Faktoren der Kundensicht mit ein, die über die bisherige Zielsetzung der Vermarktung und Ergebniserwirtschaftung hinausgehen.

Zur Konkretisierung und Begriffsbildung wäre im gegebenen Kontext beispielsweise zu denken an:

- eine stärkere Fokussierung auf den Patienten und seine Bedürfnisse und Erwartungen in Bezug auf die Anwendung eines neuen Präparates schon innerhalb der verschiedenen Phasen der Entwicklung
- eine frühzeitige Berücksichtung der zu erwartenden Kosten-Nutzen-Relation des Produktes

Ein wirtschaftswissenschaftliches Konzept, das entsprechende Ansätze unterstützt ist das Supply Chain Management, das beschrieben wird als die „…unternehmensübergreifende Koordination und Optimierung der Material-, Informations- und Wertflüsse über den gesamten Wertschöpfungsprozess von der Rohstoffgewinnung über die einzelnen Veredelungsstufen bis hin zum Endkunden mit

dem Ziel, den Gesamtprozess sowohl zeit- als auch kostenoptimal zu gestalten."[515]

Durch eine in diesem Sinne mit den Endkunden (den Patienten) und deren Sach-
waltern (den Ärzten) als „integriert" zu bezeichnende Produktpolitik schafft als
Folge einer derart gestalteten Kundennähe auch eine entsprechende Kundenzufriedenheit und -bindung (siehe Abbildung 20), wovon letztlich auch der Unter-
nehmenserfolg abhängt.

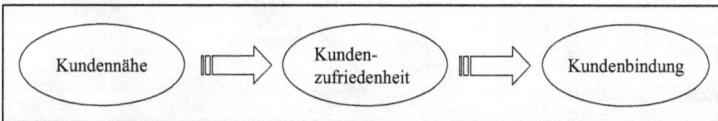

**Abbildung 20: Zusammenhang zwischen Kundennähe und Kundenbin-
dung[516]**

Voraussetzung für Kundennähe ist ein ausreichend hohes Maß an:[517]

- Differenzierung, beispielsweise in Form von Produktvarianten,
- Reagibilität, als strategische Wandlungsfähigkeit,
- Flexibilität, als kurzfristige Anpassungsfähigkeit an Kundenwünsche und
  der
- Koordination im Unternehmen, nicht zuletzt durch Schaffung einer kun-
  denorientierten Struktur.

Eine Kundenbindung wird schließlich erreicht über die Zufriedenheit des Kunden
und eine Verbesserung des Transaktionsgeschehen zwischen den Geschäftspart-
nern, auf Grundlage positiver Einstellungen und/ oder einer Verpflichtung zu Fol-
gekäufen.[518]

Für eine echte Integration des Kunden in die Produktpolitik ist neben der positiven Einstellung auch eine gewisse beidseitige Mindestaktivität erforderlich, wie
es Abbildung 21 abstrakt veranschaulicht.

---

[515] Arndt, H. (2005), S. 46.
[516] Quelle: Eigene Darstellung in Anlehnung an Cornelsen, J. (2000), S. 2.
[517] Vgl. Eggert, K. (1993), S. 26-51.
[518] Vgl. Diller, H. (1996), S. 82-83.

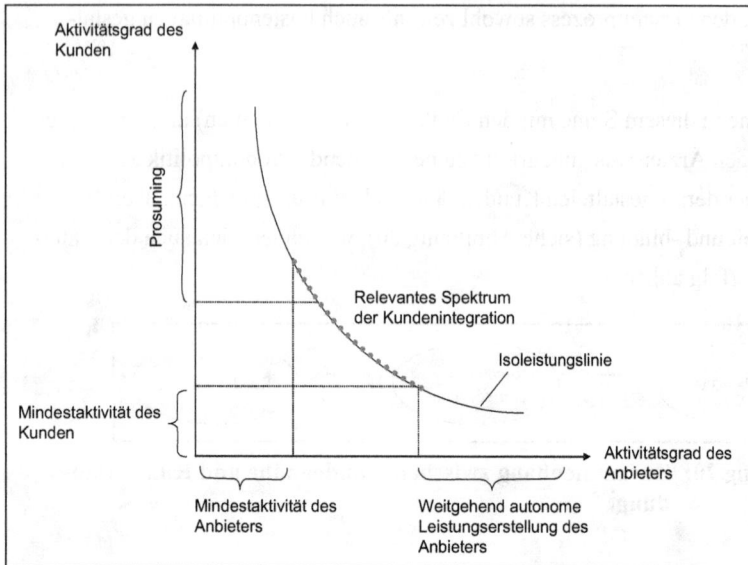

Abbildung 21: Das relevante Spektrum der Kundenintegration[519]

Die Isoleistungslinie kennzeichnet hier den Bereich in dem eine Kundenintegration relevant ist. Folgt man der Kurve nach oben ist die Kundenaktivität schließlich so hoch, dass der sog. Prosuming-Bereich beginnt, in dem der Kunde sogar zum Co-Produzenten wird. D. h. die Mitwirkung des Kunden im Wertschöpfungsprozess wird so entscheidend, dass eine dauerhafte Kooperation der Fall ist, in der beide Partner eigene Komponenten zur Wertschöpfung beitragen.[520]

In dieser Form wandelt sich das bisherige produkt- und absatzorientierte Geschäftsmodell der pharmazeutischen Industrie zu einem marktorientierten und integrativen Ansatz. Dies drückt sich in einem gemeinschaftlichen Produktmanagement während des gesamten Lebenszyklus des Produktes aus.[521]

Vorteile daraus ergeben sich für alle Beteiligten, da der Kunde durch ein höheres Maß an Individualität des Produktes eine bessere Befriedigung seiner Bedürfnisse

---

[519] Quelle: Eigene Darstellung in Anlehnung an Corsten, H. (2000).
[520] Vgl. Hansen, U., Hennig-Thurau, Th. (2001).
[521] Vgl. Lonsert, M., Harms, F. (2005), S. 29.

erreicht und der Anbieter ein größeres Know-how bezüglich Zweck, Anwendung und Marktchancen seines Produktes erwirbt.[522]

6.5.4.2 Versorgungsforschung

Eine der Möglichkeiten zur Zusammenarbeit ist der Bereich der Versorgungsfor-schung, die sich beschreiben lässt als „grundlagen- und problemorientierte, fach-übergreifende Forschung, welche die Kranken- und Gesundheitsversorgung und ihre Rahmenbedingungen

- beschreibt,
- kausal erklärt und aufbauend darauf
- Versorgungskonzepte entwickelt,
- deren Umsetzung begleitend erforscht und/oder
- unter Alltagsbedingungen evaluiert."[523]

Das gegebene Potential zu einer langfristigen Kooperation der pharmazeutischen Industrie mit medizinischen Leistungserbringern lässt sich anhand der Definition bereits erahnen und wird durch die Darstellung eines aktuellen Beispiels aus der Demenzforschung noch verdeutlicht.

Initiative Demenzversorgung in der Allgemeinmedizin (IDA)

Das Projekt IDA soll im Rahmen eines Modellvorhabens nach § 63 SGB V[524] die Versorgungssituation Demenzkranker und gegebene Verbesserungspotentiale speziell unter Einbezug der pflegenden Angehörigen untersuchen.[525] Eine Über-sicht über die Rahmendaten des Projektes gibt Tabelle 16.

Innerhalb des Projektes sollen verschiedene Formen der Versorgung Demenz-kranker untersucht werden, um Ansatzpunkte für eine Verbesserung der derzeiti-gen Situation zu identifizieren.[526] Es werden unterschiedliche Intensitäten der Fortbildung für die beteiligten pflegenden und behandelnden Gruppen und der

---

[522] Vgl. Kleinaltenkamp, M. (1997), S. 350-354.
[523] ZVFK (o. J.).
[524] Vgl. Östreicher, S. (2005), S. 71.
[525] Vgl. Initiative Demenzversorgung in der Allgemeinmedizin (2005), S. 1.
[526] Vgl. o. V. (2005e), S. 1.

Einsatz sog. Care Manager in ihrer Effektivität evaluiert.[527] Miteinbezogen werden auch der Pflegeaufwand und die Lebensqualität der Patienten und Angehörigen mittels mehrmaliger Befragungen.[528]

Indikationen	Alzheimer Demenz, vaskuläre Demenz, Mischformen
Kooperationspartner	AOK-BV, AOK-BY, Pfizer, Eisai, KVB
Versorgungsstruktur	Standardtherapie, evidenzbasierte Pharmakotherapie, Angehörigengruppen, Care Manager
Gruppendesign	Drei Patientengruppen mit differenzierter Versorgungsstruktur
Teilnehmende Ärzte	180 Ärzte aus Nürnberg, Fürth, Ansbach
Teilnehmende Patienten	Ca. 900 Patienten
Aufwandsentschädigung	200 Euro/ Patient
Laufzeit	2 Jahre (Beginn Juni 2005)
Finanzierung/ Kosten	2.800.000 Euro, je Partner 700.000 Euro
Evaluation	Uni-Klinikum Erlangen-Nürnberg, GSF

Tabelle 16:   Rahmendaten des Projekts IDA[529]

Ziel ist neben der Erforschung der Wirksamkeit medikamentöser Therapie auch
die Feststellung der Voraussetzungen für einen Verbleib der Erkrankten in der
häuslichen Umgebung. Neben der grundsätzlichen Zielsetzung der Erprobung
sektorenübergreifender Kooperationen,[530] existieren, wie Tabelle 17 zeigt, weitere
individuelle Motivationen der Projektpartner.

Es erfolgt auch im Rahmen des Projektes die Einbindung des Arztnetzes Praxisnetz Nürnberg-Nord (PNN). Es bringt seine bereits bestehenden Strukturen ein
und unterstützt die Umsetzung durch die Teilnahme von Allgemeinärzten des
Netzes.[531] So wird hier bereits die Kooperation eines integrierten Versorgungsverbundes mit pharmazeutischen Unternehmen auch und gerade in Bezug auf
nicht-medikamentöse Therapieformen erprobt.

---

[527] Vgl. Gräßel, E. (2005), S. 3.
[528] Vgl. Stoschek, J. (2005), o. S..
[529] Quelle: Eigene Darstellung in Anlehnung an o. V. (2005d), o. S., Burtke, U. (2005), o. S..
[530] Vgl. o. V. (2005d).
[531] Vgl. Östreicher, S. (2005), S. 73.

Durch die sektorübergreifende Zusammenarbeit zur Untersuchung der Effizienz eines gesamten Versorgungsprozesses einer Krankheit wird innerhalb des Projektes ein multidimensionales Beziehungsmanagement bereits deutlich.

Projektpartner	Motivation
AOK	• Spezifische AOK-Versichertenstruktur (überdurchschnittl. Alter und Morbidität) • Hohe Kosten bei Übertritt ins Pflegeheim • Kostenintensive ambulante Versorgung Demenzkranker • Eventuelle Aufnahme von Care Management in Leistungskatalog • Care Management als eigener Berufsstand • Verhaltensmotivationsänderung der Ärzte in Bezug auf Angehörigengruppen
Pharmazeutische Industrie	• Test des Instrumentariums Versorgungsforschung • Investition im Sinne von Public Private Partnership • Investition in „Zukunftskrankheit" Demenz

Tabelle 17: Individuelle Motivation der Projektpartner[532]

6.5.4.3 Risk Sharing Modelle für innovative Arzneimittel

Für den Bereich der vergleichbaren Präparate wurde bereits die Handlungsoption des vermehrten Einsatzes von Generika in Verbindung mit Rabattverträgen zur Effizienzsteigerung vorgestellt. Betrachtet man allerdings den Kostenanstieg von 19,1 % im Arzneimittelsektor der GKV in den ersten 9 Monaten des Jahres 2005, der laut dem Heidelberger Pharmakologen Ulrich Schwabe primär auf verbesserte Arzneimittel, Analogpräparate (Scheininnovationen) und Neuentwicklungen zurückzuführen ist,[533] so existieren hier Handlungsfelder, die durch die bisher vorgeschlagenen Handlungsoptionen nicht ausreichend abgedeckt werden.

Die Problematik des meist nur geringen Zusatznutzens im Verhältnis zu einem deutlich höheren Preis im Vergleich zu herkömmlichen Präparaten, die bei Analogpräparaten oder Scheininnovationen häufig auftritt, ist in Abschnitt 6.2.2 bereits diskutiert worden. Ähnliches gilt für die üblicherweise noch nicht im naturalistischen Einsatz nachgewiesene Wirksamkeit von echten Innovationen, die speziell bei biotechnisch hergestellten Wirkstoffen häufig Jahrestherapiekosten im 5-

---

[532] Quelle: Eigene Darstellung in Anlehnung an Egger, B. (2005), S. 2, Östreicher, S. (2005), S. 73.
[533] Vgl. Polke-Majewski, K. (2006), S. 1.

166

stelligen Bereich (z. B. die Gruppe der monoklonalen Antikörper) verursachen.[534] Die passende Handlungsoption, die sich für diese Gruppe von Arzneimitteln anbietet, ist das Prinzip des Risk Sharing.

Hierbei geht es um eine strukturell vergleichbare Übertragung des finanziellen Risikos, abhängig vom medizinischen Erfolg der Behandlung, wie bei dem Prinzip der Capitation. Die Capitation beteiligt die Leistungserbringer am finanziellen Risiko bzw. dem Erfolg ihrer medizinischen Arbeit. Ebenso beteiligt das Risk Sharing durch eine vertragliche Vereinbarung das pharmazeutische Unternehmen am wirtschaftlichen Risiko des Einsatzes seines Arzneimittels.[535] Hierbei wird die Vergütung des Präparates von einem vorher vereinbarten therapeutischen Erfolg abhängig gemacht.[536] Im Falle des Verfehlens der vereinbarten therapeutischen Ziele ist der Hersteller zu einer Beteiligung am finanziellen Risiko verpflichtet, beispielsweise durch eine nachträgliche Preissenkung des Medikaments.[537]

Durch die Einbindung der Hersteller innovativer Präparate in eine solche Systematik werden zwei Ziele erreicht. Zum einen ist eine Verordnung innovativer und teurerer Arzneimittel auf diese Weise trotz erhöhtem Kostenbewusstsein und knapper finanzieller Ressourcen für die Ärzte weiterhin möglich, wenn diese wirklich benötigt werden.[538] Zum anderen reizt das vorgestellte Grundsatzprinzip der Risikobeteiligung nicht nur den Arzt (durch die Capitation), sondern nun auch die pharmazeutische Industrie (durch das Risk Sharing) dazu an, auf einen zielgenauen und effizienten Einsatz ihres Produktes hinzuwirken. Die hieraus entstehende Motivation unterstützt deutlich die Schaffung eines multidimensionalen Beziehungsmanagements, hier mit den Dimensionen

- der Schulung der Verordner,
- der gemeinsamen Durchführung von Kosten-Nutzen-Analysen und
- der Initiierung von Programmen zur Complianceverbesserung für entsprechende Patientenzielgruppen

---

[534] Vgl. Gelbe Liste online, Preise und Therapieschemata beispielsweise von Natalizumab, Efalizumab und Omalizumab.
[535] Vgl. Kämmerer, W. (1999), S. 316.
[536] Vgl. VFA (2004), S. 5.
[537] Vgl. Müller-Bohn, T. (2003), o. S..
[538] Vgl. Kämmerer, W. (1999), S. 312.

und führt so zwangsläufig zu der oben beschriebenen integrierten Produktpolitik. Das Konstrukt des Risk Sharing sorgt so für die Integration eines weiteren Leistungssektors in die integrierte Versorgung, indem die Leistungserbringer das mit der Capitation übernommene Risiko zum Teil an die pharmazeutische Industrie weitergeben und eine weitere Vertikalisierung gemäß Transaktionskostentheorie provozieren. Es folgen zwei Beispiele in denen Risk Sharing im Arzneimittelbereich bereits praktiziert wird:

NHS Risk Sharing Scheme

Der britische staatliche, maßgeblich steuerlich finanzierte, National Health Service (NHS)[539] initiierte im Jahre 2002 ein Risk Sharing Modell bezüglich der Behandlung von multipler Sklerose (MS) mit Präparaten der Wirkstoffgruppen Interferon-beta sowie Glatirameracetat. Die Wirkstoffe, die vor allem zur Behandlung der schubförmig verlaufenden MS verwendet werden,[540] wurden durch den NHS als nicht kosten-effektiv bewertet.[541] Da ihre Wirksamkeit bei einigen Patienten allerdings deutlich besteht, war die Intention des britischen Gesundheitsministeriums (Department of Health (DoH)) eine geeignete Form der Bereitstellung von Disease Modifying Drugs (DMDs) zu finden.[542]

Mit den in Tabelle 18 angeführten Herstellern wurde für die genannten Präparate die Bereitstellung für die Patienten bei laufender Beobachtung der Kosteneffektivität vereinbart.[543]

Präparat	Hersteller	Kosten pro Patient pro Jahr (in £)
Avonex	Biogen Ltd.	8.502
Betaferon	Schering Ltd.	7.259
Copaxone	Teva/ Aventis	5.823
Rebif 22mg & 44mg	Serono Ltd.	7.513 & 8.942

Tabelle 18:   Medikamente des NHS Risk Sharing Scheme[544]

539 Vgl. Britische Botschaft Berlin (2004), S. 1.
540 Vgl. Zeller, W. J. (2004), S. 674.
541 Vgl. NICE (2001).
542 Vgl. o. V. (2004b).
543 Vgl. Department of Health (2002), S. 2.

In den Vereinbarungen ist festgehalten, dass eine volle Erstattung des Preises an die Hersteller nur bei Erreichung bestimmter, für die jeweiligen Präparate individueller „outcome measures" erfolgt, die sich primär an der verhinderten Progression der Erkrankung orientieren.[545] Es erfolgt eine jährliche Evaluation bei einer erfolgsabhängig vereinbarten Projektlaufzeit von bis zu zehn Jahren.[546]

Aktuell liegen noch keine Zwischenergebnisse des Projektes vor, da der für Ende 2004 geplante Review auf November 2006 verschoben wurde.[547] Die Einschätzungen in der Fachpresse sind recht unterschiedlich und reichen von einer Auseinandersetzung mit hemmenden Details in der organisatorischen Umsetzung[548] bis hin zu massiver grundlegender Kritik an Zielsetzung und Inhalten[549]. Letztere sieht die Beteiligung der Hersteller als extrem kritisch an und fordert stattdessen eine industrieunabhängige wissenschaftliche Studie.[550]

Die Einlassungen der Fachpresse zeigen sehr deutlich sowohl inhaltlich als auch durch ihre Existenz das Bestehen der gegebenen institutionellen Barrieren, die einem neuen Konstrukt wie dem Risk Sharing grundsätzlich entgegenstehen. Ähnlich den im Kapitel 4 Organisation und Strategieentwicklung dargestellten Erfahrungen mit dem Themenkomplex des Aufbaus integrierter Strukturen in den USA sind auch in diesem Bereich, neben zu erwerbenden Erfahrungskontexten und zu berücksichtigenden Lernkurven, Zeiten einzukalkulieren, um diese institutionellen Barrieren strategisch und zielgerichtet abzubauen.

Risk Sharing Kooperation Dr.-Horst-Schmidt-Kliniken (HSK) und Merck, Sharp & Dohme (MSD)

Eine Vereinbarung, die in Deutschland zwischen den Dr.-Horst-Schmidt-Kliniken in Wiesbaden und der Firma MSD getroffen wurde, beinhaltet eine partnerschaftliche Vertragsbeziehung zwischen einem Pharmaunternehmen und einem Kran-

---

[544] Quelle: Eigene Darstellung in Anlehnung an Department of Health (2002), S. 3-4.
[545] Vgl. Department of Health (2002), S. 18.
[546] Vgl. Department of Health (2002), S. 2-3.
[547] Vgl. Longson, C. (2005).
[548] Vgl. Polak, M. (2002).
[549] Vgl. Sudlow, C., Counsell, C. (2003).
[550] Vgl. Sudlow, C., Counsell, C. (2003), S. 391.

kenhaus.[551] Inhaltlich wird eine Beteiligung der Firma MSD am wirtschaftlichen Risiko der Verordnung des Arzneimittels Zienam im Erst-Einsatz innerhalb der Klinik beschrieben. Bei Erhalt der Therapiefreiheit der behandelnden Ärzte bezüglich des Einsatzes anderer Antibiotika, erfolgt im Falle eines Therapieversagens des Antibiotikums Zienam eine kostenlose Nachlieferung des kostenintensiven Produktes durch MSD.[552]

Die Risikobeteiligung durch den Hersteller ist gekoppelt an exakte Dokumentationsvorgaben für das Therapieversagen und begleitende Maßnahmen in den Bereichen Qualitätssicherung, Infektiologie und Hygiene durch die Klinik, die hierfür kostenfreie Unterstützung bei MSD anfordern kann.[553]

Zum Abschluss der Thematik des Risk Sharing erfolgt eine kurze Abwägung der Vor- und Nachteile des Konstruktes. Die häufige Einwendung von Seiten der Pharmaindustrie ein Risk Sharing sei letztendlich lediglich ein Rabatt,[554] muss als zu verkürzte Darstellung gelten. Denn speziell durch die Verknüpfung der Anreize mit dem Therapieerfolg eines Präparates kann die den bisherigen Rabattvereinbarungen zugrunde liegende reine Mengen- und Umsatzorientierung ersetzt werden durch den beidseitigen Fokus auf einen zielgerichteten und erfolgreichen Einsatz des Präparates. Das Erfordernis einer umsichtigen und konzentrierten Detailimplementierung zur Erreichung dieser Änderung der Anreizsituation ist an dieser Stelle auch aufgrund der mannigfaltigen institutionellen Barrieren unwidersprochen.

Auch die durchaus gegebene Gefahr des Einsatzes des Risk Sharing als Marketinginstrument der pharmazeutischen Industrie zur Marktsicherung des eigenen Präparates ist bei stringenter Verknüpfung mit den Effizienzzielen des Gesamtprozesses zu relativieren und daher nicht zu beanstanden.[555]

Aufgrund der geringen Empirie zum Einsatz von Risk Sharing in der Praxis bedürfen konkrete Fragen nach Erfolgs- und Risikofaktoren in der Umsetzung und

---

[551] Vgl. Kämmerer, W. (1999), S. 316.

[552] Vgl. Kämmerer, W. (1999), S. 316-317.

[553] Vgl. Kämmerer, W. (1999), S. 317.

[554] Vgl. Östreicher, S. (2005), S. 80.

[555] Vgl. Kämmerer, W. (1999), S. 318.

entsprechenden konkreten Handlungsoptionen bezüglich Vertragsgestaltung und Überwachung von vereinbarten Outcome-Parametern noch der weiteren Erforschung. Erste Erkenntnisse aus dem letztgenannten Beispielprojekt erbrachten zwar einen erhöhten Dokumentationsaufwand für die beteiligten Leistungserbringer, der aber durch höhere Transparenz für die Analysen innerhalb der Klinik einen Gegenwert erhält. Ebenso wird für die Zielerreichung eine Bündelung durch den Einsatz eines zentralen Koordinators auf Seiten der Leistungserbringer für erforderlich gehalten.[556]

Einen nicht zu unterschätzenden Einfluss auf den Erfolg eines Risk Sharing hat die Medikamentencompliance des Patienten. So erklärt sich auch ein Teil der Zurückhaltung der pharmazeutischen Industrie gegenüber Risk Sharing Projekten daraus.[557] Aus diesem Grund gehören Maßnahmen zur Complianceerhöhung, wie sie im folgenden Anschnitt beschrieben werden, als fester Bestandteil zur Implementierung eines Risk Sharing.

6.5.4.4 Verbesserung der (Arzneimittel-)Compliance

Nach der Schilderung der nicht zuletzt auch ökonomischen Bedeutung der Compliance im Allgemeinen und der Arzneimittelcompliance im Besonderen, wie beispielsweise im Risk Sharing, werden im Folgenden verschiedene konkrete Möglichkeiten ihrer Verbesserung angesprochen.

Vorausgeschickt sei an dieser Stelle noch der entscheidende Motivationsfaktor für die pharmazeutische Industrie, die außerhalb einer Risk Sharing Vereinbarung auf den ersten Blick wenig Interesse an einer Partizipation an complianceverbessernden Maßnahmen haben könnte. Eine genauere Betrachtung erbringt allerdings den Fakt, dass eine schlechte Arzneimittelcompliance in Form von zu seltener Anwendung oder zu geringer Menge des Präparats auch weniger Verordnungen an Arzneimitteln nach sich zieht und dieses wiederum geringere Umsätze bedeutet. Diese Tatsache generiert ein zunehmendes Interesse der pharmazeutischen Industrie an einem Engagement in der „Beziehungsdimension" Complianceverbesserung.

---

[556] Vgl. Kämmerer, W. (1999), S. 323-324.
[557] Vgl. Östreicher, S. (2005), S. 94.

Grundsätzlich zu nennen als Möglichkeit zur Verbesserung der Compliance ist das **Case Management**, wie es für chronisch Erkrankte und innerhalb integrierter Strukturen bereits eingesetzt wird.[558] Bestehend aus der Koordination verschiedener Arten von Versorgungsleistungen zum Nutzen des Patienten und des effizienteren Einsatzes von Ressourcen,[559] hat das Case Management speziell in seinen Funktionen[560] der

- Planung zur Erreichung der festgelegten Therapieziele gemeinsam mit dem Patienten,
- Koordination einer interdisziplinären Umsetzung der Behandlung und des
- Monitoring zur kontinuierlichen Beobachtung von Behandlungsergebnissen und rechtzeitiger Veranlassung indizierter Maßnahmen

verschiedene Möglichkeiten der Einflussnahme auf die allgemeine Compliance des Patienten.

Nachgewiesen wurde die Effektivität des Case Management zur Erhöhung der Arzneimittelcompliance beispielsweise durch eine US-amerikanische Studie zur intensiven multidisziplinäre Betreuung für ältere Herzpatienten. Unter randomisiert-kontrollierten Bedingungen wurde die 90-Tages-Überlebensrate signifikant erhöht und eine durchschnittliche Kostenreduktion, auch durch Verringerung stationären Wiederaufnahmen, von US$ 490 erreicht.[561]

Case Management stellt für integrierte Versorgungsstrukturen nicht zuletzt in diesem Zusammenhang eine deutliche Option zur Verbesserung der Compliance bestimmter Patientengruppen dar. Eine Einbindung von Pharmaunternehmen kann im Bereich der Qualifikation bzw. Weiterbildung der Case Manager geschehen, um spezifisches Know-how zur Pharmakotherapie zu vermitteln. Auch von Seiten der pharmazeutischen Industrie scheint eine grundlegende Kooperationsbereitschaft zu diesem Bereich vorhanden zu sein.[562]

---

[558] Vgl. Gensichen, J. (2004), S. 508.
[559] Vgl. Brader, D., Faßmann, H., Lewerenz, J. et al. (2005), S. 34-35.
[560] Vgl. Gensichen, J. (2004), S. 508.
[561] Vgl. Rich, M. W. (1995).
[562] Vgl. Östreicher, S. (2005), S. 88.

Ein weiterer Bereich, in dem ein Engagement der Pharmaindustrie sinnvoll zu gestalten wäre, ist das **Monitoring** von Vitalparametern bzw. der Arzneimitteleinnahme **mittels telematischer Verfahren**. Speziell für Indikationen, die eine Dauermedikation verlangen, bieten diese Verfahren neue Chancen zur Verbesserung der Compliance.

Ein **Monitoring von Diabetes-Patienten** wurde an der Georgetown University in Washington DC (USA) mittels einer web-basierten Lösung implementiert, die ein besseres Betreuungsmanagement und die Stärkung der Selbsthilfefähigkeiten des Patienten zum Ziel hat.[563] Durch eine elektronische Überwachung des durch den Patienten gemessenen Blutzuckerspiegels, der elektronisch mittels eines kommunikationsfähigen Glucometers übertragen wird, sind die behandelnden Ärzte über den Zustand ihrer Patienten informiert.[564] Bei Auffälligkeiten haben die Ärzte verschiedene Möglichkeiten zur Abgabe von Empfehlungen an den Patienten.[565]

Erste Ergebnisse lassen auf positive Effekte dieser Art der Betreuung hinsichtlich der HbA1c-Werte schließen und damit auch indirekt auf die Arzneimittelcompliance. Zur Evaluation mit größeren Kollektiven finden derzeit randomisierte Kontrollstudien in den Bundesstaaten Massachusetts und Pennsylvania statt.[566]

Als erfolgreich haben sich auch bereits in Deutschland durchführte Projekte dieser Art erwiesen. So wurden in telematischen Monitoring Programme, beispielsweise für die tertiärpräventive Überwachung von herzinsuffizienten Patienten, sowohl Kostensenkungen als auch eine Erhöhung der Compliance nachgewiesen.[567]

Ein **Monitoring mittels elektronischem Arzneimittelspender** hat ein südafrikanisches Unternehmen 2005 vorgestellt. Hierbei wird pro Entnahme eine SMS an einen zentralen Server versendet.[568] Bei Ausbleiben der Nachricht mit einer eindeutigen Identifikationsnummer[569] werden vereinbarte Kommunikationsaktivitä-

---

[563] Vgl. Levine, B. A. (2002), S. 62.

[564] Vgl. Levine, B. A. (2002), S. 64-65.

[565] Vgl. Baker, B. (2001).

[566] Vgl. Levine, B. A. (2002), S. 66-67, Baker, B. (2001).

[567] Vgl. Heinen-Kammerer, T., Kiencke, P., Motzkat, K., u. a. (2005).

[568] Vgl. Kaufmann, T. (2005).

[569] Vgl. o. V. (2005f).

ten eingeleitet, die kaskadiert den Patienten und schließlich auch Angehörige des Patienten, Pflegedienste oder Ärzte umfassen können.[570]

Eine Evaluation unter Praxisbedingungen steht für das System noch aus. Empfehlen würde es sich für den Einsatz bei Indikationen mit Dauermedikation und/oder Indikationen mit potentiell schweren Folgen von unterlassener Arzneimitteleinnahme. Für diesen Zweck könnte es bei Kosten nach Angaben des Herstellers von £ 160 (ca. 236 Euro) pro Jahr und Patient als effizient einzustufen sein.[571]

Nach Darstellung der ökonomischen Auswirkungen der Non-Compliance auf die Volkswirtschaft und die Umsätze der pharmazeutischen Industrie erscheint in Verbindung mit den neuen Möglichkeiten von elektronischen intelligenten Helfern ein Engagement für pharmazeutische Unternehmen in der Beziehungsdimension Complianceverbesserung durchaus effizient.[572] Eine Pilotierung innerhalb integrierter Strukturen wäre zur Klärung von Praktikabilitäts-, Finanzierungs- und Akzeptanzfragen und zur Erprobung neuer Beziehungsdimensionen zwischen Leistungserbringerverbünden und pharmazeutischer Industrie sicher denkbar.

6.6 Einschätzung zur Umsetzbarkeit der Vorschläge

Um die vorgestellten Lösungsansätze in Lösungen im deutschen Gesundheitssystem umzuwandeln, bedarf es von verschiedenen Seiten noch einiger Anstrengung. Es existieren zwar einige erste Umsetzungen im Sinne des dargelegten gedanklichen Ansatzes, wie das Projekt IDA oder die Kooperation zwischen HSK und MSD bezüglich Zienam, aber von einem flächendeckenden Engagement zu sprechen, wäre etwas verfrüht.

Zum einen ist die Entwicklung der derzeitig real existierenden integrierten Strukturen nur in Ausnahmefällen dazu in der Lage den in Abschnitt 6.5.2 angesprochenen Grad der Professionalisierung zu erfüllen und eine entsprechende Ressourcenbündelung zu bewerkstelligen. In enger Verbindung hiermit steht auch die Übernahme von transsektoraler Budgetverantwortung mittels Capitation und ähn-

---

[570] Vgl. Kaufmann, T. (2005), o. V. (2005g).

[571] Vgl. o. V. (2005f).

[572] Vgl. Asendorpf, D. (2005).

licher Konstrukte, die als Anreizrahmen für die Umsetzung einer intensivierten und effizienzorientierten Kooperation zwingende Voraussetzung ist.

Konfrontiert man Vertreter der pharmazeutischen Industrie mit den genannten Lösungsansätzen wird ein grundsätzliches Interesse signalisiert, wenn auch in spezifischen Fragen noch Klärungsbedarf besteht. Beispielsweise werden für die Überwachung der Compliance bei Risk Sharing Konzepten verlässliche Kontrollmechanismen gefordert, um die Verantwortlichkeit bei Therapieversagen eindeutig zuordnen zu können. Im Bereich der Compliance wird eine Zusammenarbeit am ehesten im Komplex des Case Management gesehen, da noch Zweifel bestehen, ob die technischen Lösungsansätze zum Compliance Monitoring unter naturalistischen Bedingungen die Arzneimittelcompliance effektiv beeinflussen können. Insgesamt am realistischsten sind wohl Kooperationen im Themenfeld der Versorgungsforschung. Es steht zu vermuten, dass aufgrund der derzeitigen äußeren Rahmenbedingungen die pharmazeutische Industrie intern zwar entsprechende Diskussionen führt, nach außen aber keinen akuten Handlungsbedarf sieht, da einerseits die Ansprechpartner von Seiten der Leistungserbringer, wie geschildert nicht besonders zahlreich sind und andererseits auch die politische Zielrichtung nicht stringent scheint.[573]

Ein Beweis hierfür ist die, aus gesundheitsökonomischer Sicht fatale, Diskussion im Februar 2006 um eine Änderung des § 35 SGB V, die die Festbetragspflicht für Scheininnovationen eklatant lockern würde.[574]

So ist von Seiten der Politik eine Unterstützung wünschenswert, die eine deutliche Zielrichtung in Richtung Integration vorgibt, um vorhandene Ansätze und Impulse zur Effizienzverbesserung in der Pharmakotherapie mittels der vorgestellten Lösungsansätze voranzutreiben.

Als Fazit ist zu ziehen, dass mittels des vorgeschlagenen Instrumentenkatalogs eventuell die Chance besteht, die immensen Transaktionskosten in den Bereichen Vertrieb und Marketing der pharmazeutischen Industrie, die bezüglich des medizinischen Gesamtprozesses als ineffizient angesehen werden müssen, zu reduzie-

---

[573] Vgl. Östreicher, S. (2005), S. 93-94.
[574] Vgl. Polke-Majewski, K. (2006), S. 1.

ren und eine verbesserte prozessbezogene vertikale Integration der Hersteller zu erreichen. Ziel des Hauptprozesses der pharmazeutischen Industrie sollte die Produktion effizienter Arzneimittel sein. Flankierend zum Hauptprozess sind für die Herstellung von Markttransparenz Nachweise über die Qualität des Produktes bezüglich Effektivität und Effizienz durch entsprechende naturalistische Studien nötig, um eine evidenzbasierte und effizienzorientierte Entscheidungsgrundlage für die Kunden innerhalb eines Gesundheitssystems bereitzustellen.

Dazu ist die Beseitigung u. a. der institutionellen Barrieren „sektorale Vergütung" und „Umsatzorientierung der Industrie" mindestens in Teilen nötig. Im Übrigen sollte dieser gedankliche Ansatz auch in entsprechender Weise adaptiert, im Bereich Medizintechnik- und Medizinprodukteindustrie mit ähnlicher postulierter Wirkung Anwendung finden können.

7. Patienten und Versicherte

7.1 Ökonomischer Impact

Eine Auseinandersetzung mit der Thematik Patienten bzw. Versicherte darf an dieser Stelle schon deshalb nicht unterbleiben, da deren Wohlergehen ursprünglich den Sinn und Zweck eines Gesundheitssystems darstellt. Ob dies noch der Fall in der komplexen Realität des von immensen institutionellen Barrieren durchzogenen deutschen Gesundheitssystems ist, soll aber nicht Gegenstand der vorliegenden Auseinandersetzung sein.

Innerhalb der vorliegenden Effizienzbetrachtung kommt ihnen noch eine wesentlich bedeutendere Rolle zu als lediglich den Daseinszweck eines Gesundheitssystems darzustellen. Den Bürgern innerhalb eines Gesundheitswesens und damit auch den Versicherten im deutschen GKV-System kommt in ihrer Eigenschaft als Nutznießer der produzierten Gesundheitsleistungen bei genauerer Betrachtung eine nicht nur konsumierende Rolle zu, sondern sie stellen im Gegenteil einen entscheidenden Produktionsfaktor im medizinischen Leistungserstellungsprozess dar.

Dies betrifft nicht nur den im Kapitel 6 kurz dargelegten Themenkomplex der Patientencompliance, sondern das grundsätzliche Verhalten in Bezug auf Gesundheit, das einen kurativen Fall im Gesundheitssystem erst produziert. So spricht beispielsweise der Sachverständigenrat von nur 10 bis 40 % Einfluss der kurativen Medizin auf die Gesundheit.[575] Casanova sieht diesen Anteil sogar nur bei 10 bis 15 %.[576]

Das bedeutet, dass die bisher erfolgte Effizienzbetrachtung sehr deutlich eine Ausweitung dieses Einflusses auf die Gesundheit der Bevölkerung anstreben muss, um die damit direkt in Verbindung stehenden volkswirtschaftlichen Kosten zu beeinflussen. In Teilen dürfte das durch die Anreizumkehr der vorgestellten Vergütungsvariante gelingen, die eine intensivere Beschäftigung mit dem Thema Prävention unterstützen könnte.

---

[575] Vgl. Sachverständigenrat für die Konzertierte Aktion im Gesundheitswesen (2001c), S. 24.
[576] Vgl. Casanova, B. (2005), S. 37.

Ziel des vorliegenden Kapitels ist die Konkretisierung von Maßnahmen zur Ausweitung des Einflusses der Leistungserbringer auf die Gesundheit ihrer Versicherten im Rahmen einer integrierten Versorgung. In sektoraler Perspektive bedeutet dies die Integration des Sektors der Versicherten, der wie obige Zahlen nahe legen, die größte Steuerungsmacht aller beteiligten Sektoren haben dürfte.

Als zusätzliche Verdeutlichung der Wichtigkeit dieses Unterfangens sei noch auf die demographische Entwicklung der deutschen Bevölkerung hingewiesen, die bekanntermaßen in den nächsten Jahrzehnten zu dramatischen Entwicklungen führen dürfte.

Durch das zu erwartende Älterwerden der Gesellschaft kommt es nicht nur zu finanziellen Konsequenzen für die Rentenkassen, sondern auch für die anderen Sozialversicherungszweige. Dies rührt aus der großen Abhängigkeit zwischen dem Alter eines Menschen und der Wahrscheinlichkeit an einer chronischen Krankheit zu erkranken.[577] Die Wahrscheinlichkeit einer chronischen Erkrankung ist innerhalb der Gruppe der über 60-jährigen etwa dreimal so groß wie bei unter 40-jährigen.[578]

So gehen Vorausberechnungen der Gmünder Ersatzkasse (GEK) davon aus, dass bis zum Jahr 2020 die Prävalenz von Diabetes mellitus und der koronaren Herzkrankheit (KHK) bei Männern um 28 bis 31 Prozent und bei Frauen um 17 bis 19 Prozent zunimmt.[579]

Welchen hohen ökonomischen Impact ein positives Einwirken auf den bisher noch relativ unerschlossenen Bereich des Gesundheitsverhaltens hat, zeigt eine Untersuchung von Schwartz u. a. Diese Untersuchung geht davon aus, dass bei einer gezielten Ernährungsumstellung ca. 27 % der Behandlungskosten für Schlaganfälle sowie ca. 25 % der Behandlungskosten für Herzinfarkte eingespart werden können. Ähnliche Reduktionen von ca. 32 % werden durch ein Stressmanagement bei den Behandlungskosten von Schlaganfällen gesehen.[580]

---

[577] Vgl. Hovermann, E. (2002), S. 149.
[578] Vgl. Rieckmann, N. (2002), S. 56.
[579] Vgl. Walter, U., Grobe, T. (2002), S. 186.
[580] Vgl. Schwartz, F. W., Bitzer, E. M., Dörning, H., u. a. (1999), S. 106 und S. 113.

Weitere nachgewiesene deutliche Effekte für körperliche Aktivität sind nachgewiesen für die Indikationen:

- Diabetes[581]
- Osteoporose[582]
- Tumore der Brust, des Dickdarms und der Prostata[583]
- KHK[584]

Ebenso ist der starke Einfluss des Ernährungsverhaltens auf verschiedene Indikationen nachgewiesen:

- Hypertonie[585]
- Schlaganfall[586]
- Diabetes[587]
- KHK[588]

Interessant in diesem Zusammenhang ist auch die Feststellung, dass eine Förderung der körperlichen Aktivität bei Herzinfarktpatienten in der Tertiärprävention eine absolute Risikoreduktion erreicht, die vergleichbar ist mit der einer Simvastatintherapie.[589] So existiert inzwischen auch die Einschätzung, dass körperliche Aktivität für verschiedene Krankheiten alternativ neben medikamentösen Therapieformen als gleichberechtigt zu gelten hat, allerdings mit deutlichen Kostenvorteilen.[590] Ähnliches gilt für die Bedeutung der Ernährungsumstellung, die, etwa bei KHK, eine ähnliche Effektivität aufweist wie eine medikamentöse Kombinationstherapie mit Simvastatin, Acetylsalicylsäure und Betablockern.[591]

---

[581] Vgl. Wirth, A. (2004), S. 1747.
[582] Vgl. Löllgen, H. (2002), S. 2759.
[583] Vgl. Heitkamp, H.-C., Bott, M. (2001), S. 617-618.
[584] Vgl. Kolenda, K.-D. (2005), S. 1894.
[585] Vgl. Wirth, A. (2004), S. 1747.
[586] Vgl. Schwartz, F. W., Bitzer, E. M., Dörning, H., u. a. (1999), S. 104.
[587] Vgl. Wirth, A. (2004), S. 1747.
[588] Vgl. Kolenda, K.-D. (2005), S. 1892.
[589] Vgl. Kolenda, K.-D. (2005), S. 1894-1895.
[590] Vgl. Löllgen, H. (2002), S. 2758.
[591] Vgl. Kolenda, K.-D. (2005), S. 1895.

Hinzu kommen weitere grundsätzliche positive Effekte in Bezug auf die Lebensqualität, die sich im Falle von körperlicher Aktivität zum Beispiel durch eine längere Selbstständigkeit, bessere soziale Kontakte und seltenere Stürze auch direkt medizinisch und ökonomisch äußert.[592]

Ähnliche Effekte mit deutlichen Reduktionen der Krankheitsfolgen sind für die Verbesserung des persönlichen Stressmanagements bei den Indikationen Schlaganfall[593] und mental induzierbarer Myokardischämie[594] nachgewiesen worden. Auch die Vergleichbarkeit der Effektivität mit einer Simvastatinbehandlung bei KHK wird für diese Form der Intervention gesehen.[595]

Letzte beispielhafte Interventionsform, die durch eine Änderung des Gesundheitsverhaltens Wirkung erzielt und für die hohe ökonomische Implikationen nachgewiesen wurden, sind Raucherentwöhnungsprogramme. Für die Indikation Schlaganfall[596] und noch deutlicher für die Indikation KHK wird der Rauchabstinenz eine hohe Effektivität und die beste Nutzen-Kostenrelation zugeschrieben.[597]

In diesen Beispielen wird das enorme Potential deutlich, das eine Verhaltensänderung auf allen Ebenen der Prävention spezifischer Krankheiten und darüber hinaus für die Lebensqualität der Betroffenen im Allgemeinen mit weiteren damit verbundenen Effekten nachgewiesenermaßen besitzt. Das Kapitel hat nach dieser Einführung und Motivation die Aufgabe konkrete Instrumente zur Hebung dieser Potentiale vorzustellen, die sich in der Praxis mit Erfolg bewährt haben.

Auf theoretischer Ebene kann der Inhalt des Kapitels aufgefasst werden als eine Beschäftigung mit den institutionellen Barrieren, die das Gesundheitsverhalten der Versicherten darstellen und damit einem effizienten Management ihrer Gesundheit entgegenstehen.

---

[592] Vgl. Löllgen, H. (2002), S. 2759.

[593] Vgl. Schwartz, F. W., Bitzer, E. M., Dörning, H., u. a. (1999), S. 105.

[594] Vgl. Kolenda, K.-D. (2005), S. 1894.

[595] Vgl. Kolenda, K.-D. (2005), S. 1895.

[596] Vgl. Schwartz, F. W., Bitzer, E. M., Dörning, H., u. a. (1999), S. 107.

[597] Vgl. Wirth, A. (2004), S. 1750.

Für die Findung von Überwindungsstrategien zu den angesprochenen Barrieren sind in den nächsten Abschnitten allerdings noch einige grundlegende Einflussfaktoren zu beleuchten, die für das Verständnis der Wirkweise der einzusetzenden Instrumente von großer Bedeutung sind.

7.2 Einflussfaktoren des Gesundheitsverhaltens

7.2.1 Grundbedürfnisse, Patientenzufriedenheit und Patientenbindung

Durch die sich zunehmend durchsetzende Erkenntnis, dass psychische Faktoren einen deutlichen Einfluss auf die Gesundheit besitzen und Nachweise dafür existieren, dass psychische Belastungen und die Stabilität sozialer Verhältnisse sich direkt auf die Morbidität auswirken,[598] ist eine kurze kontextbezogene Betrachtung der Grundbedürfnisse eines Menschen an sich erforderlich.

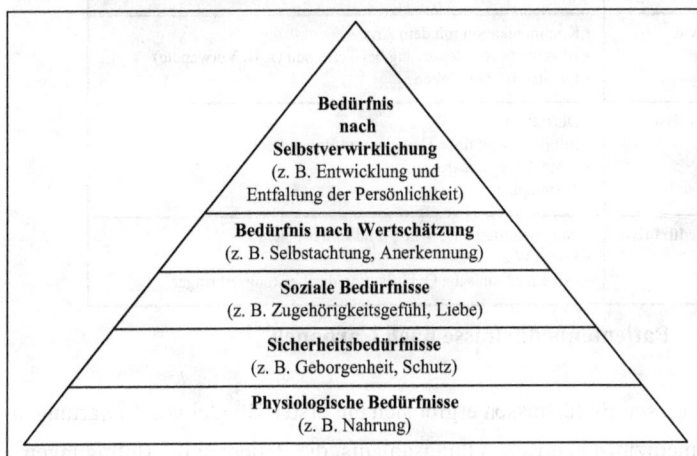

Bedürfnis nach Selbstverwirklichung
(z. B. Entwicklung und Entfaltung der Persönlichkeit)

Bedürfnis nach Wertschätzung
(z. B. Selbstachtung, Anerkennung)

Soziale Bedürfnisse
(z. B. Zugehörigkeitsgefühl, Liebe)

Sicherheitsbedürfnisse
(z. B. Geborgenheit, Schutz)

Physiologische Bedürfnisse
(z. B. Nahrung)

Abbildung 22: Maslow'sche Bedürfnishierarchie[599]

Die Sozialwissenschaft betrachtet Bedürfnisse als (offene oder latente) Mangelzustände, deren Beseitigung angestrebt wird.[600] Sie weisen eine hohe individuelle

---

[598] Vgl. Kunath, U. (2003), S. 47.
[599] Quelle: Kotler, P., Bliemel, F. (2001), S. 344.
[600] Vgl. Haase, I. (1995), S. 9.

182

Varianz auf,[601] abhängig von individuellen Lebensumständen und Präferenzen, und werden als hierarchisch geordnet gesehen, wie etwa in der Bedürfnispyramide nach Maslow (siehe Abbildung 22).

Als Voraussetzung für eine Manifestierung von Bedürfnissen einer höheren Stufe wird jeweils die Befriedigung derjenigen der vorangegangenen Stufen gesehen.[602]

Eine Umsetzung dieser Strukturen und Abhängigkeiten leistet Carbonell, dargestellt in Tabelle 19, für die jeweiligen im Gesundheitsbereich relevanten Bedürfnisse eines Patienten.

Bedürfnis nach Selbstverwirklichung	• Angebot an Zusatzleistungen • Mitwirken in Patientenselbsthilfegruppen
Bedürfnis nach Wertschätzung	• Schutz vor peinlichen Momenten • Schutz der Intimität • Respektieren der Patientenentscheidung • Mündigkeit des Patienten
Soziale Bedürfnisse	• Kommunikation mit dem Arzt • Akzeptanz von Begleitung bei Terminen (z. B. Verwandte) • Flexible Besuchszeiten
Sicherheitsbedürfnisse	• Diskretion • Informationen über Therapie und Behandlung • Feste Ansprechpartner • Terminplan
Physiologische Bedürfnisse	• Patientenorientierte Weck- und Essenszeiten • Kurze Wartezeiten • Hohe medizinische Qualifikation der Leistungserbringer

Tabelle 19:   Patientenbedürfnisse nach Carbonell[603]

Abgeleitet aus diesen Bedürfnissen ergibt sich ein erstes Bündel von Erwartungen innerhalb des medizinischen Behandlungsablaufs, die Patienten bei Befragungen äußern:[604]

- telefonische Erreichbarkeit,
- kundenfreundliche Praxiszeiten,

Vgl. Litz, D. (2001), S. 299.
[602] Vgl. Kotler, P., Bliemel, F. (2001), S. 343-344.
[603] Vgl. Carbonell, R. (2003), S. 116-117.
[604] Vgl. Freudenthaler, I. (2002), S. 12.

- Mobilität bei unvorhergesehenen Ereignissen,
- gute Organisation und ein termingerechter Ablauf der Behandlung),
- umfangreiche Information und Aufklärung über Erkrankung und Therapie,
- Freundlichkeit, Verständnis, Kompetenz des Arztes und der Mitarbeiter,
- funktionierende Kommunikation zwischen den an der Behandlung beteiligten Ärzten, Labors und weiteren Gesundheitseinrichtungen.

Aus der Erfüllung von Bedürfnissen und Erwartungen resultiert schließlich die Patientenzufriedenheit als emotionale Reaktion eines Patienten auf die von ihm vorgenommene kognitive Beurteilung der in Anspruch genommenen Leistung.[605] Sie kann unterschiedliche Ausprägungen besitzen und sich u. a. neben dem Bezug auf die Gesamtbeziehung (Beziehungszufriedenheit) auch nur auf die Reaktion des Leistungserbringers auf eine Beschwerde des Patienten (Beschwerdezufriedenheit) beziehen.[606]

Dies gibt einen wichtigen weiteren Hinweis auf einen zu implementierenden Bereich des Beschwerdemanagements, der später detailliertere Erläuterung findet.

Wie im Kapitel Pharmakotherapie bereits diskutiert, entwickelt sich durch Kundenzufriedenheit schließlich Kundenbindung bzw. im hiesigen Kontext aus Patientenzufriedenheit eine Patientenbindung, die aus verschiedenen Gründen möglichst eng sein sollte, z. B. aus Gründen der Multiplikationswirkung gegenüber anderen Patienten.[607]

7.2.2 Informationsasymmetrien, Moral Hazard und die Arzt-Patient-Beziehung

Ein anderer Grund für eine hohe zu fordernde Patientenbindung betrifft die direkte Beziehung zwischen Patient und Leistungserbringer und deren Effizienz. Durch die im Beziehungsdreieck in Abbildung 23 dargestellten, zwischen Patient, Leistungserbringer und Krankenkasse existierenden Abhängigkeiten,[608] kommt es

---

[605] Vgl. Hennig-Thurau, T., Hansen, U. (2001), S. 878.
[606] Vgl. Hennig-Thurau, T., Hansen, U. (2001), S. 879.
[607] Vgl. Diller, H. (2002), S. 84, Hennig-Thurau, T., Hansen, U. (2001), S. 879-880.
[608] Vgl. Schneider, U. (2002), S. 448.

durch die teilweise Entkoppelung der Leistungsbeziehungen zu verschiedenen Effekten.

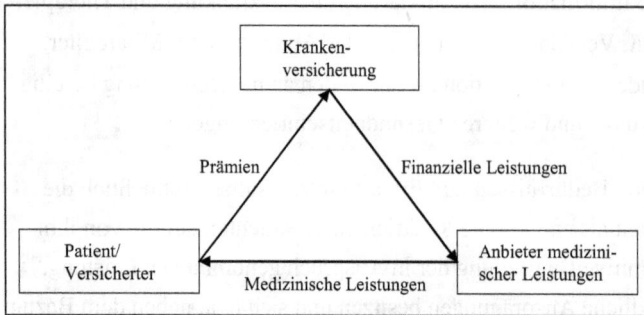

Abbildung 23: Das Beziehungsdreieck der Beteiligten im Gesundheitswesen[609]

Speziell die bestehenden Informationsasymmetrien sind im Sinne der Effizienz von besonderer Bedeutung:[610]

- Die Krankenkasse hat einen Informationsvorteil aufgrund der Kenntnis von Nachfrageverhalten und Abrechnungswerten. Dadurch kann sie die Handlungsspielräume des Patienten bezüglich überzogener Forderungen an die Versicherung bzw. des Arztes bezüglich falscher Leistungsabrechnung eingrenzen.

- Der Patient kennt sowohl sein individuelles Krankheitsrisiko genauer als die Krankenkasse als auch sein Gesundheitsverhalten besser als die beiden anderen beteiligten Parteien.

- Der Arzt vermag über sein medizinisches Expertenwissen sich der Transparenz gegenüber Patient und Krankenkasse bezüglich Therapie und Abrechnung zu entziehen.

Derartige Informationsasymmetrien können zu Moral Hazard Phänomenen bei den Beteiligten führen. Beim Patienten wäre dies der Fall, wenn das Bestehen eines Versicherungsschutzes zu einer medizinisch unbegründeten Ausweitung der

---

[609] Quelle: Lehmann, H. (2003), S. 24.
[610] Vgl. Schneider, U. (2002), S. 448.

quantitativen und qualitativen Nachfrage nach Gesundheitsleistungen führt.[611]
Das Problem des Moral Hazard schlägt sich im Falle des Arztes nieder in einer
anbieterinduzierten Nachfrage bzw. einer mangelnden Sorgfalt bei Leistungserbringung.[612] Im Falle der Beziehung zwischen Arzt und Patient wird deshalb
auch von einem Double Moral Hazard gesprochen, da weder der Patient die Qualität der empfohlenen Therapie abschließend beurteilen kann, noch der Arzt das
Gesundheitsverhalten seines Patienten kennt.[613] Um diese Informationsasymmetrien und entsprechende Effizienzverluste zu minimieren muss eine enge Patientenbindung zwischen Leistungserbringer und Patient angestrebt werden. Erreicht
werden muss dieses auf den verschiedenen in Tabelle 20 aufgeführten Ebenen,
auf denen Arzt und Patient in Beziehung stehen.

Organisatorische Ebene	• Terminvereinbarung • Zeitplan der Untersuchung • Terminabsprache der mitbehandelnden Ärzte • Chipkartenabgabe bzw. Übergabe des Überweisungsscheins • Honorarvereinbarung • Praxiseinrichtung • Praxisausstattung an medizinisch-technischem Gerät (Untersuchungsmöglichkeiten)
Professionelle Ebene	• Professionalität des Arztes sowie seine durch Aus- und Weiterbildung erworbenen Kenntnisse und Erfahrungen • Wahrnehmung der subjektiven Klagen • Erfassung des klinischen Bildes • Festlegen der Behandlungsziele • Wahrnehmung der Verhaltensmuster, der Gefühle, der Selbstwertschätzung, des Selbstbewusstseins und der Handlungsweisen des Patienten
Interaktionelle Ebene	• Vorstellungen des Patienten über den Arzt • Vorstellungen des Arztes über den Patient • Variierendes Maß an durch Übertragung und Gegenübertragung ausgelöster Gefühle

Tabelle 20:   **Die verschiedenen Tätigkeiten auf den Ebenen der Arzt-Patient-Beziehung[614]**

Besonderes Augenmerk verlangt hier die interaktionelle Ebene, die die anderen
Ebenen dominiert und, durch die hauptsächlich emotionale Basierung der Arzt-
Patient Beziehung,[615] die entscheidende Ebene für die Patientenzufriedenheit und
-bindung darstellt. Sie wird gestaltet durch die gegenseitigen Vorstellungen und

---

[611] Vgl. Schulenburg, J.-M. Graf v. d., Greiner, W. (2000), S. 111-112.
[612] Vgl. Bürger, C. (2003), S. 76-77.
[613] Vgl. Schneider, U. (2002), S. 448-449.
[614] Vgl. Kielhorn, R. (2001), S. 7-10.
[615] Vgl. Kappauf, H. (2001), S. 98.

Erwartungen von Patient und Arzt, wie sie in Tabelle 21 auszugsweise aufgeführt werden.

Der Arzt möchte, dass sein Patient...	Der Patient möchte, dass sein Arzt...
im Vollbesitz seiner geistigen Kräfte ist	ihn nicht lange warten lässt
diszipliniert und strukturiert ist	teure Medikamente verschreibt
sprachlich gewandt ist und seine Beschwerden vorträgt ohne zu klagen und sich zu wiederholen	ihn tröstet und viel Zeit für ihn hat
sich zügig an- und auszieht	ihn gesund macht
ihm keine Vorschriften macht	seine Wünsche erfüllt (z. B. Krankschreibung)
keine Methoden aus der Boulevardpresse verlangt	ihm zuhört
seine Medikamente und mitbehandelnden Ärzte kennt	seinen Namen und seine Krankengeschichte kennt
die Anweisungen des Arztes befolgt	ihn ernst nimmt und versteht
pflegeleicht ist	allmächtig ist

Tabelle 21:   Die divergierenden Vorstellungen und Wünsche in der Arzt-Patient-Beziehung[616]

Einflussfaktoren für die gegenseitigen Vorstellungen bestehen in:[617]

- der Erscheinung und das Wesen des Gegenüber,
- den Umgang miteinander,
- die Umgebung (z. B. Praxiseinrichtung),
- Vorabinformationen (z. B. Mundpropaganda),
- unbewussten Phantasien, Besetzungen und Projektionen.

Dies führt zu Patienten, die vom Behandler eine Therapie laut Selbstdiagnose verlangen,[618] bzw. zu Ärzten, die einen Patienten als "schwierigen Patienten" klassifizieren, aufgrund von Non Compliance, lästigen Fragen oder unangenehmen Ausdünstungen.[619]

---

[616] Vgl. Kielhorn, R. (2001), S. 8.
[617] Vgl. Kielhorn, R. (2001), S. 8.
[618] Vgl. Kunath, U. (2003), S. 22.
[619] Vgl. Dunkelberg, S., Schmidt, A., van den Bussche, H. (2003), S. 15.

Eine zunehmende Rolle spielen hierbei auch die Medien in Form von Ärzteserien, die dabei insbesondere das Ärzteimage prägen,[620] bzw. das Internet als Informationsplattform. Dieses birgt die Gefahr durch nicht fundierte diagnostische, prognostische und therapeutische Informationen falsche Ängste und Hoffnungen bei den Patienten entstehen zu lassen.[621]

Aufgeführte existierende Divergenzen vor allem auf der interaktionellen Ebene müssen zur Erhöhung der Effizienz durch die Verbesserung der Compliance erkannt und sukzessive beseitigt werden. Sie stellen wiederum institutionelle Barrieren dar, die erkannt und abgebaut werden müssen, um transaktionskostenoptimierende strukturelle und organisatorische Änderungen ihre Wirkung entfalten zu lassen.

Entscheidender Faktor innerhalb der Arzt-Patienten-Beziehung und damit für die Patientenbindung absolut maßgeblich ist hierbei das Thema Vertrauen.

Vetrauensfördernd wirkt die Berücksichtigung möglichst vieler stiller Erwartungen der Patienten.[622] An erster Stelle hierbei stehen die Erwartungen,[623]

- dass der Arzt genug Zeit für den Patienten aufbringt,
- dass er dem Patienten zuhört und ehrliche Antworten gibt und
- dass er den Patienten ausreichend informiert.

Wie es speziell in der ambulanten Versorgung in Deutschland um die erstgenannte stille Erwartung bestellt ist, zeigt Tabelle 22.

---

[620] Vgl. Krüger-Brandt, H. E. (2003).

[621] Vgl. Mayer, J. (2004), S. 323.

[622] Vgl. Coulter, A. (2002), S. 669.

[623] Quelle: Dierks, M.-L., Bitzer, E. M., Haase, I., Schwartz, F.-W. (1995), S. 151.

Land	Durchschnittliche Zeit in Minuten
Deutschland	7,6
Spanien	7,8
England	9,4
Niederlande	10,2
Belgien	15,0
Schweiz	15,6
Gesamt	10,7

Tabelle 22:   Gesprächsdauer in der ambulanten Versorgung[624]

Faktoren, die im Umfeld des Leistungserbringungsprozesses zusätzlich häufig als negativ in Bezug auf die Vertrauensbildung gesehen werden und deren Einfluss somit möglichst zu minimieren ist, sind:[625]

- Psychologische Schranken
    - Angst vor der Autorität des Arztes
    - das Gefühl des Ausgeliefertseins
    - nur als Fall betrachtet zu werden (Anonymität)
- Verständigungsprobleme („Patientensprache" vs. „Fachsprache")
- die Schwere der Erkrankung und
- das Umfeld
    - z. B. großes anonymes Krankenhaus
    - hektische überlaufende Arztpraxis

Ein Zusammenhang zwischen der Qualität der Arzt-Patient-Beziehung und der Compliance eines Patienten ist empirisch nachgewiesen und vor diesem Hintergrund auch nachvollziehbar.[626]

Gemäß ihrer Wichtigkeit muss diese Qualität innerhalb eines Leistungserbringernetzwerks eine strategische Beachtung finden und entsprechende Maßnahmen zur Verbesserung durch Befragungen, Analysen und Schulungsmaßnahmen nach sich

---

[624] Quelle: Eigene Darstellung in Anlehnung an Deveugele, M., Derese, A., Brink-Muinen, van den A., u. a. (2002), S. 476.

[625] Vgl. Bourmer, H. (1982), S. 46-47.

[626] Vgl. Kappauf, H. (2001), S. 98.

ziehen. Weitere Ausführungen hierzu erfolgen im weiteren Verlauf des Textes. Bevor dies abschließend erfolgen kann, sind allerdings noch weitere wichtige Einflussfaktoren in diesem Kontext kurz zu beleuchten.

7.2.3 Wandel und Diversifizierung in der Arzt-Patient-Beziehung

Da durch einen allgemeinen Bildungsstand, der zumindest ein mehr oder weniger großes Teilverständnis von medizinischen Sachverhalten ermöglicht, das althergebrachte paternalistische Modell nur noch begrenzte Gültigkeit hat,[627] ist ein Wandel der Arzt-Patient-Beziehung unausweichlich. Ein Wandel zu einer aktiveren, informierteren Rolle des Patienten ist zu beobachten.[628] Er begünstigt die Entstehung spezifischer Gruppen von Patienten, beispielsweise von Patienten mit seltenen Krankheiten, die sehr weitgehendes Wissen aus verschiedenen Quellen erworben haben, mit dem sie den Arzt konfrontieren.[629]

Neben der damit verbundenen Erhöhung des fachlichen Fortbildungsdruckes[630] führt ein gesteigertes Verständnis vieler Patienten als Kunde zu wachsenden Anforderungen in der ärztlichen Betreuung.[631]

Gleichzeitig bleiben allerdings auch Patienten, die mit der Entscheidungsverantwortung über die eigene Behandlung überfordert sind und mit ihren Leiden, Sorgen und Nöten die Hilfe des Arztes benötigen.[632]

Somit wird deutlich, dass inzwischen verschiedene Veränderungen im Anforderungsniveau an die Leistungserbringer herangetragen werden und die Kenntnis der sehr unterschiedlichen Bedürfnisse der einzelnen Patienten zunehmend wichtiger wird und eine entsprechende Patientenorientierung erfordert.[633]

---

[627] Vgl. Mayer, J. (2004), S. 320.
[628] Vgl. Schmid, M., Wang, J. (2003), S. 2133.
[629] Vgl. Linzbach, M., Ruß, A., Ohmann, C. (2001), S. 136.
[630] Vgl. Mayer, J. (2004), S. 322.
[631] Vgl. Keller, T. (2002), S. 19.
[632] Vgl. Mayer, J. (2004), S. 321.
[633] Vgl. Dullinger, F. (2001), S. 835.

In Zukunft wird ein Leistungserbringer seinem Patienten zwar einerseits als Mediator und Informationslotse zur Seite stehen,[634] andererseits wird er allerdings sehr diversifizierten Anforderungen ausgesetzt sein. Dies betrifft die weiter wachsenden Anspruchsdimensionen seiner Patienten in medizinischer, psychologischer, sozialer, intellektueller und auch ökonomischer Hinsicht. Da dies nicht von einem Leistungserbringer für seine Patientenklientel im Alleingang bewältigbar ist, ist eine vernetzte Struktur innerhalb eines integrierten Verbundes mit einer entsprechenden unterstützenden Infrastruktur zur Nutzung von synergischen Potentialen unerlässlich.

7.2.4 Segmentierung zur zielgruppengerechten Ansprache der Patienten

Ein erster Schritt in Richtung eines multidimensionalen Ansatzes zur patientenorientierten Ansprache, Kommunikation und Interaktion in der medizinischen Betreuung ist eine entsprechende Segmentierung.

Grundsätzlich sollte innerhalb der Segmente eine möglichst große Homogenität und zwischen den Segmenten eine möglichst große Heterogenität gegeben sein.[635]

Bisherige Segmentierungsansätze beruhten häufig auf den Merkmalen:[636]

- demographische Merkmale (z. B. Alter, Geschlecht)
- sozioökonomische Merkmale (z. B. Einkommen)
- verhaltensbezogene Merkmale (z. B. Art der Inanspruchnahme von Leistungen)
- psychographische Merkmale (z. B. Lebensstil)
- biologische Merkmale (z. B. Gesundheitszustand)
- geographische Merkmale (z. B. Landkreis)

Weitere hinzutretende Merkmale für eine adäquate Ansprache des jeweiligen Patienten ist die Berücksichtigung seines jeweiligen Selbstbildnisses innerhalb der

---

[634] Vgl. Schmid, M., Wang, J. (2003), S. 2135.
[635] Vgl. Berekoven, L., Eckert, W., Ellenrieder, P. (1999), S. 249.
[636] Vgl. Berekoven, L., Eckert, W., Ellenrieder, P. (1999), S. 251, Kotler, P., Bliemel, F. (2001), S. 431-445, Bürger, C. (2003), S. 106-107.

Arzt-Patienten-Beziehung. Ein Ansatz für eine Kategorisierung wäre eine Zuordnung gemäß folgender Einteilung:[637]

- Passive Patienten mit einem eher paternalistischen Verständnis der Arzt-Patienten-Beziehung, die keine Kritik üben und ihre Patientenrolle passiv gestalten.
- Eigenverantwortliche Patienten, mit einem aktiven Patientenbild und eher geringen, und im Allgemeinen auch erfüllten, Anforderungen an ihren Arzt.
- Anspruchsvolle Patienten mit hohem Kundenbewusstsein, die sich mit angebotenen Leistungen kritisch auseinandersetzen und bei Nichtgefallen die Konsequenzen ziehen.

Im Zuge einer effizienzorientierten Verfeinerung sind diese Merkmale weiterzuentwickeln, um Ausgestaltungsoptionen für eine segmentspezifische Arzt-Patient-Beziehung ableiten zu können und entsprechende Schulungsmaßnahmen für die Leistungserbringer durchzuführen. Zielsetzung der Maßnahmen muss es sein, die medizinische und strukturelle Kompetenz des Leistungserbringerverbundes durch Einbezug und Bindung des Patienten optimale Wirkung entfalten zu lassen. Bei Versagen der Schnittstelle zum Patienten in der Weitergabe des Ergebnisses aller vorherigen qualitäts- und effizienzoptimierenden Anstrengungen werden diese ansonsten obsolet.

Eine wichtige Rolle in diesem Zusammenhang hat der beispielsweise im Case Management zu beobachtende Effekt einer Complianceverbesserung durch erhöhtes Involvement des Patienten. Durch ein erhöhtes Involvement, welches die Wichtigkeit und Zentralität bestimmter Dinge in der Werteskala eines Menschen ausdrückt,[638] resultiert eine gesteigerte Aufmerksamkeit und ein größeres Engagement bezüglich der gesundheitlichen Zielsetzungen.

---

[637] Vgl. Baron-Epel, Dushenat, Friedman (2001), S. 322.
[638] Vgl. Diller, H. (1996), S. 87.

Durch Intensivierung von Einbezug, Zuwendung und Steuerung werden hier ent-sprechende positive Folgen für das medizinische Ergebnis und die verursachten Kosten deutlich.[639]

Erreicht wird dieser Effekt durch die Anerkennung des Casemanagers als „In-sider-Experten", der den Patienten das Gefühl von Zuwendung und Kompetenz für ihre jeweilige Problemlage vermittelt.[640] Nachgewiesen ist hierdurch eine hö-here Eigenkompetenz zur Analyse und Änderung ihres Gesundheitsverhaltens verbunden mit einer erhöhten Motivation durch die erhaltene Aufmerksamkeit. Es werden wichtige gesundheitsrelevante Outcomes erzielt, Krankenhauseinweisun-gen vermieden und generell Lebensqualität erhöht.[641]

Auf der Ebene der Arzt-Patient-Beziehung bedarf es einer systematischen Nut-zung dieses Effektes um eine höhere Bindung und eine bessere Selbststeuerung des Patienten zu erreichen. Unterstützt wird die Patientenbindung durch weitere steuernde und infrastrukturelle Instrumente, die in den nachfolgenden Abschnitten vorgestellt werden.

7.3 Instrumente zur Patientenbindung

7.3.1 Effekte und Determinanten

Nachdem die Diskussion der Einflussfaktoren des Gesundheitsverhaltens bereits die Wichtigkeit und einige Effekte und Erfordernisse der Bindung des Patienten bzw. Versicherten an einen Leistungserbringer erarbeitet hat, verbleibt die Aufga-be der Übertragung der Thematik in den Kontext eines Verbundes von Leistungs-erbringern. Innerhalb eines Verbundes, für den die Patientenbindung eine überle-benswichtige Kernkompetenz bedeutet,[642] sind, wie bereits angedeutet, wesentlich weitgehendere Maßnahmen möglich und weitere Effekte aufgrund synergischer Potentiale zu erwarten, die auch für den Patienten einen Mehrwert bieten:[643].

---

[639] Vgl. Rich, M. W. (1995).
[640] Vgl. Lemb, G. S., Stempel, J. E. (2000), S. 173.
[641] Vgl. Lemb, G. S., Stempel, J. E. (2000), S. 166-176.
[642] Vgl. Riegl, G. F. (2000), S. 28
[643] Vgl. Götschi, A. S., Weber, A. (2003), S. 2302.

- Effektivere und effizientere medizinische Versorgung, durch Complianceerhöhung beim Patienten und höherer Behandlungstransparenz beim Arzt[644]

- Positive Außenwirkung, durch den Einfluss der Mundpropaganda zufriedener Patienten bei der Patientenwerbung[645]

- Vermehrtes Feedback zur kontinuierlichen Verbesserung des Leistungsangebots, durch höhere Auskunftsbereitschaft gebundener Patienten[646]

- Höheres „Cross-Selling" Potential, durch größere Überzeugung von der Wirksamkeit empfohlener Maßnahmen[647]

Die Erzeugung und der Erhalt einer Bindung kann generell auf zwei verschiedene Arten geschehen. Da in Deutschland allerdings aufgrund der rechtlichen Gegebenheiten eine vertragliche Einbindung der Versicherten nur sehr schwach ausgeprägt ist, muss eher über psychologisch basierte Möglichkeiten der Einbindung nachgedacht werden.

Als psychologische Bindungsursache spielt die **Zufriedenheit** eine große Rolle (siehe Abschnitt 7.2.1), eine alleinige Determinante für die Patientenbindung stellt sie allerdings nicht dar. Gleichberechtigt zu nennen, ist der Begriff des **Involvement** des Patienten, der innerhalb der Diskussion der Arzt-Patient-Beziehung bereits zu Tage trat (siehe Abschnitt 7.2.4). Ergänzt werden diese beiden Determinanten der Patientenbindung durch den Begriff der **Wechselbarrieren**, die zusätzlich den Erhalt einer langfristigen Bindung des Kunden bzw. des Patienten unterstützen.[648]

Aufbauend auf diesen drei die Patientenbindung determinierenden Begriffen werden entsprechende unterstützende Instrumente vorgestellt. Zur Übersicht vorab dient Tabelle 23. In den folgenden Abschnitten werden diejenigen der aufgeführten Instrumente diskutiert, bei denen zusätzlicher Erklärungsbedarf aus Gründen der Motivation oder der konkreten Umsetzung gesehen wird.

---

[644] Vgl. Böttger-Linck, K., Yaguboglu, R., Kasten, C. (2004), S. 52.

[645] Vgl. Keller, T. (2002), S. 21, MacStravic, R. S. (1991), S. 36.

[646] Vgl. MacStravic, R. S. (1991), S. 28, Diller, H. (1995), S. 36-37.

[647] Vgl. MacStravic, R. S. (1991), S. 27.

[648] Vgl. Homburg, C., Bruhn, M. (2005), S. 21, Homburg, C., Becker, A., Hentschel, F. (2005), S. 105.

194

Bindungsdeterminante Involvement	Bindungsdeterminante Zufriedenheit	Bindungsdeterminante Wechselbarrieren

• Aktivierung
  • Casemanagement
  • Disease Management
  • Medizinische Sportgruppen
  • Selbsthilfegruppen
  • Patientenschulungen
  • Telematische Monotoring Programme
• Informationsversorgung
  • Schriftliche Informationen
    • Patientenleitlinien
    • Beratungsrezept
  • Patientenzeitschrift
  • Verzeichnis der IV-Modell Ärzte
• Interaktive Mitgestaltung
  • Beschwerdemanagement
  • Patientenvertreter
  • Patientenbeirat
  • Patientenbefragung
• Informationsaustausch
  • Patientenforum
  • Gesundheitsveranstaltungen
  • Gesundheitssprechstunde im Radio
	• Sichtbare Qualität
	  • Qualitätszirkel
	  • Leitlinien
	  • Qualitätsmanagement
	  • Fehlermanagement
	  • Behandlungszertifikate
	  • Zweitmeinungsverfahren
	  • Veröffentlichung von med. Leistungsparametern
	  • Qualitätsbericht
	• Erweiterte Versorgungspräsenz
	  • 24-Std.-Notruftelefon
	  • Notfallanlaufpraxis
	  • Verlängerte Sprechzeiten
	• Ergänzende Praxisleistungen
	  • Unterstützung bei Terminvergabe
	  • Erinnerung an Termine
	  • Datenaustausch unter den Ärzten
		• Monetäre Anreize für die Bindung
		  • Reduzierung von Selbstbeteiligungen
		  • Reduzierung des Krankenkassenbeitrages
		  • Bonus-Programme
		• Sachanreize für die Bindung
		  • Gutscheine für Apotheke/ Fitnessstudio
		  • Präventive Leistungen
		  • Igel-Leistungen

Tabelle 23: **Patientenbindungsinstrumente in einem Leistungserbringerverbund**[649]

7.3.2 Bindungsdeterminante Involvement

7.3.2.1 Aktivierung

Um die Wirkung dieser Bindungsdeterminante effizient zur Geltung zu bringen, sind nicht nur die genannten Verbesserungen auf der Ebene der direkten Beziehung zwischen Patient und Leistungserbringer anzustreben. Ebenso können auf Ebene des Verbundes entsprechende Handlungsoptionen umgesetzt werden, die eine aktive Steuerung der Patienten in aktivierende Maßnahmen und Programme erlauben.

Zur Identifikation entsprechender Patienten empfiehlt es sich, ähnlich der bereits diskutierten Segmentierung aus Abschnitt 7.2.4, eine ergänzende Clusterung nach medizinischen und ökonomischen Risikoparametern durchzuführen. Im ersten Ansatz eignen sich hierfür die aktuelle Medikation und bestehende Diagnosen.[650]

---
[649] Quelle: Eigene Darstellung in Anlehnung an Strehle, O. (2005), S. 56.
[650] Vgl. Weber, A. (2005), S. 22, Weber, A., Götschi, A. S., Kühne, R., Meier, D. (2004).

Bei guter Datenverfügbarkeit können in weitergehenden Analysen auch auffällige Laborwerte oder Hospitalisationen sowie Lebensstilparameter wie Raucherstatus oder andere Substanzmissbräuche herangezogen werden.

Dies betrifft primär Hochrisikogruppen, bei denen durch frühzeitige, adäquate und intensive Steuerung eine medizinische und ökonomische Eskalation verhindert werden kann.[651] Je nach geforderter Interventionsstärke werden für diese Patienten aus den folgenden Instrumenten geeignete Betreuungskonzepte zusammengestellt.

- Casemanagement
- Disease Management
- Medizinische Sportgruppen
- Selbsthilfegruppen
- Patientenschulungen
- Telematische Monitoring Programme

Zur Unterstützung der Zielerreichung werden diese mit adäquaten Anreizen verknüpft und dem Patienten vorgestellt. Erreicht werden soll eine Erhöhung des Involvements, die durch Aktivierung der Eigenkompetenz mittels erhöhter Zuwendung und zielgenauer Unterstützung und Information des Patienten geschaffen wird.

Erfolgreich sind hierbei in der konkreten Durchführung Programme, die sich am Transtheoretischen Modell (Transtheoretical Model) von Prochaska und Velicer orientieren, das mittlerweile für verschiedenste Aspekte[652] des Gesundheitsverhaltens eingesetzt wird.

Das Modell, das im Bereich des Gesundheitsverhaltens am häufigsten Verwendung findet,[653] zielt auf Veränderungen im Gesundheitsverhalten ab, die es als einen mehrstufigen Prozess auffasst.[654]

---

[651] Vgl. Götschi, A. S., Weber, A. (2002), S. 1991.
[652] Vgl. Prochaska, J. O., Velicer, W. F. (1997), S. 38.
[653] Vgl. Schwarzer, R. (1999), S. 4, Schwarzer, R. (2004), S. 86.
[654] Vgl. Prochaska, J. O., DiClemente, C. C. (1983), S. 393.

Für jede Stufe werden stufenspezifische Interventionen vorgesehen, die das benötigte Durchlaufen jeder einzelnen Stufe unterstützen und damit das Risiko von Rückfällen verringern.[655]

Die in Abbildung 24 dargestellten verhaltensspezifische Interventionen werden damit individuell auf den jeweiligen Verlaufsstatus angepasst und mit adäquater inhaltlicher Information zu konkreten weiteren Schritten verknüpft.

Absichtslosigkeit	Absichtsbildung	Vorbereitung	Handlung	Aufrechterhaltung
Steigern des Problembewusstsein				
Wahrnehmung förderlicher Umweltbedingungen	Emotionales Erleben Selbstneubewertung			
	Neubewertung der persönlichen Umwelt	Selbstverpflichtung		
		Nutzung hilfreicher Beziehungen	(Selbst) Verstärkung	
			Gegenkonditionierung	
			Kontrolle der Umwelt	

Abbildung 24: Stufenspezifische Interventionsstrategien[656]

Weitreichende Erfahrungen liegen aus dem Bereich der Raucherentwöhnung und der körperlichen Bewegung vor.[657] Weitere Gebiete in denen das TTM Anwendung findet sind:

- Inanspruchnahme von Vorsorgeuntersuchungen[658]
- Ernährungsumstellung[659]
- HIV-Prävention[660]
- Förderung der Medikamenten-Adherence[661]

---

[655] Vgl. Keller, S., Velicer, W. F., Prochaska, J. O. (1999), S. 19.
[656] Quelle: Eigene Darstellung in Anlehnung an Keller, S., Velicer, W. F., Prochaska, J. O. (1999), S. 27.
[657] Vgl. Keller, S., Velicer, W. F., Prochaska, J. O. (1999), S. 33.
[658] Vgl. Rakowski, W., Ehrlich, B., Goldstein, M .G., u. a. (1998).
[659] Vgl. Keller, S. (1998a).
[660] Vgl. Harlow, L. L., Prochaska, J. O., Redding, C. A., u. a. (1999).
[661] Vgl. Keller, S. (1998b).

Auch hier zeigt sich die herausragende Bedeutung einer fortgesetzten Motivation der betreffenden Person.[662]

Durch die strukturierte Vorgehensweise eignet sich ein Interventionsprogramm auf Basis der TTM hervorragend für die Implementierung in eine Software, um abhängig vom leicht konstatierbaren Status eine motivationsorientierte und individuell zugeschnittene Ansprache und Informationsversorgung bereitzustellen.[663] Entsprechende internetbasierte Systeme, für die auch positive Evaluationsergebnisse vorliegen,[664] sind in der Schweiz bereits seit einigen Jahren im Einsatz.[665]

Neben der klaren Struktur hat das TTM weitere grundlegende Vorteile, die es für einen Einsatz bei Risikogruppen innerhalb eines Verbundes empfehlen:

- Eignung für große Gruppen
- hoher Impact durch hohe Effektivität und mögliche hohe Rekrutierungsraten[666]
- Proaktive Rekrutierung von potentiellen Risikopatienten[667]
- Niedrige Retentionsrate durch Individualisierung der Interventionsschritte[668]
- Motivationsverstärkung durch differenzierte Fortschrittsmessung[669]
- Unterstützung der Ärzte durch strukturierte Hinweise auch bei Rückfällen[670]

---

[662] Vgl. Naidoo, J., Wills, J. (2003), S. 231.

[663] Vgl. Sachverständigenrat zur Begutachtung der Entwicklung im Gesundheitswesen (2005), S. 227.

[664] Vgl. El Fehri, V. (2001).

[665] Vgl. www.at-schweiz.ch/zielnichtrauchen, Martin-Diener, E., Suter, T., Somaini, B. (1999), S. 137-141, Martin-Diener, E. (2000), S. 4-6, Cornuz, J. (2002).
bzw. www.aktiv-online.ch, Jimmy, G. (2000), S. 6-7.

[666] Der Impact errechnet sich aus dem Produkt aus Rekrutierungsrate und Effektivitätsrate verstanden. Hat beispielsweise ein Raucherentwöhnungsprogramm eine Effektivitätsrate von 40 % (40 % der Personen beenden das Rauchen) und eine Rekrutierungsrate von 10 % der Zielpopulation, ergibt sich als Impact 0,4 x 0,1 = 0,04. Vgl. Keller, S., Velicer, W. F., Prochaska, J. O. (1999), S. 35.

[667] Vgl. Keller, S., Velicer, W. F., Prochaska, J. O. (1999), S. 34.

[668] Die Retentionsrate beschreibt die Anzahl an Abbrechern einer Maßnahme im Verhältnis zur Gesamtanzahl.

[669] Vgl. Keller, S., Velicer, W. F., Prochaska, J. O. (1999), S. 35.

[670] Vgl. Nutbeam, D., Harris, E. (2001), S. 27.

Auf Basis dieses Modells lassen sich sowohl auf allen Präventionsstufen als auch während einer medizinischen Therapie begleitende verhaltensändernde Interventionen aufsetzen, die je nach Informationsbedarf auch benötigte medizinische Aufklärung kontextsensitiv zum Zustand des Patienten vermitteln.

Der Effekt des Involvements wurde für das **Case Management** schon diskutiert (siehe Abschnitt 7.2.4), gilt aber auch im Grundsatz für alle mit intensiverer Zuwendung verbundenen aktivierenden Maßnahmen. Hinzu treten die Effekte eines positiven Gruppenerlebens, beispielsweise in **medizinischen Sportgruppen,**[671] die weitere Unterstützung und Motivation vermitteln.

Sehr deutlich wird dies auch in **Selbsthilfegruppen**, die nachgewiesene Erhöhungen des psychologischen und psychischen Wohlbefindens bei gleichzeitiger Verringerung der krankheitsverursachenden Faktoren bewirken.[672] Ebenfalls national und international wissenschaftlich belegt ist eine höhere Compliance von Teilnehmern von Selbsthilfegruppen, verursacht durch intensivere Auseinandersetzung und besseren Informationsstatus.[673]

Beide Effekte gelten auch für ausreichend intensive und kompetent durchgeführte **Patientenschulungen** für die deutliche Reduktionen bei Morbidität, Mortalität und Krankheitskosten nachgewiesen werden konnten.[674] Ein Beispiel im deutschen Kontext ist das Herz-Kreislauf-Intensiv-Programm der AOK Niedersachsen, für das eine Evaluation durch die Medizinische Hochschule Hannover durchgeführt wurde.[675]

In Kombination mit den genannten Schulungs- und Betreuungskonzepten bieten sich speziell für Risikopatienten die bereits erwähnten telematischen Monitoring Programme an. Deutsche Erfahrungen zeigen, dass der Einsatz beispielsweise für

---

[671] Vgl. Löllgen, H. (2002), S. 2759.
[672] Vgl. Borgetto, B. (2004), S. 180.
[673] Vgl. Borgetto, B. (2002), S. 34, Borgetto, B. (2004), S. 182.
[674] Vgl. Bialas, E. (1998), S. 54, Bürger, C. (2003), S. 305, Götschi, A. S., Weber, A. (2002), S. 1989.
[675] Vgl. AOK (2004), S. 37.

die tertiärpräventive Überwachung von herzinsuffizienten Patienten sowohl ein höheres Involvement als auch Kostenreduktionen zur Folge hat.[676]

7.3.2.2 Informationsversorgung

Die Relevanz von zielgenauer auf den Kontext des Patienten angepasster Information ist bereits mehrfach herausgestellt worden im Zusammenhang mit speziellen Therapie- bzw. Verhaltensänderungsprogrammen. Mechanismen, die in einer Programmumgebung wirken, dürften aber auch eine Wirkung in der traditionellen Arzt-Patienten-Situation entfalten.

Grundsätzlich haben über 50 % der Patienten bereits nach 5 Minuten die Hälfte der übermittelten Informationen eines Arztes vergessen. Ebenfalls wurde die Feststellung gemacht, dass sich Personen etwa an 20 % der gesprochenen Informationen erinnern, diese Quote aber auf ca. 50 % steigt, falls ergänzende visuelle oder schriftliche Informationen verwendet werden.[677]

Dieser Effekt ist in zweifacher Art und Weise nutzbar. Zum einen können auf allgemeiner Ebene **Patientenleitlinien** eingesetzt werden, die die wichtigsten Informationen zu den Ursachen, Auswirkungen und Therapiemöglichkeiten einer Krankheit aufführen. Die Effektivität dieser Art von Information in Bezug auf eine Veränderung des Verhaltens des Patienten ist erwiesen.[678] Darüber hinaus ist die Bereitstellung derartigen Leitlinien auch ein explizites, häufig geäußertes Anliegen der Patienten.[679]

Zum anderen ist eine noch gesteigerte Wirkung zu erwarten, wenn auf individueller Ebene **therapeutische Beratungsrezepte oder Infozepte** verwendet werden. Sie fassen die wichtigsten Ergebnisse und medikamentöse und nichtmedikamentöse therapeutische Maßnahmen individuell zusammen und dienen dem Patienten als Gedächtnisstütze.[680] Englische Untersuchungen haben gezeigt, dass mit einem Infozept versehene Patienten zufriedener waren, bessere Kenntnisse über Risiken

---

[676] Vgl. Heinen-Kammerer, T., Kiencke, P., Motzkat, K., u. a. (2005).

[677] Vgl. Kenny, T., Wilson, R., Purves, I., u. a. (1998), S. 471

[678] Vgl. Gerlach, F. M., Beyer, M., Brendt, M., u. a. (1999), S. 117.

[679] Vgl. Kenny, T., Wilson, R., Purves, I., u. a. (1998), S. 471-472.

[680] Vgl. Wölker, T. (2004), S. 131, Gerlach, F. M., Beyer, M., Brendt, M., u. a. (1999), S. 116.

und Nebenwirkungen ihrer Arzneimitteltherapie besaßen und zu 97 % den Erhalt als sehr sinnvoll einschätzten.[681]

Neben der Vermutung einer dadurch ausgelösten Complianceerhöhung[682] kann es auch durch die Präsenz von Telefonnummer, Arzt- und Organisationsname evtl. verknüpft mit einem Logo als Teil einer Marketing-Strategie eingesetzt werden.[683]

In dieser doppelten Wirkung auf den Patienten kann der Implementierungsaufwand, unter Nutzung der synergischen Netzwerkeffekte und evtl. auch unter Einbezug der pharmazeutischen Industrie, als verhältnismäßig gering eingeschätzt werden.[684]

7.3.2.3 Interaktive Mitgestaltung

Eine interaktive Mitgestaltung kann für die Patienten durch einen Patientenvertreter oder -beirat erfolgen, die aktiv an Entscheidungen beteiligt werden können. Für den einzelnen Patienten ist allerdings die Einrichtung eines **Beschwerdemanagements** von besonderer Bedeutung. Dies kann geschehen unter Einsetzung eines „Ombudsmannes", der als Vertrauenspartner für den Patient agiert, Beschwerden aufnimmt und für verschiedene Anliegen der Patienten als Anlaufstelle zur Verfügung steht. Um nachhaltig tätig sein zu können, bedarf es seinerseits eines hohen Ansehens bei der Ärzteschaft, um ggfs. nötige Veränderungen einzuleiten und dem Patienten eine befriedigende Reaktion nachzuweisen.[685]

Gelingt es einen hinreichenden Bekanntheitsgrad und eine befriedigende Reaktion auf berichtete Anliegen in angemessener Zeit zu erreichen, entsteht beim Patienten eine Beschwerdezufriedenheit (Compliant Satisfaction), die deutlich stärker sein kann als seine bis dato vorhandene allgemeine Zufriedenheit und Bindung.[686]

[681] Vgl. Kenny, T., Wilson, R., Purves, I., u. a. (1998), S. 475.
[682] Vgl. Wölker, T. (2001), S. 3, Welling, H. (2005), S. 9.
[683] Vgl. Wölker, T. (2001), S. 3.
[684] Vgl. Wölker, T. (2001), S. 3, Wölker, T. (2004), S. 131, Welling, H. (2005), S. 9.
[685] Vgl. Kranich, C. (1999), S. 344.
[686] Vgl. Strauss ,B. (2005), S. 332.

Auch wenn die **Patientenbefragungen** im Bereich der ambulanten Versorgung noch sehr deutlich eine Ausnahme darstellen,[687] sollte ihre Wichtigkeit für die Identifikation von Verbesserungsmöglichkeiten nicht unterschätzt werden.[688] Wie auch US-amerikanische Erfahrungen zeigen, ist die Implementierung von passenden Feedback-Verfahren ein klarer Erfolgsfaktor.[689] Überdies muss das Knowhow des Patienten in doppeltem Sinne zu Rate gezogen werden, da er sowohl die Einzelaktivitäten im Prozess aus Patientensicht bewerten kann als auch durch seinen Blick auf den Gesamtprozess Schnittstellenprobleme identifizieren hilft.[690]

7.3.3 Bindungsdeterminante Zufriedenheit

7.3.3.1 Sichtbare Qualität

Da gemäß einer aktuellen Befragung der Bertelsmann Stiftung 67 % der Befragten von einer zukünftigen Verschlechterung der Qualität in der medizinischen Versorgung in Deutschland ausgehen und nur 4 % mit einer Verbesserung rechnen,[691] muss es eines der Ziele eines integrierten Leistungserbringerverbundes, sein Qualität nicht nur zu produzieren, sondern auch zu kommunizieren.

Die Aktivitäten rund um die eher internen Instrumente

- Qualitätszirkel,
- Leitlinien,
- Qualitätsmanagement,
- Fehlermanagement,
- Behandlungszertifikate und
- Zweitmeinungsverfahren

müssen für die Patienten zum einen sichtbar werden, beispielsweise in Form eines **Qualitätsbericht**s. Auch die **Veröffentlichung von medizinischen Leistungsparametern** zur Orientierung der Patienten und zur Schaffung von Transparenz stellt hierzu einen wichtigen Baustein dar.

---

[687] Vgl. Nübling, M., Mühlbacher, A., Niebling, W. (2004), S. 301.
[688] Vgl. AOK (2004), S. 56.
[689] Vgl. Welsh, F. (1996), S. 5-18.
[690] Vgl. Dierks, M. L., Bitzer, E. M., Schwartz, F. W. (2002), S. 2.
[691] Vgl. Zöll, R., Brechtel, T. (2005), S. 1.

202

Aber zum anderen muss die verbesserte Qualität vom Patienten erfahrbar werden innerhalb seiner Behandlung, in seinem persönlichen Kontakt mit den Leistungserbringern. So gibt das Wissen des Patienten über die Existenz aktiver **Qualitätszirkel**, die sein Arzt bei auftretenden medizinischen Problemen zu Rate ziehen kann, ein zusätzliches Gefühl der Sicherheit und wird sehr positiv bewertet.[692]

Durch adäquate regelmäßige Kommunikation von Qualitätsstandards und deren Ergebnissen, über eine Patientenzeitung oder den Qualitätsbericht, aber auch im direkten Arzt-Patienten-Gespräch lassen sich das Vertrauen und die Zufriedenheit des Patienten erhöhen.

Ähnliches gilt für die Erläuterungen von verwendeten **Leitlinien**, da durch die Beschreibung des Behandlungsablaufs, dieser für den Patienten transparent wird.[693] Auch kann ein aktiver Einbezug in die Entwicklung von Leitlinien dem Vorurteil eines Rationierungsinstruments entgegenwirken.[694]

Zeichen sichtbarer Qualität wiederum sind **Qualitätsmanagement- und Behandlungszertifikate**, die grundlegend die Bestätigung über die gegebenen Voraussetzungen für eine gute medizinische Versorgung symbolisieren. Ausgestellt sollten diese werden von möglichst unabhängigen Institutionen wie Stiftungen oder dem TÜV, und weniger durch die Selbstverwaltungen oder staatlichen Einrichtungen oder Behörden.[695]

7.3.3.2 Erweiterung der Versorgungspräsenz

Durch die Erweiterung der Versorgungspräsenz wird für den Patienten ein deutlicher Mehrwert im Vergleich zur herkömmlichen Versorgung geboten. Es bieten sich **Verlängerte Sprechzeiten** vor allem bei Hausärzten, Internisten, Gynäkologen und Kinderärzten an. Daneben ist mit verlängerten Öffnungszeiten bei Ärzten aus Fachbereichen in denen häufige Notfalleinweisungen ins Krankenhaus statt-

---

[692] Vgl. AOK (2004), S. 15.
[693] Vgl. Gerlach, F. M., Beyer, M., Szecsenyi, J., Fischer, G. C. (1998), S. 1020.
[694] Vgl. Obrist, R. (2001), S. 1278.
[695] Vgl. Zöll, R., Brechtel, T. (2005), S. 5.

finden auch ein ökonomischer Effekt verbunden, da diese evtl. reduziert werden können.[696]

Ebenfalls eine Möglichkeit dem Patienten ein verbessertes Versorgungsangebot zu bieten und gleichzeitig Krankenhauseinweisungen zu verhindern, ist die Einrichtung einer **Notfallanlauf- oder Bereitschaftspraxis** am Standort eines Krankenhauses. Sie steht zur Verfügung für Patienten, die außerhalb der üblichen Sprechzeiten einen dringenden medizinischen Rat benötigen.[697] Für die Patienten ist durch die Lage am Krankenhaus ein fester Anlaufpunkt gegeben und es hat sich gezeigt, dass ein erheblicher Anteil von Krankenhauseinweisungen durch die medizinische Betreuung in der Notfallanlaufpraxis vermieden werden kann.[698]

Eine Einrichtung, die für Patienten die Sicherheit vermittelt in medizinischen Problemlagen außerhalb der Sprechstundenzeiten adäquate Unterstützung zu bekommen ist ein **24-Std.-Notruftelefon.** Patienten sind häufig mit der Einschätzung der Dringlichkeit und der Auswahl der geeigneten Behandlungsoption überfordert und sehen hierin ebenfalls einen echten Mehrwert.[699]

Triagestufe	Bezeichnung	Handlungsempfehlung
1	Sofort	Vermittlung an den regionalen Rettungsdienst mit der Empfehlung der notfallmäßig stationären Behandlung
2	Dringend	Empfehlung zur sofortigen ambulanten Notfallkonsultation durch den Hausarzt oder dessen Vertretung
3	Mäßig dringend	Empfehlung zur Konsultation beim Hausarzt oder dessen Vertretung innerhalb von 24 Stunden
4	Routine-konsultation	Empfehlung zur Hausarztkonsultation innerhalb von 2 bis 7 Tagen
5	Selbstbehandlung	Keine Arztkonsultation. Die Gesundheitsberaterin erteilt Ratschläge zur Selbstbehandlung

Tabelle 24: **Triagestufen und Handlungsempfehlungen für 24-Std-Notfalltelefon**[700]

---

[696] Vgl. AOK (2004), S. 24.

[697] Vgl. Meyer-Lutterloh, K. (2000), S. 74.

[698] Vgl. Deutsches Ärzteblatt (1998), S. 454.

[699] Vgl. Meer, A., Simonin, C., Trapp, A., u. a. (2003), S. 2160.

[700] Quelle: Eigene Darstellung, in Anlehnung an Meer, A., Wirthner, A., Simonin, C. (2005), S. 1074

Auch mit diesem Instrument, welches eine durchgehende Dokumentation und Bewertung der Anfragen auf Basis eines Triagesystems (siehe Tabelle 24) erlauben sollte,[701] sind neben dem Mehrwert für den Patienten positive ökonomische Effekte verbunden.

Ergebnisse aus Holland und der Schweiz belegen, dass zwischen 60 und 80 % der Patienten der Notfallambulanz eines Krankenhauses auch hätten in niedergelassenen Praxen behandelt werden können.[702] Diese Fehlsteuerung kann erwiesenermaßen durch die Einrichtung eines triagebasierten 24-Std.-Notruftelefons reduziert werden.[703]

Einen Mehrwert für den Patienten im täglichen Umgang mit Ärzten und anderen medizinischen Leistungserbringern stellt die **Unterstützung bei der Terminvergabe** dar. Möglich sind verschiedene Ausprägungen, die alle gesonderte Privilegien oder Serviceleistungen beinhalten, die in der traditionellen Versorgung nicht gegeben sind. Dem eingeschriebenen Patienten wird hiermit die Zugehörigkeit zum Verbund demonstriert und die verbesserte Versorgung deutlich vor Augen geführt.

Zum einen besteht die Möglichkeit zur Beschränkung der Wartezeiten für einen Arzttermin auf eine garantierte maximale Zeit in Tagen. Beispielsweise kann für die Vergabe von Facharztterminen für erweiterte Konsultationen das Angebot eines Facharzttermins am gleichen Tag gemacht werden, das für die Patienten einen deutlich spürbaren Nutzen erbringt und im Sinne einer stärkeren Bindung sehr wirksam ist.

Zum anderen ist die Koordination und Vereinbarung von weiteren Arztterminen durch das Praxispersonal ein zusätzlicher Service, den speziell ältere und morbidere Patienten sehr favorisieren würden.[704]

Ein Instrument im Bereich der Terminverwaltung, das wiederum aus Sicht der Patienten einen Mehrwert bietet und gleichzeitig unter ökonomischen und Effi-

---

[701] Vgl. Car, J., Sheikh, A. (2003), S. 968.
[702] Vgl. Meer, A. (2005), S. 459 und Meer, A., Wirthner, A., Simonin, C. (2005), S. 1074
[703] Vgl. Meer, A., Wirthner, A., Simonin, C. (2005), S. 1075.
[704] Vgl. Strehle, O. (2005), S. 84.

zienzgesichtspunkten hochinteressant ist, ist ein automatisiertes **Erinnerungssystem für wichtige Termine**. Diese sog. Recall-Systeme sind gedacht zur Erinnerung an Laboruntersuchungen, zur Tumornachsorge, für DMPs, für Impf-Folgetermine, für Vorsorgeuntersuchungen und zur Information über Seminare, Veranstaltungen und neue Serviceleistungen.[705] Benachrichtigt werden die Patienten per Telefon, Post, Fax, Email oder SMS.

Es kann für die Patienten, speziell für chronisch Erkrankte, einen hohen Nutzen entwickeln und als Qualitätskriterium zur Bindung an den integrierten Verbund deutlich beitragen.[706] Eine Beachtung des § 7 Abs. 2 des Gesetzes gegen den Unlauteren Wettbewerb (UWG) ist allerdings vor dem Einsatz in Form einer Einwilligung evtl. in Verbindung mit der Einschreibung des Patienten vonnöten.

Zur ökonomischen Perspektive existieren interessante Zahlen aus England. So konnte durch die Pilotanwendung eines SMS-Erinnerungssystems die Ausfallquote von Arztterminen um 8 Prozent gesenkt werden. Bei Kosten von 5 Cent pro versendeter SMS und der Übernahme der Entwicklungskosten durch einen Sponsor, ist der Einsatz eines solchen Systems durchaus erwägenswert, vor allem vor dem Hintergrund, dass für den NHS jährliche Kosten von ca. 560 Mio. Euro durch nicht wahrgenommene Termine angenommen werden.[707]

Hinzu kommt, dass bei entsprechenden Umfragen die Akzeptanz von Recall-Systemen bei den Patienten sehr hoch (fast 90 %) und eine direkte Ablehnung mit nur ca. 4 % der Befragten sehr gering ist.[708]

Abschließend kann konstatiert werden, dass speziell die genannten Instrumente zur Erweiterung und Verbesserung der Versorgungspräsenz deutliche Potentiale in den Dimensionen Effizienzverbesserung und Kundenmehrwert aufweisen. Durch die Art der Leistung, die inhaltlich leicht verständlich und gleichzeitig einfach kommunizierbar ist, sind zusätzlich Gewinne im Image und der Außendar-

---

[705] Vgl. Wölker, T. (2004), S. 130.
[706] Vgl. Welling, H. (2005), S. 9.
[707] Vgl. Dyer, O. (2003), S. 1281.
[708] Vgl. Welling, H. (2005), S. 9.

stellung zu erwarten,[709] wobei die Einbindung in eine alle Ebenen des Verbundes umfassende Strategie bezüglich der Außenwirkung unbedingt notwendig ist.

Innerhalb der Instrumente zur Versorgungspräsenz werden von befragten Netzpatienten das 24-Std.-Notruftelefon und die Notfallanlaufpraxis wesentlich stärker favorisiert als verlängerte Sprechzeiten und Erinnerungen an Termine.[710]

Durch ihre hohe Differenzierung zur herkömmlichen Versorgung in für die Patienten direkt spür- und erfahrbaren Wirkungsbereichen wirken einige dieser Instrumente auch nicht lediglich über die Determinante der Patientenzufriedenheit auf die Bindung ein, sondern sie stellen teilweise bereits Wechselbarrieren dar. Was diese beinhalten und wie sie ihre Wirkung entfalten, wird im folgenden Abschnitt vorgestellt werden.

7.3.4 Bindungsdeterminante Wechselbarrieren

7.3.4.1 Monetäre Anreize

Mit der Bindungsdeterminante der Wechselbarrieren soll dem Patienten ein Anreizsystem vermittelt werden, das seine Bestrebungen den Verbund zu verlassen zum einen grundsätzlich und zum anderen für einzelne Arztbesuche innerhalb einer Krankheitsepisode minimiert. Für ersteres stellen bereits einige der im letzten Abschnitt diskutierten Instrumente der Erweiterung der Versorgungspräsenz eine Wechselbarriere dar, da sie auf den durch sie produzierten Mehrwert beim Verlassen des Verbundes verzichten müssten.

Als Möglichkeiten für Wechselbarrieren wird an dieser Stelle unterschieden in monetäre und nichtmonetäre Anreize. Für monetäre Anreize bestehen unterschiedliche Optionen, die aber nach derzeitiger Rechtslage mit der jeweiligen Krankenkasse abgesprochen werden müssen. Diesen ist es nach § 65a Abs. 2 SGB V erlaubt einen finanziellen Bonus für den Versicherten zu geben. Zur Ausgestaltung stehen verschiedene Optionen offen:

[709] Vgl. Wölker, T. (2004), S. 130.
[710] Vgl. Strehle, O. (2005), S. 87.

- Reduzierung der Selbstbeteiligungen, wie es von verschiedenen Kassen beispielsweise im Hausarztvertrag der Barmer Ersatzkasse (BEK) in Form der teilweisen Befreiung von der Praxisgebühr praktiziert wird[711]

- Reduzierung des Krankenkassenbeitrags, zur Förderung der Einschreibung und der Teilnahmeaktivität,[712] die lt. dem Institut für Gesundheits- und Sozialforschung (IGES) etwa 17,6 % bzw. 260 Euro jährlich betragen müsste[713]

- Bonus-Programme, zur Förderung eines gesundheitsbewussten und ökonomischen Verhaltens,[714] welches auch lt. Aussage des Wissenschaftlichen Instituts der AOK (WIdO), speziell von jüngeren Versicherten sehr befürwortet wird[715]

- Begrüßungsbonus, zur Erhöhung der Bereitschaft zum Beitritt in ein integriertes Versorgungsmodell

- Treuebonus, falls über einen gewissen Zeitraum nur Leistungserbringer des Verbundes in Anspruch genommen werden

- Compliance-Bonus, als zusätzlichen Motivationsparameter für die aktive und kontinuierliche Teilnahme an empfohlenen Maßnahmen zur Stärkung der Eigenkompetenz (siehe Abschnitt 7.3.2.1), sowie für die Erreichung vereinbarter Therapieziele

Bei der Setzung von Anreizen jedweder Art ist allerdings sehr umsichtig eine Analyse der induzierten Wirkungen durchzuführen, um nicht Umgehungsstrategien auszulösen oder andere ungewollte Effekte zu provozieren. Ein Beispiel hierfür sind die Beitragsrabatte in der Schweiz, die als Anreiz gesetzt wurden, um die Einschreibung in alternative Versorgungsformen zu unterstützen. Sie zeitigten allerdings den Effekt, dass in der Öffentlichkeit das Bild der „Billigmedizin" entstand, was auf die Einschreibung teilweise sehr kontraproduktiv wirkte.[716]

---

[711] Vgl. Ärztezeitung (2005a).
[712] Vgl. AOK (2004), S. 59.
[713] Vgl. Stüwe, H. (2005).
[714] Vgl. Zok, K. (2005), S. 2.
[715] Vgl. AOK (2004), S. 60-62.
[716] Vgl. Hess, K. (2003), S. 8.

7.3.4.2 Sachanreize

Zur Unterstützung der im letzten Abschnitt genannten Anreizziele können ergänzend oder alternativ Sachleistungen für die Versicherten angeboten werden, die für Patienten einen entsprechenden Wert aufweisen und eventuell auch zusätzlich gesundheitsfördernd sind. Ein Einbezug der jeweils betreffenden Krankenkasse kann hier ebenfalls sinnvoll sein. In Frage kommen an dieser Stelle verschiedene Arten von Leistungen:

- Gutscheine für Apotheke oder Fitnessstudio werden zunehmend von Patienten favorisiert, wobei bei Fitnessstudios auf Qualität und kooperativen Austausch mit dem Verbund gelegt werden muss[717]
- Präventionsleistungen, die innerhalb des GKV-Leistungskataloges nicht oder nicht in gewünschter Häufigkeit erstattungsfähig sind in Verbindung mit der Erstellung von Check-up-Zertifikaten mit aktuellen medizinischen Parametern und Verhaltensempfehlungen[718]
- Individuelle Gesundheitsleistungen (IGeL), die von Patienten zunehmend in Anspruch genommen werden zur Bedürfnisbefriedigung ihres Wunsches nach Wohlfühlen und Vitalität.[719]

Die Präferenz der Versicherten zwischen monetären und nicht monetären Anreizen ist noch unentschieden, da sowohl Umfrageergebnisse existieren, in denen eingeschriebene Versicherte finanzielle Boni ablehnten,[720] als auch einige, in denen sich die Mehrheit der Befragten deutlich dafür aussprach.[721]

Es ist davon auszugehen, dass durch ein wachsendes Gesundheitsbewusstsein innerhalb der Bevölkerung, der Wert auch von Sachleistungen verstärkt wahrgenommen wird. In Verbindung mit einer ebenfalls sich entwickelnden Sensibilisierung gegenüber den Kosten von Gesundheitsleistungen wird ein steigender Einfluss derartiger Anreizsysteme zu erwarten sein und eine Verstärkung der Patientenbindung herbeiführen.

---

[717] Vgl. Welling, H. (2005), S. 92.

[718] Vgl. Welling, H. (2005), S. 89.

[719] Vgl. Gehring, W. G., Gehring, M. (2005), S. 94.

[720] Vgl. Schlingensiepen, I. (2002).

[721] Vgl. Strehle, O. (2005), S. 104.

7.4 Abbau institutioneller Barrieren

Der nachgewiesene hohe Impact des Produktionsfaktors Patient im Geschehen des Gesundheitswesens bedingt eine eingehende Beschäftigung mit der Thematik Effizienzverbesserung durch Verhaltensänderung und Complianceerhöhung. Wie die vorhergehenden Abschnitte dieses Kapitels zeigen, ist hierzu ein Abbau der institutionellen Barrieren auf Seiten der Patienten und der Leistungserbringer zwingend erforderlich.

Die sich verschärfenden Rahmenbedingungen durch abnehmende Quantität und Qualität der sozialen Kontakte auf Patientenseite und verstärkten Budgetdruck auf Ärzteseite erhöhen diese Barrieren sukzessive. Konkret zu beobachten ist dies in der Divergenz zwischen der meistgenannten stillen Erwartung des Patienten und der realen Gesprächsdauer im Arzt-Patienten-Kontakt.

Erforderlich sind konzertierte Aktivitäten innerhalb vernetzter Strukturen zur Stärkung der „intersektoralen" Schnittstelle der Arzt-Patienten-Beziehung, die unverändert einen Großteil der Kommunikations- und Steuerungslast tragen werden muss. Entlastend wirken können hier parallele Anstrengungen zur Motivation und Bindung der Patienten über zusätzliche über den Verbund organisierte Angebote, die den Patienten individualisiert unterstützen und ihm einen persönlichen und erfahrbaren Mehrwert verschaffen.

Bleibt die Diskussion der institutionellen Barriere Arztwahlfreiheit. Diese ursprünglich von den Ärzten zur Sicherung der Einkommensbasis erstreikte Institution,[722] wird von Versicherten in Befragungen nach wie vor als sehr wichtig erachtet.[723] Studienergebnisse aus den USA zeigen allerdings, dass die Möglichkeit zur Auswahl von Spezialisten, obwohl sie sehr selten wahrgenommen wird, stärker wiegt als günstigere Prämien und damit viele Patienten vor Festeinschreibung in HMOs zurückschrecken.[724]

Als Schlussfolgerung hieraus ist zu ziehen, dass lediglich die Option auf die Wahlfreiheit eine Wichtigkeit besitzt, die allerdings eher psychologischer Natur

---

[722] Vgl. Kunstmann, W., Butzlaff, M., Böcken, J. (2002), S. 174.
[723] Vgl. Gebuhr, K. (2005), S. 7.
[724] Vgl. Wagner, E. R. (2001), S. 33.

zu sein scheint, da sie faktisch nur sehr selten Anwendung findet. Bestätigt wird dies durch das Inanspruchnahmeverhalten der deutschen GKV-Versicherten, die in sehr hohem Maße eine feste Hausarztbindung aufweisen und auch praktizieren,[725] allerdings in Umfragen regelmäßig die unabdingbare Wichtigkeit der freien Arztwahl in Deutschland betonen.[726]

In jedem Fall muss diese Diskrepanz zwischen psychologisch induziertem Anspruch und real praktiziertem Tun in einer Strategie zur dauerhaften und belastbaren Bindung des Patienten bzw. Versicherten zwingend Berücksichtigung finden. Geschehen könnte dies durch die Gewährung zumindest nomineller Wahlfreiheit zur Hinzuziehung externer Experten.

Die nicht zuletzt aus Effizienzgründen anzustrebende Vorgehensweise wäre allerdings die deutliche Stärkung der vorgestellten Bindungsdeterminanten durch die adäquate Verwendung ihrer jeweiligen Instrumente. So kann sich beim Patienten die durch die gefühlte Qualität der Versorgung vermittelte psychologische und intellektuelle Gewissheit einstellen, sich bereits in den „besten verfügbaren Händen" zu befinden. Damit wird für ihn eine Suche nach Alternativen obsolet.

---

[725] Vgl. Naidoo, J., Wills, J. (2003), S. 306.
[726] Vgl. Gebuhr, K. (2005), S. 7.

8. Controlling

8.1 Motivation und Definition

8.1.1 Status

Die Umsetzung der in den vorangegangenen Kapiteln diskutierten Maßnahmen
zur Verbesserung der Effizienz des Leistungsprozesses innerhalb eines integrierten Versorgungsverbundes erfordert zwingend die Entwicklung und den Aufbau
übergreifender Informationsmanagement- und Controllingsysteme. Sei es

- der Einsatz einer Capitation für die externe Vergütung,
- die Identifizierung von wichtigen, bisher dem Verbund noch nicht zugehörigen Leistungserbringern,
- die Bereitstellung von Daten für Rabattverhandlungen oder
- Risk Sharing Vereinbarungen mit der pharmazeutischen Industrie,
- die Segmentierung der Versicherten für eine zielgruppengerechte Ansprache oder
- ihrer Bedarfsfeststellung für die Zuordnung zu complianceerhöhenden
  Maßnahmen,

für die ein vorbereitender und steuernder Informationsbedarf existiert; es ist in
allen Fällen eine zeitnahe und exakte Datenverfügbarkeit zur Schaffung von
Transparenz im Kosten- und Leistungsgeschehen und innerhalb der organisatorischen Aktivitäten erforderlich.

Art und Umfang der hierfür benötigten Daten, ergeben sich aus dem jeweiligen
Kontext der Zielsetzungen und der Entwicklungsstufe des Verbundes. Im Allgemeinen setzen sich die Informationen, die Gegenstand der folgenden Seiten sind,
zusammen aus medizinischen, verwaltungstechnischen und ökonomischen Daten,
die für den Betrieb und die Steuerung, sowie die Weiterentwicklung notwendig
sind.

Das beinhaltet im medizinischen Bereich alle Informationen zum Patienten, wie
Diagnosen, Befunde, Therapien, Verordnungen für Arznei-, Heil- und Hilfsmittel
und häusliche Krankenpflege, stationäre Einweisungen, Arztbriefe, Bildmaterial,

212

u. ä., aber auch Verwaltungsinformationen wie Krankenversicherungsdaten, Adressen, Termin- und Abrechnungsdaten. Im ökonomischen Bereich handelt es sich primär um Finanzdaten wie Einnahmen und Ausgaben, sowie Abrechnungs- und Umsatzzahlen, aber auch Leistungsarten und -mengen.

Das Management dieser Informationen, die als Grundlage für ein effektives Controllingsystem Voraussetzung sind, gestaltet sich bisher sehr unterschiedlich. Während medizinische Informationen noch zum größten Teil auf Papier in Aktenform aufgezeichnet und archiviert werden, findet die Verwaltung und Speicherung von Verwaltungs- und Abrechnungsdaten zum größten Teil elektronisch statt. So übermitteln ca. 80 % der Vertragsärzte die Quartalsabrechnung elektronisch an ihre KV.[727] Gemäß Schätzungen von Experten nutzt allerdings nur ca. ein Drittel der elektronisch Abrechnenden die weitergehenden Möglichkeiten der Praxissysteme zur elektronischen Dokumentation und Verwaltung medizinischer Patientendaten.

Wie in Kapitel 5 bereits diskutiert, ist eine Erklärung für die niedrige Quote bei der vollumfänglichen Nutzung elektronischen Informationsmanagements neben einer mehrdimensionalen Akzeptanzproblematik[728] die Motivation durch die finanzielle Anreizsituation, in der sich eine vertragsärztliche Praxis befindet. Die Arztpraxis in ihrer herkömmlichen Ausprägung sieht sich bezüglich Informationsmanagement und Controlling lediglich Anforderungen gegenüber, die sich auf das direkte Management der einzelnen Praxis beziehen. Durch die Abrechnung der GKV-Patienten per Einzelleistungsvergütung gemäß EBM an die KV (bzw. der PKV-Patienten gemäß GOÄ) besteht zu einem Management des über die Praxis hinausgehenden Leistungsgeschehens nur wenig Veranlassung und wird daher auch entsprechend gehandhabt.

Erst durch den Zusammenschluss im Rahmen eines integrierten Verbundes mit den vorgenannten Möglichkeiten zur übergreifenden Effizienzverbesserung erweitert sich der Fokus auf über die einzelne Praxis hinausgehende Fragestellungen. „Die bisher vorherrschende Form der Einzelpraxis ohne systematische Kommunikations- bzw. Kooperationsbeziehungen mit anderen Leistungserbrin-

---

[727] Vgl. KV Nordrhein (2004)
[728] Vgl. Glock, G., Sohn, S., Schöffski, O. (2004), S. 124-130.

gern [...]"[729] soll in diesem Rahmen überwunden werden, um durch diese bisher vorherrschende strukturelle Gegebenheit der, bereits in Abschnitt 2.3 erläuterten, doppelten Desintegration induzierte Defizite in der Patientenversorgung abzubauen.

Um dies zu erreichen, wird bereits in den meisten Verbünden oder Netzen versucht die Kommunikation und Kooperation durch einen Ausbau des bisherigen Informationsmanagements zu verbessern,[730] um beispielsweise durch Austausch von Patientendaten erste Ansätze eines übergreifenden medizinischen und ökonomischen Controlling zu ermöglichen.

Hierbei hat sich jedoch die reine Motivation durch die Zielsetzung einer verbesserten Versorgung bei gleichzeitig erhöhter Zufriedenheit der Patienten und der Leistungserbringer bisher in den meisten Fällen als nicht ausreichend erwiesen, um den organisatorischen Aufbau in der beabsichtigten Form zu erreichen. Aus diesem Grund muss neben der intrinsischen Motivation der jeweiligen Leistungserbringer ein extrinsischer Anreiz finanzieller Natur hinzukommen, der über die bisher praktizierte Erweiterung des Einzelleistungskataloges hinausgeht.

Hier greift die in Kapitel 3 vorgestellte Vergütung mittels Capitation, welche ein Anreizsystem so gestaltet, dass die verbesserte Kommunikation und Kooperation eines Verbundes oder Netzes zur Realisierung von Effizienzgewinnen führt, an denen die Leistungserbringer direkt beteiligt werden können.[731]

Stellt schon die ohne Veränderung der Vergütungsform erfolgte Vernetzung erhöhte Anforderung an das zu implementierende Informationsmanagement, so wird spätestens bei der Übernahme der finanziellen Verantwortung eine hohe Informationstransparenz für medizinische und ökonomische Sachverhalte unabdingbar. Eine Steuerung oder ein Controlling zur Nutzung der entstehenden Chancen und einer Vermeidung der eventuellen Risiken ist nur mit ausreichender Kenntnis des Status des Verbundes möglich. Beispiele für Chancen und Risiken,

---

[729] Oberender, P., Fleischmann, J. (2002), S. 154.
[730] Vgl. Trill, R. (2002c), S. 147.
[731] Vgl. Lindenthal, J., Sohn, S., Schöffski, O. (2004), S. 125-148.

die in einem integrierten Verbund unter Budgetverantwortung ohne Transparenz nicht adäquat zu nutzen bzw. zu vermeiden sind, zeigt Tabelle 25.

Chancen	Risiken
Verbesserte Versorgung durch abgestimmte Behandlungsprozesse	Erhöhter zeitlicher und finanzieller Aufwand vor allem in der Anlaufphase
Realisierung von Effizienzgewinnen aus: • Vermiedenen KH-Einweisungen • Risk Sharing- und Rabattvereinbarungen • Kosteneffektiver Pharmakotherapie • Effizientem Einsatz von Heil- und Hilfsmitteln • Erhöhte Compliance der Versicherten	Unbefriedigende Zielerreichung für inhaltliche und ökonomische Ziele wie • Leitlinieneinsatz • Qualitätszirkelbeteiligung • Compliance der Versicherten • etc.
Erschließung weiterer Einnahmequellen aus: • Bereitstellung von Daten für die Versorgungs- forschung • Durchführung wissenschaftlicher Studien • Schulung organisatorischer und struktureller Innovationen	durch unzureichende Durchführung und/oder Akzeptanz der geplanten Maßnahmen
Möglichkeit zu medizinisch effektiverer Behandlung durch größere Unabhängigkeit von Gebührenordnungskatalogen	Fehlallokation von Ressourcen durch Konzentration auf falsch gewichtete Themenbereiche oder Bürokratisierung

Tabelle 25:   **Auswahl von Chancen und Risiken unter Budgetverantwortung[732]**

8.1.2   Definition und Inhalte des Controlling

Eine eher akademische Definition lautet: *„Das Controlling hat die spezifische Führungsunterstützungsfunktion der Koordination innerhalb des Führungssystems der Unternehmung,...[und] es gestaltet, implementiert und benutzt die hierzu erforderlichen Instrumente der Planung, Steuerung, Kontrolle und Informationsversorgung."*[733]

Hervorzuheben ist zunächst der eventuell unerwartete Umfang des Begriffs, da man geneigt ist den deutschen Begriff der „Kontrolle" zu assoziieren. Der Ausdruck „Controlling" leitet sich aber nicht von dem deutschen Begriff ab, sondern aus dem englischen „to control" mit der Bedeutung: leiten, lenken, steuern, beeinflussen. Die Kontrolle von Kennzahlen ist also damit durchaus enthalten, Control-

---

[732] Quelle: Eigene Darstellung.
[733] Horvath, P. (1994), S. 237.

ling beschränkt sich aber bei weitem nicht darauf, sondern verknüpft damit ein aktives Managementinstrumentarium für die Vorausplanung sowie Vor- und Nachsteuerung der zentralen Aktivitäten. Ebenso umfasst es die Einrichtung und Kontrolle der sowohl zu Controllingzwecken als auch für die Unterstützung des unmittelbaren Leistungserstellungsprozesses benötigten Informationsflüsse. An dieser Stelle deutet sich bereits eine Zweiteilung in der Zielsetzung des Controlling an, die sich folgendermaßen darstellt:

- Strategisches Controlling mit der Aufgabenstellung der direkten Führungs-unterstützung mit einem Zeithorizont von 3-5 Jahren. Im Falle eines Praxisnetzes zum Beispiel
  - die Planung, die Überwachung und gegebenenfalls die Nachsteuerung des Netzwachstums anhand der Anzahl der eingeschriebenen Netzpatienten,
  - die Entwicklung der Anzahl stationäre Einweisungen ersetzender ambulanter OPs,
  - eine kontinuierliche Analyse der Hauptbehandlungs- und Überweisungsflüsse im Netz, um für die Qualitätszirkelarbeit entsprechende Leistungserbringer im bzw. für eine Neuanwerbung außerhalb des Netzes zu identifizieren.
- Operatives Controlling zur direkten Unterstützung des Leistungserstellungsprozesses mit einem Zeithorizont von maximal einem Jahr mit Aufgabenstellungen wie
  - die Festlegung, Überwachung und Information der Leistungserbringer über das per Leitlinie vereinbarte Verordnungsverhalten und
  - die vereinbarten Abklärungspfade vor einer stationären Einweisung,
  - oder auch die Berechnung und Information über den derzeitigen und den zum Jahresende voraussichtlichen Status des Capitation-Budgets.

8.1.3 Voraussetzungen für effizientes Controlling

Wie aus diesen wenigen oben genannten Beispielen bereits deutlich wird, ist für die Erfüllung dieser Aufgaben eine große Menge an detaillierten Informationen nötig, die

216

1) generiert,

2) passend strukturiert und

3) an einer Stelle gesammelt, um schließlich

4) mit einem Bedeutungskontext hinterlegt zu werden, der es erlaubt

5) klare Steuerungsoptionen zu entwickeln.

Diese 5 Schritte sollen mit möglichst geringen Transaktionskosten (Personal und andere Ressourcen) durchgeführt werden und insgesamt sehr hohe Effizienz aufweisen (d. h. für alle einen hohen, verständlichen Nutzen bei möglichst geringem Mehraufwand). Um dies zu gewährleisten und gleichzeitig die Akzeptanz der Beteiligten zu erhalten, empfiehlt es sich diese zu implementierenden Controllingprozesse weitgehend zu automatisieren.

Bei dem bisherigen Nutzungsgrad von IT-gestützten Dokumentationssystemen erscheint diese Empfehlung etwas vermessen, aber die Erfahrung hat gezeigt, dass ein Trägermedium wie Papier maximal in einer Übergangszeit genutzt werden kann, um auf ausreichende Akzeptanz zu stoßen, wie viele Beispiele aus dem Bereich des Qualitätsmanagements zeigen.

Bei einer wie in Kapitel 5 skizzierten Anwendungsarchitektur wird ein Optimum an Akzeptanz und Effizienz in Schritt 1 erreicht, da die Daten im üblichen, laufenden Behandlungsprozess selbstständig entstehen.

Beste Voraussetzung für Schritt 2 und 3 ist die geschilderte einheitliche Datenbasis der einheitlichen Softwareplattform. Wie in Kapitel 5 bereits geschildert ist eine Vernetzung der bestehenden heterogenen Praxissoftwarelandschaft aus Effizienzgesichtspunkten wegen hoher Investitions- und Betriebsaufwände deutlich zweite Wahl. Die bestehenden Lösungen D2D und VCS werden durch ihre Handhabung schlecht akzeptiert und liefern durch ihre Nachrichtenbasierung nicht die volle Informationsbreite oder -struktur, die volltransparentes Arbeiten ermöglicht.[734] Existierende Systeme mit einer automatisierten Synchronisation von Praxis zu Praxis auf einer einheitlichen Datenstruktur leisten in beiden Bereichen deutlich mehr bei geringerem Aufwand.

---

[734] Vgl. Schug, S. H. (2003), S. 393-394.

Ergänzt werden die Daten aus den Praxen durch geeignete von der KV bzw. der Krankenkasse bereitzustellende medizinische und ökonomische Daten über Leistungen aus nachgelagerten Sektoren außerhalb des Verbundes. Primär von Bedeutung sind hier das tatsächlich abgerufene Verordnungsvolumen (eingelöste Rezepte), sowie medizinische und Kostenparameter aus stationären Aufenthalten.

Für eine gelungene Umsetzung der Schritte 4 und 5 ist eine hohe Transparenz der Ziele und der mit diesen und untereinander in Wechselwirkung stehenden Prozesse des Verbundes erforderlich. Ist diese Transparenz vorhanden, kann ein Kennzahlensystem sowohl für Ziele als auch für aussagekräftige Prozessparameter aufgebaut werden, das entsprechende Planvorgaben erlaubt, eine Fortschrittsüberwachung ermöglicht und entsprechende Handlungsoptionen zur Steuerung in Richtung des selbstgewählten Ziels aufzeigt. Ein geeignetes Gerüst für diese Vorgehensweise stellt beispielsweise die Methodik der Balanced Scorecard bereit.[735]

8.1.4 Strukturierung des Controlling mittels der Balanced Scorecard

Bisherige Controllingsysteme priorisieren häufig finanzielle Kennzahlen zur Steuerung des unternehmerischen Handelns. Für die im vorliegenden Kontext anstehenden Aufgaben sind jedoch wesentlich weitergehende und detaillierte Kennzahlen erforderlich. Dies betrifft auch immaterielle Unternehmenswerte, wie beispielsweise die Durchführung von Qualitätszirkeln oder den Aufbau einer IT-gestützten Kommunikationsstruktur, die von herkömmlichen Kennzahlensystemen nicht oder nur ungenügend abgebildet werden. Hinzu kommen eine hohe Vergangenheitsorientierung und eine begrenzte Steuerungsfähigkeit aufgrund zu hoher Aggregation.[736]

Um diese Schwächen zu überwinden empfiehlt sich der Einsatz einer Balanced Scorecard (BSC), die ursprünglich zur Leistungserfassung entwickelt wurde, mittlerweile aber ein Instrumentarium bietet, das es erlaubt eine direkte Verknüpfung zwischen strategischer Vision und operativen messbaren Zielen herzustellen. Eine Aussage aus der Praxis formuliert dies wie folgt: „Der besondere Charme der Ba-

---

[735] Vgl. Kaplan, R. S., Norton, D. P (2001), Esslinger, A. S. (2003).
[736] Vgl. Heberer, M., Imark, P., Freiermuth, O., u. a. (2002), S. 425.

lanced Scorecard liegt in ihrer hohen Umsetzungs- und Praxisorientierung. Denn eine noch so gute Strategie nützt nichts, wenn sie nur auf dem Papier steht. Alle Mitarbeiterinnen und Mitarbeiter sollen sich mit der Unternehmensstrategie identifizieren und ihre tägliche Arbeit daran orientieren."[737]

Die Vorteile einer BSC gegenüber herkömmlichen Methoden liegen also einerseits in dem erweiterten Spektrum an Perspektiven, z. B. Patienten- und Mitarbeiterzufriedenheit und andererseits in der vertikalen Verknüpfung strategischer Ziele mit operativen Inhalten, die für jeden Beteiligten nachvollziehbar und messbar sind. Die vier Hauptperspektiven und die innerhalb der Perspektiven bis auf Handlungsebene zu konkretisierenden Steuerungskennzahlen zeigt Abbildung 25.

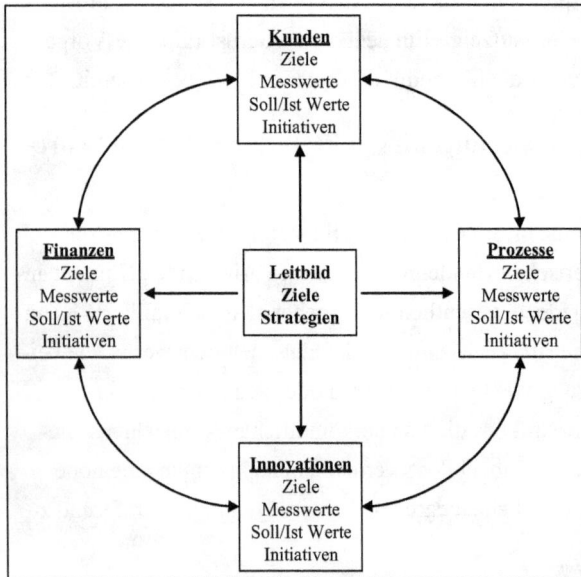

Abbildung 25: Die 4 Perspektiven der BSC und ihre horizontale und vertikale Verknüpfung[738]

Eine Einbeziehung von Kennzahlen auch aus nichtmonetären Bereichen liegt darin begründet, dass davon ausgegangen wird, dass finanzielle Zielgrößen von kau-

---

[737] Klusen, N. (2002), S. 39.

[738] Quelle: Eigene Darstellung in Anlehnung an Kaplan, R. S. (1996), S. 9.

sal verknüpften Einflussfaktoren beeinflusst werden, die ebenfalls mess- und steuerbar sind.[739] Diese werden in das Kennzahlensystem mit aufgenommen und je nach Auftreten im Ursache-Wirkungszusammenhang nach Frühindikatoren (Leistungstreiberkennzahlen, sog. leads) und Spätindikatoren (Ergebnis- oder Kernkennzahlen, sog. lags) klassifiziert.[740]

Für alle Kennzahlen muss schließlich eine vollständige Matrix der Ursache-Wirkungsbeziehungen entwickelt werden, um eine effektive Steuerung zu ermöglichen. Zusätzlich muss eine Prüfung auf eine unmittelbare strategische Relevanz jeder Kennzahl bezüglich der zuvor festgelegten Ziele erfolgen.[741] Zu realisierende Ziele innerhalb der einzelnen Perspektiven gestalten sich auf strategischer Ebene wie folgt:

Patientenperspektive:[742]

- Qualität der Behandlungen
- Arzt-Patientenbeziehung
- Patientenzufriedenheit
- Patientenbindung
- Neupatientenakquirierung
- Marktanteil
- Image

Perspektive der internen Behandlungsprozesse:

- Netzinternes Überweisungsverhalten
- Kommunikation
- Einhaltung der Regelverbindlichkeiten
- Einhaltung und Schaffung von Leitlinien
- Termintreue

---

[739] Vgl. Büchel, N. (2004), S. 5.
[740] Vgl. Friedag, H. (2004).
[741] Vgl. Heberer, M., Imark, P., Freiermuth, O., u. a. (2002), S. 432.
[742] Vgl. Friedag, R. (2004).

Perspektive der Mitarbeiter und Ärzte:

- Motivation
- Fortbildungsverhalten
- Zufriedenheit
- Mitgliedstreue
- Produktivität

Finanzperspektive:

- Gewinn
- Budgetausschöpfungsgrad
- Ausgaben
- Investitionen

Die angegebenen Ziele haben an dieser Stelle keinen verbindlichen Charakter, da sie von der individuellen Ausrichtung des Leistungserbringerverbundes abhängig sind und an dieser Stelle primär der Veranschaulichung des Konzeptes dienen.

Eine Individualisierung ist zwingend erforderlich, da die mit Hilfe dieses Instrumentes entwickelte Strategie von allen Beteiligten verstanden und gelebt werden muss.[743] Dass dies gelingen kann, wird in Abbildung 26 dokumentiert, die die Einschätzung von Mitarbeitern einer Klinik bezüglich der Implikationen einer BSC wiedergibt.

Die in der Befragung nachgewiesene Akzeptanz der Mitarbeiter ist ein entscheidender Faktor für eine erfolgreiche Umsetzung und wird maßgeblich bestimmt von der Unterstützung, die die BSC für die täglichen operativen Einzelaktivitäten offeriert.[744]

---

[743] Vgl. Büchel, M. (2004), S. 4.
[744] Vgl. Heberer, M., Imark, P., Freiermuth, O., u. a. (2002), S. 433.

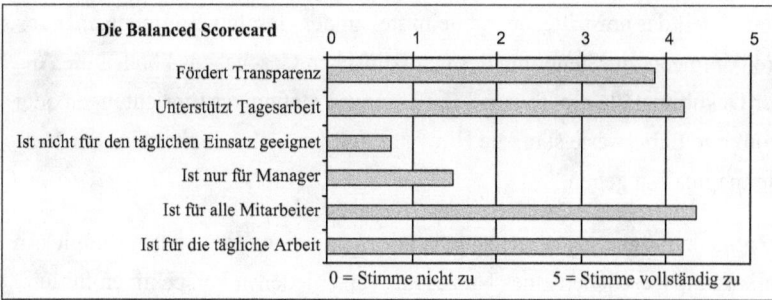

Abbildung 26: Bewertung der Balanced Scorecard durch Mitarbeiter eines Krankenhauses[745]

8.2 Praktische Umsetzung

8.2.1 Medizinisches Controlling anhand von Qualitätsindikatoren

Nach der Einordnung des Themas in den derzeitig real herrschenden Kontext und einer Vorstellung der benötigten Begrifflichkeiten und Methodiken soll im Folgenden eine weitere Detaillierung in Richtung der praktischen Umsetzung erfolgen.

Begonnen wird mit der beispielhaften Vorstellung von konkreten Kennzahlensystemen, wobei der Begriff des Controlling zur besseren Veranschaulichung in die Unterbereiche „Medizinisches Controlling anhand von Qualitätsindikatoren" und „Ökonomisches Controlling zur wirtschaftlichen Leistungsfähigkeit" eingeteilt wird.

„Qualitätsindikatoren sind spezifische und messbare Elemente der Versorgung, die zur Bewertung von Qualität verwendet werden können."[746] Es handelt sich hierbei um Kennzahlen, die durch die Existenz und den Abgleich von einem Soll- und einem Istwert Steuerungsbedarf anzeigen und Handlungsoptionen anbieten.[747] Konkret handelt es sich hierbei um Zahlen wie die Anzahl der eingeführten Leitlinien, die Anzahl der aktuellen Qualitätszirkel und ihrer jeweiligen Sitzungen

---

[745] Quelle: Eigene Darstellung in Anlehnung an Heberer, M., Imark, P., Freiermuth, O., u. a. (2002), S. 433.

[746] Schneider, A. (2003), S. 547.

[747] Vgl. Zorn, U., Ollenschläger, G. (1999), S. 124.

oder den Anteil der umstrittenen Arzneimittel an der Gesamtverordnungsmenge. Weitere Parameter zur Steuerung des medizinischen Geschehens können die Anzahl der Dekubitusfälle pro Tausend Entlassungen stationärer Einrichtungen oder z. B. konkrete Laborwerte sein, die Hinweise auf den Gesundheitsstatus der Versichertenpopulation geben.

Diese Zahlen ermöglichen bei entsprechender Implementierung einen Einblick in das Versorgungsgeschehen eines Netzes aus verschiedenen Perspektiven für unterschiedliche Adressaten (z. B. Kostenträger, interne Qualitätszirkel, Patienten). Es können strukturelle Gegebenheiten (z. B. Behandlungskapazitäten, Fortbildungsstatus, Prävalenzen im Versichertenbestand) ebenso konzentriert abgebildet werden, wie Prozessparameter (z. B. Wartezeiten, Qualitätszirkelfrequenzen) und medizinische Ergebnisparameter (z. B. Hospitalisierungsraten, nachhaltig verbesserte Blutwerte).

Qualitätsindikatoren werden zusammengefasst zu Indikatorensystemen, die für bestimmte Zielrichtungen entwickelt wurden und entsprechend der Perspektive passende Einzelindikatoren beinhalten. Stellvertretend seien hier die HEDIS-Indikatoren[748] im US-amerikanischen Gesundheitssystem und das Qualitätsindikatoren-Set der AOK für Praxisnetze[749] genannt. Erstere haben die Zielsetzung die Qualität medizinischer Anbieter zu beurteilen und zu vergleichen (primär aus Sicht der Arbeitgeber zur Auswahl von Health Plans und HMOs in den USA), während das AOK-Indikatorenset sich direkt an Praxisnetze im deutschen Gesundheitswesen richtet, allerdings auch die Eignung zum Einsatz innerhalb eines integrierten Verbundes aufweist. Es unterstützt die Herstellung von Transparenz zur Beurteilung der Arbeit des Netzes oder Verbundes und dient gleichzeitig der Weiterentwicklung. Weltweit existiert eine Vielzahl von Indikatorensets mit sehr unterschiedlichen Zielsetzungen, Inhalten und Adressaten. Tabelle 26 zeigt hier eine Auswahl.

---

[748] Vgl. http://www.ncqa.org
[749] Vgl. Szecsenyi, J., Stock, J., Broge, B. (2003).

Indikatorensysteme	Quellen
Übergreifende Sammlung von Indikatorensets mit verschiedensten Aufgabenstellungen: National Quality Measures Clearinghouse (NQMC)	Agency for Healthcare Research and Quality (www.qualitymeasures.ahrq.gov)
National Library of Quality Indicators and ORYX-Programme	Joint Commission on Accreditation of Healthcare Organizations (www.jcaho.org)
Health Plan Employer Data and Information Set (HEDIS)	National Commission for Quality Assurance (www.ncqa.org)
FACCT Quality Measures	Foundation of Accountability (www.facct.org)
Acute Health Clinical Indicator Project	Department of Human Services Victoria, Australia (www.health.vic.gov.au/hsr)
Quality Indicators for General Practice	National Primary Care Research and Development Centre, Marshall et al. (www.npcrdc.man.ac.uk)
NHS Performance Indicators	National Health Service Executive (www.doh.gov.uk)
Züricher Indikatoren-Set	Verein Outcome Zürich (www.vereinoutcome.ch)
Qualitätsindikatoren der AOK für Arztnetze	AOK Bundesverband, erarbeitet vom AQUA-Institut, Göttingen (www.aqua-institut.de)

Tabelle 26:   Beispiele für international verfügbare Indikatorensets[750]

Ein zentraler Punkt, der beim Einsatz von Indikatorensystemen nicht unterschätzt werden darf, speziell wenn sie als Entscheidungsgrundlage für eine veränderte Ressourcenallokation verwendet werden, sind die Anforderungen an die methodische Güte der Indikatoren.[751] Hierzu gehören grundlegend die folgenden Eigenschaften:[752]

- Validität
- Reliabilität
- Praktikabilität
- Sensitivität
- Beeinflussbarkeit

---

[750] Quelle: Eigene Ergänzungen in Anlehnung an Ärztliche Zentralstelle Qualitätssicherung (2001), S. 9.
[751] Vgl. Ärztliche Zentralstelle Qualitätssicherung (2005), S. 5.
[752] Vgl. Schneider, A., Broge, B., Szecsenyi, J. (2003), S. 549.

Für einen konkreten Einblick in ein Indikatorenset wird im Folgenden das AOK-Indikatorenset für Praxisnetze des AQUA-Instituts kurz beleuchtet. Das Set ist strukturiert in drei Bereiche, die gemäß der Zielsetzung die Einzelindikatoren enthalten[753]:

- netzbezogene Indikatoren, die sich, neben den in Tabelle 27 genannten, mit den Themen Fluktuation, Zufriedenheit und Weiterempfehlung, Fehlermanagement und Leistungsvolumen befassen,
- krankheitsbezogene Indikatoren für die Erkrankungen
  - Hypertonie,
  - Diabetes mellitus Typ 2,
  - Asthma Bronchiale,
  - Koronare Herzkrankheit,
  - Akuter Rückenschmerz,
  - Alkoholabusus,
  - Depression
- und leistungsbezogene Indikatoren für Pharmakotherapie und Laborleistungen.

Innerhalb der Bereiche werden jeweils entsprechend verschiedene Fokussierungen vorgenommen, die in Tabelle 27 mittels ausgewählter Indikatoren deutlich gemacht werden.

Für Praxisnetze stellt das beschriebene Indikatorenset eine bereits für typische Fragestellungen entwickelte Sammlung dar, die als Basis zur Entwicklung eines individuellen Kennzahlensystems gut geeignet ist. Je nach Zielrichtung des Netzes oder Verbundes und der Datenverfügbarkeit wird für eine reale Implementierung im ersten Schritt immer nur eine Teilmenge der 120 enthaltenen Indikatoren in Frage kommen.

---

[753] Vgl. Szecsenyi, J., Stock, J., Broge, B. (2003), S. 19.

Fokus	Beispiele für Indikatoren (Auswahl, vereinfachte Darstellung)
Qualitätsmanagement: Aktivitäten des Arztnetzes	• Qualitätszirkel: Häufigkeit und Teilnahmequoten • Implementierte Leitlinien • Bearbeitete Reklamationen
Entdeckung wichtiger Erkrankungen	• Entdeckte Hypertoniker • Dokumentierte herzkranke Patienten • Berücksichtigte Symptome für Rückenerkrankungen
Medizinischer Prozess	• Durchführung von Basisdiagnostik • Regelmäßige Messung wichtiger Parameter • Durchführung wichtiger Kontrolluntersuchungen
Rationale Pharmakotherapie	• Hauptmedikation bei wichtigen Erkrankungen • Anteil Medikation durch verschiedene Praxen • Polymedikation und Wechselwirkungen • Umstrittene und bedenkliche Arzneimittel
Fortbildung und Schulung	• Umfang der ärztlichen Fortbildung • Umfang der Fortbildung für Arzthelferinnen • Durchgeführte Patienten-Schulungen
Sicht von Patienten und Versicherten	• Anteil zufriedener Patienten und Versicherter • Anzahl der Reklamationen von Patienten

Tabelle 27: **Fokus der Qualitätsindikatoren der AOK für Arztnetze**[754]

8.2.2 Ökonomisches Controlling zur wirtschaftlichen Leistungsfähigkeit

Neben der medizinischen Qualität ist ein Controlling im ökonomischen Sinne besonders für Leistungserbringerverbünde mit Budgetverantwortung von großer Bedeutung. Hier ist ein laufendes, zeitnahes Monitoring der wichtigsten Budgetparameter für den ambulanten, den stationären und den Arzneimittelsektor je nach Ausgestaltung der Verträge mit den Kostenträgern und der Absicherung ökonomischer Risiken von existentieller Bedeutung. Ökonomische Kennzahlen erlauben analog zu den medizinischen Qualitätsindikatoren eine Abbildung des finanziellen Status zur weiteren Steuerung der Netzaktivitäten.

---

[754] Vgl. Szecsenyi, J., Stock, J. (2002), S. 16.

Die Balanced Scorecard

Perspektive	Ziel	Kennzahl	lead/lag	Handlungsempfehlung
Patienten-perspektive	Maximierung der Zahl eingeschriebener Versicherter	Anzahl eingeschriebener Versicherter	lag	Koordinationsärzte sollen mehr Patienten akquirieren
		Eintritts-/Austrittsquote	lead	Koordinationsärzte und Netzmanagement müssen Vorteile des Netzes verdeutlichen
	Maximierung der Patientenzufriedenheit	Anteil zufriedener Patienten	lag	Persönlichere Betreuung durch Ärzte
		Anteil der Patienten die das Netz weiter empfehlen würden	lag	Anfertigung von Informationsmaterial durch das Netzmanagement
		Anzahl Ombudsmann-kontakte	lead	Verbesserung Arzt-Patientenverhältnis
Perspektive der Leistungs-erbringer	Angebot eines umfassenden Leistungsspektrums	Marktabdeckungsquote der einzelnen Fachgruppen	lag	Gezielte Ansprache bestimmter Ärzte zur Erweiterung des Leistungsspektrums
		Anzahl Koordinationsärzte	lead	Ansprache von Hausärzten
		Anzahl in den Fachgruppen	lead	Ansprache bestimmter Fachgruppen
	Entwicklung eines qualitativ hochwertigen und effizienten Mitarbeiterpotenzials	Anzahl der besuchten QZ	lead/lag	Koppelung der Budgetverteilung an besuchte QZ und EZ, Teilnahme an QZ bzw. EZ als Teilnahmevoraussetzung für das Praxisnetz
		Anzahl der besuchten EZ	lead/lag	
		Durchschnittl. Anwesenheit in QZ	lead	
		Durchschnittl. Anwesenheit in EZ	lead	
Interner Behandlungs-prozess	Optimierung des koordinierten Behandlungsablaufs	Fallzahlen nur Koordinationsarzt	lead	Spezialkenntnisse der Fachärzte einbeziehen
		Fallzahlen nur Facharzt	lead	Vermeidung von Doppeluntersuchungen
		Fallzahlen gesamt	lead	Vermeidung von Doppeluntersuchungen
		Anzahl Überweisungen von Koordinationsarzt zu Facharzt	lead	Lotsenfunktion des Koordinationsarztes verbessern
		Einweisungsdiagnose ins Krankenhaus nach ICD 10	lead	Diagnosen feststellen, die ambulant operiert werden können
		Durchschnittliche Krankenhaustage nach ICD 10	lead	Vor- und Nachuntersuchungen größtenteils ambulant netzintern durchführen
		Entlassungsdiagnose nach ICD 10	lead	Verhandlungen mit dem Krankenhaus
	Substitution von Krankenhaus-behandlungen durch	Ambulante Operationsquote	lag/lead	Patienten wenn möglich netzintern ambulant operieren
		Häufigkeit der ambulanten OP´s nach ICD (Rang 1-20)	lead	Indikationen festlegen, bei denen Patienten netzintern ambulant operiert werden
		Anzahl der OP´s im Krankenhaus	lead	Reduzierung der KH-Einweisungen
	Reduzierung der originalen Arzneimittelpräparate	Generikaverordnungsquote	lag/lead	Substitution von Originalpräparaten durch Generika
		Anzahl der Originalpräparate	lead	Reduzierung der Verordnungen von Originalpräparaten
		Anzahl der Generikapräparate	lead	Ausdehnung der Verordnungen von Originalpräparaten
		Verordnender Arzt	lead	Direkter Kontakt zwischen Arzt und Netzmanagement möglich
Budget-perspektive	Reduzierung der Ausgaben im ambulanten Sektor	Fallzahlen gesamt	lead/lag	Reduzierung der Fallzahlen
		Abgerechnete Punkte im Netz gesamt (nach GOP)	lead	Reduzierung der abgerechneten Punkte
		Abgerechnete Punkte Koordinationsarzt (nach GOP)	lead	Verstärkter Einbezug von Fachärzten
		Abgerechnete Punkte Facharzt (nach GOP)	lead	Leitlinienorientierte Behandlung
		Abgerechnete Punkte pro Fall (nach GOP)	lead	Analyse der Behandlungspfade
		Ausgaben ambulanter Bereich	lag	Leistungsgeschehen im ambulanten Sektor analysieren
	Reduzierung der Ausgaben für Pharmakotherapie	Ausgaben für Pharmakotherapie	lag	Verordnungsverhalten analysieren
	Reduzierung der Ausgaben für das Krankenhaus	Ausgaben für Krankenhaus-behandlungen	lag	Analyse der Zusammenarbeit mit dem Krankenhaus
	Realisierung eines Budgetüberschusses	Budgetausschöpfungsgrad	lag	Analyse des gesamten Leistungs- und Ausgabengeschehens
		Budgetüberschuss	lag	
		Netzgewinn/-Verlust	lag	Bei Verlust: Netzanalyse veranlassen

Tabelle 28:   **Exemplarische BSC für einen integrierten Leistungserbringerverbund[755]**

So können beispielsweise strukturiert Zahlen zum Verordnungsvolumen von Arzneimitteln unausgeschöpfte Potentiale bezüglich Generikanutzung aufdecken

---

[755] Quelle: Eigene Darstellung in Anlehnung an Schaller, T. (2005), S. 61.

bzw. eine Unter- oder Überversorgung anzeigen. Auch Möglichkeiten zur Konzentration auf eine geringere Anzahl an Präparaten mit identischen Wirkstoffen mit entsprechenden indirekten Skaleneffekten, beispielsweise durch Rabattverträge nach § 130 SGB V (siehe Abschnitt 6.5.1) werden durch entsprechendes Zahlenmaterial deutlich. Interessant für Budget- und Patientensteuerung bzw. Complianceverbesserung sind auch Zahlen und Kosten der Netztreue bzw. – untreue der eingeschriebenen Versicherten.

Eine pragmatisch orientierte Aufstellung relevanter Kennzahlen für Leistungserbringerverbünde mit Budgetverantwortung im Rahmen einer BSC zeigt Tabelle 28. Dieser Umfang geht über den Stand, den fortgeschrittene Netzstrukturen im Jahr 2005 erreicht hatten,[756] noch etwas hinaus.

8.2.3 Risiken, Hemmnisse und Gefahren

Bevor versucht wird weitere Entwicklungsschritte für die Zukunft aufzuzeigen und eine Zielsetzung für die weitere Entwicklung des Controlling für die integrierte Versorgung zu resümieren, dürfen mehrere Punkte nicht unerwähnt bleiben. Nachdem bisher eher die analytisch-akademische Sichtweise verfolgt wurde, sollten spätestens an dieser Stelle noch die Risiken und Hemmnisse der praktischen Umsetzung im gegebenen Kontext angesprochen werden, um das Thema nicht zu einseitig zu behandeln.

Der Implementierung der bis zu diesem Punkt skizzierten Strukturen und Inhalte stehen verschiedene Faktoren entgegen. Die Voraussetzung der vereinheitlichten Software- und Datenarchitektur, zumindest auf Basis von Schnittstellen für Daten von zentraler Bedeutung, ist eine Problematik, die zum Teil technisch, aber primär durch mangelnde Akzeptanz der Beteiligten bedingt ist. Zu überwinden ist diese vor allem durch Überzeugungsarbeit, jederzeit transparente Ziele und passende Anreize.

Ist diese Hürde überwunden, wartet im nächsten Schritt die Schaffung einheitlicher Dokumentationsinhalte, beginnend mit einer (pseudonymisierten) über die Sektoren hinweg durchgängigen Identifikationscodierung des Patienten. Auch an

---

[756] Vgl. Wambach, V., Lindenthal, J. (2004), S. 21-22.

die Dokumentationsqualität (beispielsweise der Diagnosen) müssen bedingt durch die veränderte Zielrichtung neue Anforderungen gestellt werden. Akzeptanzprobleme auch wegen der mangelnden zeitlichen und finanziellen Ressourcen sind auch hier mit Sicherheit zu erwarten. Unterstützend sollte dabei die Übernahme von Erfahrungen und Inhalten bereits erprobter Konzepte eingesetzt werden.

Innerhalb des Überarbeitungsprozesses bietet sich ein gleichzeitiger Übergang der Dokumentationsphilosophie und -struktur, weg von der bisherigen Abrechnungsorientierung, hin zu einer mehr medizinisch-problemorientierten (beispielsweise diagnosebezogenen) Dokumentation sehr stark an, da diese für das Ziel der medizinischen und ökonomischen Transparenz enorme Vorteile mit sich bringt.

Ein weiterer nicht zu unterschätzender Problemkreis in der praktischen Umsetzung ist die Herstellung der politischen, vertraglichen, technischen und inhaltlichen Voraussetzungen für die ergänzenden Datenlieferungen aus externen Quellen (Kassenärztliche Vereinigungen, Krankenkassen, Krankenhäuser, Reha-Kliniken, usw.).

Diesen Entwicklungsprozess permanent begleiten muss die Anstrengung, einer ineffizienten Bürokratisierung vorzubeugen und gemäß den verabredeten Zielen die passende Breite und Tiefe an Daten zu sammeln und bereitzustellen.

Verstärkte Aufmerksamkeit ist auf die Tatsache zu richten, dass Kennzahlen immer nur einen Aspekt des Geschehens abbilden und die Gefahr besteht, dass durch eine Fokussierung auf nicht adäquat gewählte und gewichtete Kennzahlenbündel massive Fehlsteuerungen eintreten. Diese Gefahr ist zudem zweiseitig, da sowohl durch den Vorsteuerungseffekt der Leistungserbringer sich im Behandlungsprozess eventuell zu stark nur an den ausgewählten Kennzahlen orientiert als auch in der Nachsteuerung verfehlte Maßnahmen eingeleitet werden können.

8.2.4 Chancen und Entwicklungsperspektiven

Nach Überwindung aller im vorherigen Abschnitt beschriebenen Widerstände ergibt sich für die Bewältigung der immer weiter zunehmenden Komplexität der Medizin und der sich verändernden ökonomischen Anforderungen für medizinische Leistungserbringer eine gute Ausgangsbasis. Mit dem vorgestellten Instrumentarium wird eine Vielzahl von Aufgaben und Fragen lös- bzw. beantwortbar, die mit herkömmlichen Mitteln nicht oder nur mit enormem Aufwand angegangen werden können. Dazu gehören an zentraler Stelle das

- Management der externen populationsbezogenen, transsektoralen Capitation-Budgets sowie deren
- interne ergebnis- und qualitätsorientierte Verteilung an die beteiligten Leistungserbringer.

Im Weiteren erlaubt eine in der skizzierten Weise beschaffene Datenbasis eine Fülle von Anwendungen für die interne Steuerung. So kann beginnend mit

- netzepidemiologischen Fragestellungen die Identifikation von Themen für die Leitlinienentwicklung unterstützt werden und ein
- Monitoring für die Entwicklung der Leitlinientreue implementiert werden. In diesem Zusammenhang ist auch die
- Möglichkeit zur Compliancemessung der Beteiligten zu sehen, die für die Einschätzung der Effektivität der durchgeführten Maßnahmen von Bedeutung ist.

Die Möglichkeit zur Beantwortung medizinischer und ökonomischer Fragestellungen, beispielsweise im Bereich der Pharmakotherapie, schafft hier neue Perspektiven im Hinblick auf eine teilweise Einbeziehung der Pharma- und Medizinprodukteindustrie in die Budgetverantwortung, wie in Kapitel 6 geschildert.

In diesem Zusammenhang sind verschiedene Funktionalitäten gefordert, um eine klare Abgrenzung und Messbarkeit von Effekten zu erlauben. Neben diesen neuen Optionen, die sich direkt auf die Entwicklungsarbeit innerhalb des Verbundes beziehen, ergeben sich auch Nutzungsvarianten, die darüber hinausgehen. So sind bei entsprechenden Voraussetzungen eine Vielzahl verschiedener gesundheitsökonomischer Studienarten wie

- Budget-Impact Rechnungen,
- Kosten-Nutzen Studien,
- Krankheitskostenstudien und

- Kosten-Effektivitäts Studien

denkbar,[757] die auch für das Versorgungssystem als Ganzes von großem Interesse sind. Hierbei besteht die Möglichkeit der Vermarktung von anonymisierten Daten an Einrichtungen der Versorgungsforschung, immer vorausgesetzt die eingeschriebenen Versicherten haben datenschutzrechtlich konform zugestimmt. Auf diese Weise entstünde für den Versorgungsverbund eine zusätzliche finanzielle Einnahmequelle.

8.2.5 Ausbau zur laufenden Evaluation

Grundsätzlich wird durch das Vorliegen einer konsistenten und vollständigen Datenbasis nicht nur die

- Effektivität sondern auch die
- Effizienz der Einzelmaßnahmen und auch ihrer Summen messbar und ist damit problemlos ausbaubar zu einer
- laufenden gesundheitsökonomischen Evaluation der Entwicklungsarbeit des Verbundes, auch vor dem Hintergrund des üblicherweise vereinbarten Nachweises der Effizienzverbesserung gegenüber den Kostenträgern.

Eine gesundheitsökonomische Evaluation ist durch zwei Arten von Vergleichsanalysen möglich. Einerseits sind Längsschnittsanalysen denkbar, die eine gleichbleibende Population über gewisse Zeiträume beobachtet und entsprechende Leistungs-, Kosten, Effektivitäts- und Effizienzvergleiche anstellt. Andererseits kommen Querschnittsanalysen im Vergleich zu anderen ähnlich strukturierten Populationen in Frage. Beide Arten können Verwendung finden um Versorgungsunterschiede durch erfolgreiche Entwicklungsarbeit zu dokumentieren und sichtbar zu machen. Kombiniert man beide Analysemethoden wird die Eliminierung unerwünschter und verzerrender regionaler, temporärer und/oder anderer Einflüsse möglich.[758]

Durch die Durchführung einer derart gestalteten Evaluation wird die Beantwortung der vorhandenen Fragen nach der Erschließung und Realisierung der postu-

---

[757] Vgl. Schöffski, O., Uber, A. (2000).
[758] Vgl. Rüschmann, H. H. (2000), S. 66-67.

lierten Wirtschaftlichkeitsreserven des Gesundheitswesens bezüglich integrierter Versorgungskonzepte möglich.[759] Allerdings bedarf es zur Quantifizierung der Effekte der organisatorischen und medizinischen Anstrengungen eines integrierten Verbundes entsprechende Kontrollgruppen, die bestimmte Bedingungen erfüllen müssen:

- Vergleichbare Zusammensetzung bezüglich Alter und Geschlecht
- Vergleichbare Morbidität der Kontrollgruppe und der Untersuchungsgruppe
- Möglichst auch vergleichbare sozioökonomische und soziodemografische Voraussetzungen in beiden Gruppen.

Auf diese Art und Weise kommt es zur Anwendung des Matched-Pairs-Verfahrens, das für jeden Versicherten aus der Untersuchungsgruppe eine Gruppe sog. Zwillinge sucht, die in den genannten Merkmalen übereinstimmen. Mögliche Parameter anhand einer für eine Praxisnetzpopulation durchgeführten Analyse sind folgende:[760]

- Geburtsjahr
- Geschlecht (m/w)
- Versichertenart (letzter Stand im Bezugszeitraum)
  - Beschäftigte Pflichtmitglieder
  - Beschäftigte freiwillig Versicherte
  - Freiwillig versicherte Selbstständige
  - Sozialhilfeempfänger
  - mitversicherte Familienangehörige
  - Rentner
  - Arbeitslose
- Erwerbs-/Berufsunfähigkeits-Rente (Ja/Nein)
- Krankengeld in Euro
- Arbeitsunfähigkeit in Tagen
- Pflegestufen (I/II/III)
- Leistungsausgaben Arzneimittel

---

[759] Vgl. Bohm, S., Häussler, B., Reschke, P. (2002) S. 74-75.
[760] Vgl. Steiner, M., Riedel, W., Maetzel, J. (2005), S. 133.

- Leistungsausgaben stationär (inkl. Rehabilitation)
- Verweildauer stationär (inkl. Rehabilitation) in Tagen
- Arztbesuche pro Quartal

Es ist sicherzustellen, dass jedem Versicherten der Untersuchungsgruppe eine feste Anzahl von Personen in der Vergleichsgruppe zugeordnet wird, die aus Regionen mit vergleichbarer Angebotsstruktur zu rekrutieren sind, um Ergebnisverzerrungen zu minimieren.

Durch Kontrolle der entscheidenden externen Einflussgrößen auf Kosten- und Leistungsparameter ermöglicht eine aussagekräftige Evaluation, die eine Dauer von mindestens fünf Jahren haben sollte, um dem Zeitbedarf des Umsteuerungsprozesses gerecht zu werden.[761]

Es darf an dieser Stelle allerdings nicht unerwähnt bleiben, dass die Durchführung von Evaluationen grundsätzliche Schwierigkeiten birgt. Je nach jeweiligem Kontext treten diese in unterschiedlicher Ausprägung auf:[762]

- Unterschiedliche Zielsetzungen und Interessenshorizonte der beteiligten Akteure
- Eine Vielzahl medizinischer Leistungen, die nach Ressourcen, Prozessen, Ausgaben und Resultaten durch zahlreiche Indikatoren abgebildet werden müssen
- Die selbstselektierte und dynamische Grundgesamtheit von Ärzten und Versicherten
- Das Fehlen konstanter Interventionen, stattdessen sind fortlaufende Veränderungen aller Beteiligten erwünscht
- Das Fehlen struktur- und beobachtungsgleicher Kontrollgruppen
- Spillover-Effekte und Effektverdünnungen durch die offene Struktur eines Praxisnetzes
- Ungenügende Berücksichtigung mittel- bis langfristiger medizinischer Effekte durch den begrenzten zeitlichen Rahmen

---

[761] Vgl. Bohm, S., Häussler, B., Reschke, P. (2002), S. 76-79.
[762] Vgl. Robra, B.-P., Wille, E. (2002), S. 111-112.

Aufgrund der Nachweispflicht der Kostenträger ist nichtsdestotrotz die Evaluation integrierter Strukturen zur Messung von Entwicklungseffekten und Effizienzvorteilen und -ursachen nötig und sinnvoll. Eine Entscheidung zur Multiplikation erfolgreicher Konzepte kann nur auf Grundlage fundierter und valider Analysen erfolgen, um die Mittelverwendung in der GKV transparent zu halten.

9. Zusammenfassung und Ausblick

Das Ziel der vorliegenden Ausarbeitung ist die Auseinandersetzung mit den Themenkreisen Effizienz und Integration bzw. der Effizienz durch Integration aller Beteiligten im Kontext des deutschen Gesundheitswesens. Im Hinblick auf die durch Nefiodow postulierte Produktivitätssteigerung der westlichen Gesellschaften durch bessere (psychosoziale) Gesundheit im vorausgesagten 6. Kondratieffzyklus wäre dies ein notwendiger erster Schritt.

Motiviert wird die Thematik durch die problematische finanzielle Lage der GKV, die eine Betrachtung der Mittelverwendung auf Ausgabenseite im Vergleich zum medizinischen Outcome erforderlich macht. Die deutliche Feststellung der Über-, Unter- und Fehlversorgung durch den Sachverständigenrat lässt an dieser Stelle auf die Existenz von Ineffizienzen schließen. Als eine von deren Ursachen konnte mittels einer Analyse der sektoralen Anreizsysteme und der Sektoralisierung als solcher eine ungenügende Anreizsituation der steuernden Personen und Institutionen bezüglich eines effizienten Gesamtprozesses konstatiert werden.

Die institutionellen Barrieren, die durch die historisch gewachsene organisatorische Struktur des deutschen Gesundheitssystems in der erläuterten doppelten Desintegration zu Tage treten, bedürfen zu ihrem Abbau neuer organisatorischer und struktureller Konzepte inklusive deren konsequenter Umsetzung, wie im Kapitel 3 für die Thematik der Vergütung dargelegt wird. Für diesen Bereich bietet sich eine Anreizumkehr mittels des Einsatzes einer Capitation an, die die Leistungserbringer in die Lage versetzt ihr finanzielles Auskommen durch gesunde Menschen zu sichern, anstatt wie bisher nur durch kranke Versicherte Erlöse zu generieren.

Für die Implementierung dieser Form der Vergütung sind allerdings begleitende Maßnahmen erforderlich, wie der Aufbau einer geeigneten Organisationsstruktur, deren Herleitung den Kernbereich des 4. Kapitels bildet. Zusätzlich werden zu Beginn des Kapitels die drei unterschiedlichen allgemeinen wirtschaftswissenschaftlichen Ansätze der industriellen Organisationstheorie, der Transaktionskostentheorie und der Institutionentheorie als theoretische Fundierung der Arbeit vorgestellt. Es wird gezeigt, dass sie zueinander eine Komplementarität aufweisen, die ihren gemeinsamen Einsatz für eine Strategieentwicklung mit dem Ziel der Effizienz durch Integration rechtfertigt, wie auch im weiteren Verlauf der Auseinandersetzung immer wieder deutlich wird.

Nach der Abhandlung der Thematik der Organisationsstruktur erfolgt in Kapitel 5 eine intensive Beschäftigung mit dem Problemkreis der internen Prozesse, speziell der, den Primärprozess der Leistungserbringung permanent begleitenden, medizinischen Dokumentation. Es wird gezeigt wie, durch Optimierung der Transaktionskosten, eine Prozessunterstützung und Effizienzverbesserung durch den Einsatz moderner IT-Methoden und -Instrumente gelingen und neben einer Beschleunigung der bisherigen Aktivitäten ein zusätzlicher Nutzen, beispielsweise durch die strukturierte Herstellung von medizinischer Evidenz aus der eigenen Dokumentation, gewonnen werden kann. Ergänzend werden benötigte Handlungsoptionen zur Überwindung der in diesem Kontext existierenden institutionellen Barrieren dargelegt.

Zur weiteren Unterstützung der internen Prozesse kann die im darauf folgenden Kapitel vorgestellte Integration der pharmazeutischen Industrie beitragen. Die Verbesserung der Effizienz der Arzneimittelversorgung ist nicht nur im Hinblick auf die absolute Größe des Kostenblocks und die Dynamik dessen Wachstums erforderlich, sondern auch an verschiedenen Stellen dringend zur Verbesserung des medizinischen Outcomes. Es werden durch betriebswirtschaftliche Grundlagen, wie dem Key Account und dem Supply Chain Management, induzierte konkrete Möglichkeiten zur Verzahnung der Geschäftsprozesse von integrierten Versorgungsverbünden mit denen der pharmazeutischen Industrie vorgestellt. Eine integrierte Produktentwicklung und -politik kann ebenso wie eine teilweise Übernahme von finanzieller Verantwortung durch Risk Sharing Programme alle Beteiligten, inklusive der Patienten, profitieren lassen.

Der Patient bzw. der GKV-Versicherte stellt schließlich auch den Fokus des folgenden Kapitels 7. Da er neben der Grundmotivation für die Bildung eines Gesundheitssystems auch einen maßgeblichen Mitproduzenten am Gut Gesundheit darstellt, darf er keine Vernachlässigung erfahren. Das stellt auch das Fazit des Kapitels dar, das verschiedene Mechanismen aus der Gesundheitsverhaltensforschung vorstellt und mit betriebswirtschaftlichen Instrumenten des Marketing verknüpft, um durch die optimale Bindung des Patienten seine enge Integration in

den Versorgungsprozess mit spezifischen Versorgungsangeboten und einer verbesserten Arzt-Patient-Beziehung zu erreichen. Speziell letztere Maßnahme ist
zwingend erforderlich um sämtliche anderen vorgestellten Maßnahmen des Kon-
zepts nicht obsolet werden zu lassen.

Zum Abschluss erfolgt eine Darstellung der erforderlichen Informationsbedarfe
für diese sämtlichen vorgestellten Maßnahmen, deren Strukturierung und Verwendung mittels eines differenzierten Controllingansatzes zu Steuerungszwecken
zwingende Voraussetzung ist. Es wird hierbei auch die enge Verzahnung der Ein-
zelmodule des Konzeptes deutlich, die einen sukzessiven Aufbau und eine strin-
gente Umsetzung erforderlich macht. Eine Erfordernis, welche schon in Kapitel 4
als einer der entscheidenden Erfolgsfaktoren aus den US-amerikanischen Erfahrungen identifiziert wurde.

Mit der Thematik „Stringenz der Umsetzung" soll die vorliegende Auseinandersetzung zum Thema Effizienz und Integration an dieser Stelle ein Ende finden.
Instrumente, Maßnahmen, Erfordernisse und Regeln sind bis hierher genug vorgestellt, analysiert und diskutiert worden. Entscheidend wird in der Umsetzung
ein anderer Faktor. Alle Instrumente, Maßnahmen und Prozessbeschreibungen
sind nutzlos wenn die Menschen, die mit Ihnen arbeiten sollen keine Motivation
besitzen diese auch einzusetzen.

Die medizinischen Leistungserbringer befinden sich in den letzten Jahren einer
zunehmenden Flut an Pressionen und Forderungen von verschiedenen Seiten ausgesetzt, die dazu geführt haben, dass die Berufsausübung mit „Stolz und Freude"
vielen Ärzten und anderen Leistungserbringern immer schwerer fällt. Es werden
von Seiten der Kostenträger die Vergütungen budgetiert und gekürzt; es wird von
der Politik gefordert die Fortbildungspflicht auszuweiten und vermehrt Qualität
nachzuweisen; es werden von Gesundheitsökonomen unwirtschaftliche Behand-
lungsweisen postuliert und es werden von Patienten Fragen nach Behandlungsal-
ternativen und deren Kosten gestellt. Die Medienlandschaft tut ein Übriges um
endgültig die Begeisterung über den gewählten Beruf zu vertreiben.

Verschiedenste gesellschaftliche Gruppen wollen die Arbeit im Gesundheitswesen verändern, wobei an der Diskussion und der Erarbeitung der Veränderungen die Leistungserbringer selbst nur in sehr geringem Maße beteiligt sind.

US-amerikanische Leistungserbringer stehen aus ähnlichen Gründen vor ähnlichen Problemen, wobei die Fähigkeit zur Veränderung und der Führung eines Veränderungsprozesses ebenfalls nicht mit großer Freude in das Portfolio der eigenen Fähigkeiten integriert wird. Zunehmend setzt sich allerdings bei diesen die Einsicht durch, dass diese für die medizinischen Leistungserbringer der Zukunft unabdingbar sein werden.[763]

Die Fragestellung, die also zu bearbeiten bleibt, ist die nach Überwindung der institutionellen Barrieren in den Köpfen der an dem Aufbau einer integrierten Versorgung vorzusehenden Beteiligten. Basierend auf den üblicherweise geäußerten Wünschen und Vorstellungen von Ärzten bezüglich[764]

- verbessertem Zugang zu Patienten,
- dem autonomen Treffen klinischer Entscheidungen,
- dem Erhalt von Mitspracherechten,
- der Unterstützung bei Vertragsverhandlungen mit Kostenträgern,
- dem Erhalt der Kostenkontrolle und
- der Einrichtung fairer Verteilungsmechanismen für Capitationeinkünfte

sind für die zu beteiligenden Leistungserbringer Motivations- und Anreizkonzepte zu entwickeln. Bereits bekannte Faktoren zur Verbesserung des Kooperationsverhaltens sollten hierbei Berücksichtigung finden. Da die Stärke der Identifizierung mit einer Organisation und das Kooperationsverhalten mit der Organisation und deren Mitgliedern maßgeblich von den Faktoren[765]

- der Wahrnehmung der inneren Übereinstimmung mit der Organisation, die sich zusammensetzt aus der Möglichkeit
  - zur eigenen Kontinuität,

---

[763] Vgl. Batalden, P., Splaine, M. (2002), S. 46.

[764] Vgl. Golembesky, H. E., Kaplan, M. K. (1996) S. 120-122.

[765] Vgl. Dukerich, J. M., Golden, B. R., Shortell, S. M. (2002), S. 509.

- zur Abhebung der eigenen Person und
- zur Verbesserung der eigenen Fähigkeiten

- sowie dem angenommenen Außenimage der Organisation

abhängt, lassen sich hieraus weitere Elemente für den internen Aufbau und die benötigten Führungs- und Anreizstrukturen entwickeln. Ähnlich den Bindungskonzepten für die Patienten wäre mittels der Ergänzung verhaltenstheorethischer Erkenntnisse ein individualisierbares Modell zur Schaffung optimaler Anreizsituationen für alle Beteiligten gestaltbar.

Eine Umsetzung dessen könnte schließlich nicht nur die Effizienzpotentiale im Gesundheitssystem durch Integration nutzbar machen, sondern wäre auch ein Schritt in Richtung der von Nefiodow geforderten psychosozialen Gesundheit, die schließlich die westlichen Industrienationen durch den postulierten Produktivitätszuwachs vor einem Zusammenbruch der Sozialsysteme bewahren könnte.

Literaturverzeichnis

Adelhard, K., Hölzel, D., Überla, K. (2003)
Designelemente für eine Elektronische Krankenakte, URL: http://www.dgki.de/jt96a.htm [Stand: 26.01.2006]

Af (2003)
"Junge Mediziner sehen Hilfe durch PC als Muß", in: Ärzte Zeitung, 10.09.03, URL: http://www.aerztezeitung.de/docs/2003/09/10/161a0503.asp [Stand: 26.01.2006]

Albring, M., Wille, E. (Hrsg.) (2000)
Rationalisierungsreserven im deutschen Gesundheitswesen – Bad Orber Gespräche über kontroverse Themen im Gesundheitswesen. Allokation im marktwirtschaftlichen System, Bd. 43, Frankfurt/Main

Amelung, V. E., Schumacher, H. (2000)
Managed Care. Neue Wege im Gesundheitsmanagement, 2., aktualisierte Auflage, Wiesbaden

American Academy of Actuaries (1999)
Actuarial Review of the Health Status Risk Adjustor Methodology, URL: http://www.actuary.org/pdf/medicare/hcfariskadj.pdf [Stand: 26.01.2006]

Amon, U. (Hrsg) (2004)
Qualitätsmanagement in der Arztpraxis, Berlin

Andersen, H. H., Mühlbacher, A. (2005)
Morbidität, Bedarf und Vergütung, in: Gesundheits- und Sozialpolitik, 59, 5-6, 20-30

Andres, E. (2004)
Rund um die Pille, „Qualitätszirkel zur Pharmakotherapie" – rund 800 Teilnehmer bewerten die erste Projektrunde in Niedersachsen positiv, in: Niedersächsisches Ärzteblatt, 10, 64-66

Andres, E., Broge, B. Kaufmann-Kolle, P., u. a. (2004)
Bisher größtes Projekt „Hausärztliche Qualitätszirkel zur Pharmakotherapie" in Hessen konnte erfolgreich abgeschlossen werden, in: Hessisches Ärzteblatt, 8, 446-450

AOK (2004)
AOK-Handbuch Arztnetze – Anreize für Versicherte, Stand 12.10.2004, unveröffentlicht

AQUA (2003)
Medizinische Qualitätsgemeinschaft Modell Herdecke - Ein erfolgreiches Beispiel für die Regelversorgung?, Handout der Ergebnisse der Evaluationsbausteine des AQUA-Instituts, Göttingen (unveröffentlicht)

AQUA (2004)
Das AQUA Qualitätssystem Pharmakotherapie, Innovative und wirksame Steuerung von Qualität und Wirtschaftlichkeit des Arzneimitteleinsatzes, Göttingen, URL: http://www.aqua-institut.de/pdf/AQUA-SystemPharmako.pdf [Stand: 26.07.2005]

Arndt, H. (2005)
Supply Chain Management, Optimierung logistischer Prozesse, 2., überarbeitete und erweiterte Auflage, Wiesbaden

Arnet, I., Haefeli, W. E. (1998)
Compliance: Fakten – Perspektiven, in: Managed Care, 3, 27-30

Arnold, M., Lauterbach, K. W., Preuß, K.-J., (Hrsg.) (1997)
Managed Care: Ursachen, Prinzipien, Formen und Effekte, in: Robert-Bosch-Stiftung (Hrsg.), Beiträge zur Gesundheitsökonomie, 31, Stuttgart

Arnold, M., Litsch, M., Schellschmidt, H. (2001)
Krankenhausreport 2000, Stuttgart

Arnold, M., Stillfried, D., Gr. v. (1996)
Die neuen Entgeltformen der stationären Versorgung und ihre Bedeutung für die Krankenversorgung, URL: http://www.ejk.de/bt3/tkc/ws96buch01.pdf [Stand: 20.02.2006]

Ärztezeitung (2005a)
Barmer setzt bei ihrem Vertrag auf Steuerungsfunktion, URL: http://www.aerztezeitung.de/docs/2005/04/15/068a0104.asp?cat= [Stand: 01.07.2005]

242

Ärztezeitung (2005b)
    Barmer-Rabatt-Vereinbarung soll den Hausarzt-Vertrag ergänzen, in: Ärzte Zeitung, 09.06.2005, URL: http://www.aerztezeitung.de/docs/2005/06/09/104a0601.asp?cat= [Stand: 10.06.2005]

Ärztliche Zentralstelle Qualitätssicherung (2001)
    Beurteilungskriterien klinischer Messgrößen des Qualitätsmanagements, Köln

Ärztliche Zentralstelle Qualitätssicherung (2005)
    Qualitätsindikatoren in Deutschland, Positionspapier des Expertenkreises Qualitätsindikatoren beim Ärztlichen Zentrum für Qualität in der Medizin (ÄZQ), Berlin

Asendorpf, D. (2005)
    Always on – Ausschaltknöpfe verschwinden, das Zeitalter der allgegenwärtigen Elektrohirne beginnt, in: Die Zeit, 03.03.2005, URL: http://www.zeit.de/2005/10/C-Ausschalter [Stand: 07.06.2005]

Ash, A. S., Ellis, R. P., Pope, G. C. (2000)
    Using Diagnoses to Describe Populations and Predict Costs, in: Health Care Financing Review, 21, 3, 7-28

Ash, A. S., Porell, F., Gruenberg, L. (u. a.) (1989)
    Adjusting Medicare capitation payments using prior hospitalization data, in: Health Care Financing Review, 10, 4, 17-29

Ash, J. S., Gorman P. N., Lavelle M., u. a. (2000)
    Multiple perspectives on physician order entry, in: Journal of the American Medical Informatics Association Supplement, AMIA Proceedings, 27-31, URL: http://www.amia.org/pubs/symposia/D200049.PDF [Stand: 26.01.2006]

Aventis Pharmaceuticals Managed Care Digest Series (2003)
    eIntegrated Health Systems Digest, in: Aventis Pharmaceuticals Managed Care Digest Series, URL: http://www.managedcaredigest.com/resources/edigests/is2005/IntDigest05.pdf [Stand: 24.02.2006]

Axer, P. (2002)
    Die Vorschlagsliste nach § 33a SGB V - Verfassungsrechtliche Fragen, in: Administrative Restriktionen in der Arzneimittelversorgung – Marburger Gespräche zum Pharmarecht, Frankfurt Main, 155-180

Bachmeier, R. (2001)
    Digitale Medien für die Medizin, Datenschutz in der Telemedizin, in: Eissing, U., Noelle, G., Kuhr, N. (Hrsg.), MEDNET, Arbeitsbuch für die integrierte Gesundheitsversorgung 2001/2, Bremen, 145-156

Bäcker, G., Bispinck, R., Hofemann, K., Naegele, G. (2005)
    Sozialpolitik-aktuell, Service-Angebot des Lehr- und Studienbuchs „Sozialpolitik und soziale Lage in Deutschland", URL: http://www.sozialpolitik-aktuell.de [Stand: 21.06.2005]

Backhaus, K., Erichson, B., Plinke, W., u. a. (2000)
    Multivariate Analysemethoden: eine anwendungsorientierte Einführung, 9. überarbeitete und erweitere Auflage, Berlin, Heidelberg, New York u. a.

Badura, B. (Hrsg.) (1999)
    Bürgerorientierung im Gesundheitswesen: Selbstbestimmung, Schutz, Beteiligung, Baden-Baden

Badura, B., Feuerstein, G. (Hrsg.) (1994)
    Systemgestaltung im Gesundheitswesen zur Versorgungskrise der hochtechnisierten Medizin und den Möglichkeiten ihrer Bewältigung, Weinheim u. a.

Baker, B. (2001)
    Doctor in the house – Electronic devices help patients manage their care at home-and may lower costs, in: Washington Post, 18.12.2001, URL: http://www.washingtonpost.com/ac2/wp-dyn?pagename=article&contentId= A56972-2001Dec17&notFound=true [Stand: 08.09.2005]

Bakken, S. (2001)
    An Informatics Infrastructure Is Essential for Evidence-based Practice, in: Journal of the American Medical Informatics Association, 8, 199-201

Bamberg, G., Baur, F. (2002)
    Statistik, 12. überarbeitete Auflage, München, Wien

Bandemer, St. v. (2002)
    Benchmarking in der Gesundheitswirtschaft: Konzept und Umsetzungsanforderungen an ein umfassendes Qualitätsmanagement in Krankenhäusern und Kliniken, Manuskript, Institut für Arbeit und Technik, Gelsenkirchen, URL: http://www.iatge.de/aktuell/veroeff/ds/bandemer02a.pdf [Stand: 26.01.2006]

Bandemer, St. v., Hilbert, J. (2003)
Moderne Arbeit in Medizin und Pflege, unveröffentlichtes Arbeitspapier des Instituts für Arbeit und Technik, Gelsenkirchen

Baron-Epel, O., Dushenat, M., Friedman, N. (2001)
Evaluation of the consumer model: relationship between patients' expectations, perceptions and satisfaction with care, in: International Journal for Quality in Health Care, 13, 4, 317-323

Barry, C. L., Kline, J. (2002)
Medicare Managed Care: Medicare+Choice at five years, in: The Commonwealth Fund, Issue Brief 537, 1-6, S. 3, URL: http://www.cmwf.org/usr_doc/barry_fiveyears.pdf [Stand: 26.01.2006]

Batalden, P., Splaine, M. (2002)
What will it take to lead the continual improvement and innovation of health care in the twenty-first century, in: Quality Management in Health Care, 11, 1, 45-54

Bauer, F. (2003)
Das Key Account Management in der Pharmazeutischen Industrie: Das Beispiel des Pioniers Pharmacia, in: Diller, H. (Hrsg.), Erfolgreiches Key Account Management, Nürnberg, 43-59

Baumberger, J. (2001)
So funktioniert Managed Care: Anspruch und Wirklichkeit der integrierten Gesundheitsversorgung in Europa, Stuttgart

Baumberger, J. (2004)
Die Leistungskette in die Verantwortung nehmen – Schnittstellenmanagement im <<integrierten Managed Care Thurgau>>, in: Zeitschrift für Managed Care und Care Management, 1, 23-25

Bausch, J. (2000)
Rationelle und rationale Pharmakotherapie unter Budgetbedingungen, in: Der Urologe 40, 1, 23-28

Bausch, J. (2002)
Ausgabenexplosion Arzneimittel – Was ist zu tun? in: Hessisches Ärzteblatt, 7, 415-418

Bausch, J. (2003)
OTC-Präparate: Zukunftsperspektiven nach dem GMG, URL: http://www.kvhessen.de/default.cfm?frame=content_doc_print&d_id=2464 [Stand: 24.02.2006]

Bausch, J., Spies, H. F. (2003)
Aut idem-unteres Preisdrittel für das 4. Quartal 2003 festgelegt, URL: http://www.kvhessen.de/default.cfm?frame=content_doc_print&d_id=1819 [Stand: 15.06.2005]

Bazzoli, G. J., Chan, B., Shortell, S. M., D'Aunno, T. (2000)
The financial performance of hospitals belonging to health networks and systems, in: Inquiry, 37, 3, 234-252

Beck, K. (2001)
Capitationberechnung in der Schweiz: The State of the Art, in: Schweizer Zeitschrift für Managed Care, 1, 12-16

Berekoven, L., Eckert, W., Ellenrieder, P. (1999)
Marktforschung – Methodische Grundlagen und praktische Anwendung, 8. überarbeitete Auflage, Wiesbaden

Beske, F. (200
Berliner Konzept einer Strukturreform der gesetzlichen Krankenversicherung, in: Fritz Beske Institut für Gesundheits-System-Forschung (Hrsg.), Schriftenreihe, Bd. 93, Kiel

Beyer-Rehfeldt, A. (2002)
Große Sicherheitslöcher im Netz, in: Krankenhaus Umschau, 71, 3, 190-191

Bialas, E. (1998)
Patientenorientierung bei der Techniker Krankenkasse, in: Neubauer, G., Schenk, R., Patientenorientierung im Gesundheitswesen – Erfahrungen und Perspektiven, München, Bern, Wien u. a., 53-57

Bilynsky, U. (2002)
Integration's best performers – seven habits of successful health care systems, in Health Care Strategic Management, 20, 1, 12-14

Bodendorf, F., Bauer Ch., Schobert A. (2001)
Management von Geschäftsprozessen, Vorlesungsskript Wintersemester 2001/2002, Wirtschaftsinformatik 2 an der Friedrich-Alexander-Universität, Nürnberg

244

Bohm, S., Häussler, B., Reschke, P. (2002)
    Evaluationskonzept für das Praxisnetz Nürnberg Nord, in: Preuß, K.-J., Räbiger, J., Sommer, J., Managed Care, Evaluation und Performance Measurement integrierter Versorgungsmodelle, Stuttgart, New York, 65-79

Boland, P. (Hrsg.) (1996)
    The Capitation Sourcebook, A practical guide to managing at-risk arrangements, Berkeley

Borchers, D. (2005)
    MedCAST: Nach der Gesundheitskarte ist vor der Gesundheitskarte, URL: www.heise.de/newsticker/meldung/60736 [Stand: 22.02.2006]

Borgetto, B. (2002)
    Gesundheitsbezogene Selbsthilfe in Deutschland, Baden-Baden.

Borgetto, B. (2004)
    Selbsthilfe und Gesundheit, Bern

Böttger-Linck, K., Yaguboglu, R., Kasten. C. (2004)
    Der Patient als Kunde, in: Amon, U. (Hrsg.), Qualitätsmanagement in der Arztpraxis, Berlin, Heilberg, 49-78

Bourmer, H. (1982)
    Patient in : Schaefer, H., Birr, C. (Hrsg.): Funk-Kolleg: Umwelt und Gesundheit - Aspekte einer sozialen Medizin, Band 2, Frankfurt am Main, 34-58

Brader, D., Faßmann, H., Lewerenz, J. et al. (2005)
    Case Management zur Erhaltung von Beschäftigungsverhältnissen behinderter Menschen (CMB) – Abschlussbericht der wissenschaftlichen Begleitung einer Modellinitiative der Bundesarbeitsgemeinschaft für Rehabilitation, Materialien aus dem Institut für empirische Soziologie an der Friedrich-Alexander-Universität Erlangen-Nürnberg, 1/2005, Nürnberg, URL: http://ifes.uni-erlangen.de//pub/pdf/m1_2005.pdf [Stand: 01.07.2005]

Braun, B., Kühn, H., Reiners, H. (1999)
    Das Märchen von der Kostenexplosion, Frankfurt/M

Brech, W. (2000)
    Künftige Arznei- und Hilfsmittelversorgung, in: Albring, M., Wille, E. (Hrsg.), Rationalisierungsreserven im deutschen Gesundheitswesen – Bad Orber Gespräche über kontroverse Themen im Gesundheitswesen. Allokation im marktwirtschaftlichen System, Bd. 43, Frankfurt/Main, 235-243

Brenner, G. (2001)
    Spezielle Anwendungen in der Gesundheitstelematik, in: Zeitschrift für ärztliche Fortbildung und Qualitätssicherung, 95, 9, 646-651

Breyer, F., Zweifel, P. (1992)
    Gesundheitsökonomie, Berlin

Britische Botschaft Berlin (2004)
    Das Gesundheitssystem in Großbritannien, URL: http://www.britischebotschaft.de/pdf/NHS_ger.pdf [Stand: 07.06.2005]

Brömmelmeyer, C. (2001)
    Die elektronische Signatur, in: Zeitschrift für ärztliche Fortbildung und Qualitätssicherung 95, 9, 657-661

Bruhn, M., Homburg, C. (2005)
    Handbuch Kundenbindungsmanagement, 5. überarbeitete und erweiterte Auflage, Wiesbaden

Büchel, N. (2004)
    Leitfaden SBS – Strat & Go Balanced Scorecard, Procos Professional Controlling Systems AG, Vaduz

Buchner, F., Ryll, A., Wasem, J. (2002)
    Periodenbezogene Vergütungssysteme: die risikoadjustierte Kopfpauschalvergütung, in: Wille, E. (Hrsg.), Anreizkompatible Vergütungssysteme im Gesundheitswesen, Gesundheitsökonomische Beiträge, Bd. 38, Baden-Baden, 63-96

Buchner, F., Wasem, J. (1999)
    Morbidität und Ausgleich von Risikostrukturen – was kann die USA uns lehren, in: Arbeit und Sozialpolitik, 12, 21-29

Buchner, F., Wasem, J. (2000)
    Zur Berücksichtigung von Morbidität in den Vergütungssystemen von Managed Care-Organisationen in den USA, in: Gesundheitsökonomie und Qualitätsmanagement, 5, 89-97

Bührlen, B. (2003)
Verbesserung der Arzneimittelversorgung durch Steigerung der Compliance, Expertise für die Hans Böckler Stiftung, Fraunhofer-Institut für Systemtechnik und Innovationsforschung, Karlsruhe

Bundesbeauftragter für den Datenschutz (2002)
Datenschutz und Telemedizin –Anforderung an Medizinnetze –, URL: http://www.bfdi.bund.de/cln_030/nn_533554/SharedDocs/Publikationen/Orientierungshilfen/Telemed,te mplateId=raw,property=publicationFile.pdf/Telemed.pdf [Stand: 26.01.2006]

Bundesbeauftragter für den Datenschutz (2003)
Tätigkeitsbericht 2001 und 2002 des Bundesbeauftragten für Datenschutz –19. Tätigkeitsbericht, URL: http://www.bfdi.bund.de/cln_030/nn_533554/SharedDocs/Publikationen/Taetigkeitsberichte/19-Taetigkeitsbericht-2001-2002.html [Stand: 26.01.2006]

Bundesministerium für Gesundheit und Soziale Sicherung (2003)
Neue Honorare für Apotheker: Wirtschaftlichkeit hat jetzt Vorrang, URL: http://www.die-gesundheitsreform.de/solidarisch_versichern/geld_und_leistung/apotheke/index.html [Stand:24.02.2006]

Bundesministerium für Gesundheit und soziale Sicherung (2004)
Gesetzliche Krankenversicherung - Mitglieder, mitversicherte Angehörige, Beitragssätze und Krankenstand, Ergebnisse der GKV-Statistik KM1, Stand: 7. Januar 2004

Bundesministerium für Gesundheit und soziale Sicherung (2005a)
Ergebnisse des Internationalen Workshops zur Einführung der direkten Morbiditätsorientierung in den Risikostrukturausgleich am 14. April 2005, URL: http://www.bmgs.bund.de/download/broschueren/f334_bericht_m-rsa-workshop_internet.pdf [Stand: 07.11.2005]

Bundesministerium für Gesundheit und soziale Sicherung (2005b)
Schrittinnovationen, URL: http://www.die-gesundheitsreform.de/glossar/pdf/glossar_schrittinnovationen.pdf [Stand: 30.05.2005]

Bundesministerium für Gesundheit und soziale Sicherung (2005c)
Statistisches Taschenbuch Gesundheit 2005, Berlin

Bundesvereinigung Deutscher Apothekerverbände (1999)
Elektronisches Rezept und Arzneimitteldokumentation, Ein Telematik-Projekt der ABDA, in: Jäckel, A. (Hrsg.), Telemedizinführer Deutschland Ausgabe 2000, Bad Nauheim, 166-167

Burchert, H. (2002)
Teleradiologie, Telemedizin, Telematik im Gesundheitswesen und E-Health – Eine Begriffsbestimmung und -abgrenzung, in: Jäckel, A. (Hrsg.), Telemedizinführer Deutschland Ausgabe 2003, Ober-Mörlen, 46-53

Bürger, C. (2003)
Patientenorientierte Information und Kommunikation im Gesundheitswesen, Wiesbaden

Burkowitz, J. (1999)
Effektivität ärztlicher Kooperationsbeziehungen – Aus den Augen, aus dem Sinn...?, Empirische Analyse auf der Basis von Patientendaten, Dissertation vorgelegt der Medizinischen Fakultät Charité der Humboldt-Universität zu Berlin, 02.07.1999, URL: http://edoc.hu-berlin.de/dissertationen/medizin/burkowitz-joerg/PDF/Burkowitz.pdf [Stand: 26.01.2006]

Burns, L. R., Grimm, G., Nicholson, S. (2005)
The Financial Performance of Integrated Health Organizations, in: Journal of Healthcare Management, 50, 3, S. 191-211

Burns, L. R., Morrisey, M. A., Alexander, J. A., Johnson, V. (1998)
Managed Care and Processes to Integrate Physicians/Hospitals, in: Health Care Management Review, 23, 4, 70-80

Burns, L. R., Pauly, M. V. (2002)
Integrated delivery networks: A detour on the road to integrated health care?, in: Health Affairs, 21, 4, 128-139

Burns, L. R., Walston, S. L., Alexander, J. A., u. a. (2001)
Just How Integrated Are Integrated Delivery Systems? Results From a National Survey, in: Health Care Management Review, 26, 1, 20-39

Burtke, U. (2005)
Modellprojekt IDA sucht optimale Betreuung Dementer, in: Ärztliche Praxis, 14.06.2005, URL: http://www.aerztlichepraxis.de/artikel?number=1118754789 [Stand: 17.06.2005]

246

Busse, T. (2003)
   Ohne Strukturen bleibt es im OP-Management beim Verwalten des Chaos, In: Führen und Wirtschaften im Krankenhaus, 20, 4, 338-340

Cabana, M. D., Rand, C. S., Powe, N. R., Wu, A. W., Wilson, M. H., Abboud, P.-A. C., Rubin, H.R. (1999)
   Why don't physicians follow clinical practice guidelines, in: JAMA, 285, 15, 1458-1465

Car, J., Sheikh, A. (2003)
   Telephone consultations, in: British Medical Journal, 326, 966-999

Carbonell, R. (2003)
   Anforderungen an ein modernes Beschwerdemanagement im Gesundheitswesen, in: Kranich, C., Vitt, K.D. (Hrsg.), Das Gesundheitswesen am Patienten orientieren, Frankfurt am Main, 110-120

Casanova, B. (2005)
   Public Health und Gesundheitspolitik, in: Schweizer Zeitschrift für Managed Care, 1, 37-39

Claes, C., Pirk, O. (2000)
   Field Research, in: Schöffski, O., Schulenburg, J.-M. Graf v. d. (Hrsg.), Gesundheitsökonomische Evaluationen, 2., vollst. neu überarb. Auflage, Berlin u. a., 57-78

Clark, D. O., von Korff, M., Saunders, K. (1995)
   A Chronic Disease Score with Empirically Derived Weights, in: Medical Care, 33, 8, 783-795

Coase, R. H. (1937)
   The Nature of the Firm, Economica, IV, November, 386-405, abgedruckt in: Williamson, O. E., Masten, S. E. (Hrsg.) (1999), The Economics of Transaction Costs, Cheltenham u. a., 3-22

Coca, V. R. (2005)
   Diagnosebasierte Capitation in Deutschland, Diplomarbeit am Lehrstuhl für Gesundheitsmanagement der FAU Erlangen-Nürnberg

Conrad, D. A., Dowling, W. L. (1990)
   Vertical Integration in Health Services: Theory and Managerial Implications, in: Health Care Management Review, 1990, 15, 4, 9-22

Cornelsen, J. (2000)
   Kundenwertanalysen im Beziehungsmarketing: Theoretische Grundlegung und Ergebnisse einer empirischen Studie im Automobilbereich, Nürnberg

Cornuz, J. (2002)
   Tabakentwöhnung in der Schweiz, in: Schweizer Ärztezeitung, 83, 113, 616-620

Corsten, H. (2000)
   Analyse des Integrationsgrades, in: Bruhn, M., Stauss, B. (Hrsg.), Dienstleistungsqualität, Konzepte – Methoden – Erfahrungen, 3., vollständig überarbeitete und erweiterte Auflage, Wiesbaden, 151

Coulter, A. (2002)
   Patients' views of the good doctor, in: British Medical Journal, 325, 668-669

Cumming, R. B., Knutson, D, Cameron, B. A., u. a. (2002)
   A Comparative Analysis of Claims-based Methods of Health Risk Assessment for Commercial Population, URL: www.soa.org/ccm/cms-service/stream/asset?asset_id=9215098&gl1n [Stand: 26.01.2006]

Debold & Lux (2001)
   Kommunikationsplattform im Gesundheitswesen, Kosten-Nutzen-Analyse, Neue Versichertenkarte und Elektronisches Rezept, URL: http://www.vdak.de/kpf/kna_bericht_v10a.pdf [Stand: 26.01.2006]

Department of Health (2002)
   Cost effective provision of disease modifying therapies for people with multiple sclerosis, URL: http://www.dh.gov.uk/assetRoot/04/01/22/14/04012214.pdf [Stand: 04.06.2005]

Deppe, H.-U. (2000)
   Zur sozialen Anatomie des Gesundheitssystems. Neoliberalismus und Gesundheitspolitik in Deutschland, Frankfurt/M

Deutsche Bundesbank (2004)
   Finanzielle Entwicklung und Perspektiven der gesetzlichen Krankenversicherung, Monatsbericht Juli 2004, URL: http://www.bundesbank.de/download/volkswirtschaft/monatsberichte/2004/200407mb_bbk.pdf [Stand: 26.01.2006]

Deutsches Ärzteblatt (1998)
   Weniger Einweisungen ins Krankenhaus, in: Deutsches Ärzteblatt, 95, 9, 454

Deutsches Ärzteblatt (2006)
KV Hessen: „Rekord bei Anzahl der Qualitätszirkel zur Pharmakotherapie!", in: Ärzteblatt vom 4.01.2006

Deveugele, M., Derese, A., Brink-Muinen, van den A., Bensing, J., Maeseneer, J. D. (2002)
Consultation length in general practice: cross sectional study in six European countries, in: British Medical Journal, 325, 472-478

Dieffenbach, S., Landenberger, M., Weiden, G. v. d. (Hrsg.) (2002)
Kooperation in der Gesundheitsversorgung: das Projekt „VerKet" – praxisorientierte regionale Versorgungsketten, Neuwied u. a.

Dierks, M. L., Bitzer, E. M., Schwartz, F. W. (2002)
ZAP – Fragebogen zur Zufriedenheit in der ambulanten Versorgung – Qualität aus Patientenperspektive, Göttingen

Dierks, M.-L., Bitzer, E.M., Haase, I., Schwartz, F.-W. (1995)
Die Perspektive der Patienten in der Beurteilung der Qualität der hausärztlichen Versorgung – Patientenerwartungen und die praktische Relevanz von Patientenbefragungen durch focus-group-diskussions, in: Haase, I., Dierks, M.-L., Schwartz, F.-W. (Hrsg.), Patientenbedürfnisse im Gesundheitswesen: die Rolle von Patientenbedürfnissen in der Reformdiskussion des deutschen Gesundheitswesens, Sankt Augustin, 145-156

Dietzel, G. T. W. (2002)
Von eEurope 2002 zur elektronischen Gesundheitskarte: Chancen für das Gesundheitswesen, in: Deutsches Ärzteblatt, 99, 21, A-1417

Dietzel, G. T. W., Winter, St. F. (2002)
Ein neues Gesundheitswesen durch eHealth?, in: Jäckel, A. (Hrsg.), Telemedizinführer Deutschland Ausgabe 2003, Ober-Mörlen, 16-21

Diller, H. (1988)
Key-Account-Management auf dem Prüfstand, Teil 1, in: Lebensmittelzeitung, 30

Diller, H. (1995)
Kundenbindung als Zielvorgabe im Beziehungs-Marketing, Arbeitspapier 40, Nürnberg

Diller, H. (1996)
Kundenbindung als Marketingziel, in: Marketing ZFP, 18, 2, 81-94

Diller, H. (2001)
Key Account, in: Diller, H. (Hrsg.), Vahlens Großes Marketinglexikon, 2., völlig überarbeitete und erweiterte Auflage, München, 766.

Diller, H. (Hrsg.) (2001)
Vahlens Großes Marketinglexikon, 2., völlig überarbeitete und erweiterte Auflage, München

Diller, H. (Hrsg.) (2003)
Erfolgreiches Key Account Management, Nürnberg

Diller, H., Kusterer, M. (1988)
Beziehungsmanagement, in: Marketing ZFP, 10, 3, 211-220

DIW (2004)
Wochenbericht des DIW Berlin 43/04: Die Lage der Weltwirtschaft und der deutschen Wirtschaft im Herbst 2004, URL: http://www.diw.de/deutsch/produkte/publikationen/wochenberichte/docs/04-43-3.html#HDR7 [Stand: 26.01.2006]

Dubbs, N. L., Bazzoli, G. J., Shortell, S. M., Kralovec, P.D. (2002)
The changing configuration of health organizations: revisiting the taxonomy of health networks and systems, in: Academy of Management Proceedings 2002 HCM, B1-B6

Dukerich, J. M., Golden, B. R., Shortell, S. M. (2002)
Beauty is in the eye of the beholder: the impact of organizational identification, identity, and image on the cooperative behaviours of physicians, in: Administrative Science Quarterly, 47, 507-533

Dullinger, F. (2001)
Krankenhaus-Marketing, in: Diller, H. (Hrsg.): Vahlens Großes Marketinglexikon, 2. völlig überarbeitete und erweiterte Auflage, München, 834-837

Düllings, J., Krämer, B. (2000)
Innovativ oder schief?, in: Krankenhaus Umschau, 69, 6, 507-512

248

Dunkelberg, S., Schmidt, A., van den Bussche, H. (2003)
    Schwierig, unbequem oder gefürchtet: eine besondere Gruppe von Patienten in der Hausarztpraxis, in: Zeitschrift für Allgemeinmedizin, 79, 1, 14-18

Dyer, O. (2003)
    Patients will be reminded of appointments by text messages, in: British Journal of Medicine, 326, 1281

Eb (2002)
    Markt für medizinische Bildverarbeitungssysteme soll boomen, in Ärzte Zeitung, 18.02.2002, URL: http://www.aerztezeitung.de/docs/2002/02/18/031a2202.asp [Stand: 26.01.2006]

Egger, B. (2005)
    Versorgungsforschung für Demenzpatienten – Die Ziele der AOK, URL: http://www.projekt-ida.de/media/downloads/presse/IDA_Rede_Egger _050502.pdf [Stand: 22.05.2005]

Eggert, K. (1993)
    Die Strategie Kundennähe – Komponenten, Konzepte, Erfolgspotential, Lüneburg

Eichelberg, M., Riesmeier, J., Gehlen, S. v., u. a. (2000)
    Die Rolle von Standards und Konformität in der Telemedizin, in: Jäckel, A. (Hrsg.), Telemedizinführer Deutschland Ausgabe 2001, Ober-Mörlen, 44-45

Eissing, U., Noelle, G., Kuhr, N. (Hrsg.) (2001)
    MEDNET, Arbeitsbuch für die integrierte Gesundheitsversorgung 2001/2, Bremen

Eissing, U., Noelle, G., Kuhr, N. (Hrsg.) (2002)
    MEDNET. Arbeitsbuch für die integrierte Gesundheitsversorgung 2002/3, Bremen

El Fehri, V. (2001)
    Nationale Rauchstoppkampagne Rauchen schadet – Let it be, Info Nr. 1051, 09.05.2001, URL: http://www.at-schweiz.ch/ [Stand: 10.07.2005]

Ellis, R. P., Pope, G. C. (1996)
    Diagnosis-based Risk Adjustment for Medicare Capitation Payments, in: Health Care Financing Review, 17, 3, 101-129

Emnid (1996)
    Umfrage zum Medikamentengebrauch, in: Internistische Praxis, 36, 1, 140-141

Epstein, A. M., Cumella, E. J. (1988)
    Capitation payment: using predictors of medical utilization to adjust rates, in: Health Care Financing Review, 10, 1, 51-69

Esslinger, A. S. (2003)
    Qualitätsorientierte strategische Planung und Steuerung in einem sozialen Dienstleistungsunternehmen mit Hilfe der Balanced Scorecard, Schriften zur Gesundheitsökonomie, Bd. 2, Burgdorf

Ewers, M., Schaeffer, D. (Hrsg.) (2000)
    Case Management in Theorie und Praxis, Bern

Fahlenbach, C., Köhler, N., Halim, A., u. a. (2004)
    Anpassung der Deutschen Kodierrichtlinien für 2005, in: das Krankenhaus, 96, 11, 890-899

Fakhraei, S. H., Kaelin, J. J., Conviser, R. (2001)
    Comorbidity-based payment methodology for Medicaid enrollees with HIV/AIDS, in: Health Care Financing Review, 23, 2, 53-68

Ferber, L. v., Bausch, J. (1997)
    Qualitätssicherung durch Pharmakotherapiezirkel, Evaluation der Pharmakotherapiezirkel in der KV Hessen 1995/1996, in: Hessisches Ärzteblatt, 7, 1-8

Festersen, R. (2004)
    PRO: Lassen sich mit dem Hausarzt-Modell Kosten sparen?, in: die Ersatzkasse, 3, 78

Feuerstein, G. (1994)
    Schnittstellen im Gesundheitswesen – Zur (Des-) Integration medizinischer Handlungsstrukturen, in: Badura, B., Feuerstein, G. (Hrsg.), Systemgestaltung im Gesundheitswesen zur Versorgungskrise der hochtechnisierten Medizin und den Möglichkeiten ihrer Bewältigung, Weinheim u. a., 211-254

Flintrop, J. (2003)
    Schweizer Gesundheitswesen: Vorbild mit Selbstzweifeln, in: Deutsches Ärzteblatt, 100, 8, A-450 / B-392 / C-370

Flintrop, J. (2005)
    Lexikon: IQWiG, in: Deutsches Ärzteblatt, 102, 11, A-788

Literaturverzeichnis   249

Flintrop, J. (2006)
Wolfgang Pföhler: Die Vollversorgung in der Fläche ist das Ziel, in: Deutsches Ärzteblatt, 103, 1/2, A-11 / B-9 / C-9

Freudenthaler, I. (2002)
Der zufriedene Patient – Qualitäts- und Praxismanagement für den Arzt-, Berlin, Heidelberg, New York

Frey, B. S., Osterloh, M. (2000)
Managing Motivation. Wie Sie die neue Motivationsforschung für Ihr Unternehmen nutzen können, hrsg. v. Bruno S. Frey und Margit Osterloh, Wiesbaden, 19-40

Fricke, F.-U., Pirk, O. (2004)
Gutachten „Defizite in der Arzneimittelversorgung in Deutschland", URL: http://vfa.de/presse/pressemitteilungen/pm_015_2004_attachments/ [Stand: 28.04.2005]

Friedag, H., Schmidt, W. (2004)
Balanced Scorecard - eine Bestandsaufnahme, URL: http://www.scorecard.de/pdf_0104.pdf [Stand: 24.02.2006]

Garms-Homolová, V. (1998)
Schnittstellenmanagement bei der Patientenentlassung, 16. Internationales Krankenhaussymposium vom 5.-7. Oktober 1998 in Berlin

Gebuhr, K. (2005)
Ausgewählte Aspekte der Reform des Gesundheitssystems der Bundesrepublik im Urteil der Patienten, Bredan-Schmittmann-Stiftung des NAV-Virchow-Bund, Berlin

Gehlen, E. (2001)
Integration des D2D-Ansatzes in die Arztpraxissoftware DURIA, Ein Erfahrungsbericht, in: Eissing, U., Noelle, G., Kuhr, N. (Hrsg.), MEDNET, Arbeitsbuch für die integrierte Gesundheitsversorgung 2001/2, Bremen, 104-116

Gehring, W. G., Gehring, M. (2005)
Drahtseilakt zwischen Ethik und Business, in: Streit, V., Letter, M. (Hrsg.), Marketing für Arztpraxen, Berlin, 91-116

Gensichen, J. (2004)
Hausärztliche Begleitung von Patienten mit Depression durch Case Management – Ein BMBF-Projekt, in: Zeitschrift für Allgemeinmedizin, 80, 507-511, URL: http://www.allgemeinmedizin.uni-frankfurt.de/forschung/depression /dep_zfa.pdf [Stand: 19.07.2005]

Gerlach, F. M., Beyer, M., Brendt, M., Szecsenyi, J., Abholz, H.-H., Fischer, C. (1999)
Das DEGAM-Konzept – Entwicklung, Verbreitung, Implementierung und Evaluation von Leitlinien für die hausärztliche Praxis, in: Zeitschrift für ärztliche Fortbildung und Qualität im Gesundheitswesen, 93, 111-120

Gerlach, F. M., Beyer, M., Szecsenyi, J., Fischer, G. C. (1998)
Leitlinien in Klinik und Praxis, in: Deutsches Ärzteblatt, 95, 17, 1014-1021

Gerlach, F. M., Diehl, F. (2003)
Entwicklung der Qualitätszirkel in Deutschland - Eine kritische Bestandsaufnahme, URL: http://www.aqua-institut.de/pdf/Tagung/Gerlach_Diehl_QZEntwicklung.pdf [Stand: 24.02.2006]

Gesellschaft für Versicherungswissenschaft und -gestaltung e. V. (2001)
Management Papier „Elektronischer Arztbrief", URL: http://atg.gvg-koeln.de/xpage/objects/arztbrief/docs/1/files/atg-managementpapier_el-arztbrief_stand_09-05-2001-print_copy.pdf [Stand: 26.01.2006]

Gesundheitsberichterstattung des Bundes (2003)
Entwicklung der Beitragssätze und der beitragspflichtigen Einnahmen in der GKV insgesamt und in ausgewählten Krankenversicherungen, Deutschland (früheres Bundesgebiet, neue Länder), 2001-2002, URL: http://www.gbe-bund.de [Stand: 27.02.2006]

Gesundheitsberichterstattung des Bundes (2006)
Private Krankenversicherung, Anzahl der Vollversicherten, 1988-2003, URL: http://www.gbe-bund.de [Stand: 27.02.2006]

Glaeske G., Jahnsen K. (2001)
Band 20: GEK-Arzneimittel-Report 2001. Auswertungsergebnisse der GEK-Arzneimitteldaten aus den Jahren 1999-2000.GEK Edition. Schriftenreihe zur Gesundheitsanalyse 2001

Glaeske, G., Jahnsen, K. (2004)
GEK-Arzneimittel-Report 2004, Auswertungsergebnisse der GEK-Arzneimitteldaten aus den Jahren 2002-2003, URL: http://media.gek.de/downloads/magazine/ArzneimittelReport04_GEK.pdf [Stand: 11.05.2005]

Glaeske, G., Jahnsen, K. (2005)
GEK-Arzneimittel-Report 2005, Auswertungsergebnisse der GEK-Arzneimitteldaten aus den Jahren 2003-2004, URL: http://media.gek.de/downloads/magazine/ArzneimittelReport05_GEK.pdf [Stand: 11.08.2005]

Glock, G., Sohn, S., Schöffski, O. (2004)
IT-Unterstützung für den medizinischen Prozess in der integrierten Versorgung, Schriften zur Gesundheitsökonomie, Bd. 5, Burgdorf

Goetz, Ch. F.-J. (2001)
Sichere e-mail zwischen Ärzten – Aspekt einer Telematik-Plattform für das Gesundheitswesen, in: Zeitschrift für ärztliche Fortbildung und Qualitätssicherung, 95, 9, 652-656

Golembesky, H. E., Kaplan, M. K. (1996)
Balancing physician financial and nonfinancial incentives, in: Boland, P. (Hrsg.) (1996), The Capitation Sourcebook, Berkeley, 119-130

Götschi, A. S., Weber, A. (2002)
Herzprogramm – Leben mit dem kranken Herz, in: Schweizer Ärztezeitung, 83, 38, 1987-1992

Götschi, A. S., Weber, A. (2003)
Ärztenetze – Die bessere Wahl, in: Schweizer Ärztezeitung, 84, 44, 2300-2303

Gräßel, E. (2005)
Initiative Demenzversorgung in der Allgemeinmedizin (IDA) unter wissenschaftlichen Gesichtspunkten, URL: http://www.projekt-ida.de/media/down loads/presse/IDA_Rede_Graessel_050502.pdf [Stand: 22.05.2005]

Gross, J., Fessler, J. (2001)
Einführung in das Konzept der kontinuierlichen Qualitätsverbesserung, in: Hessisches Ärzteblatt o. J., 4, 178-181

Haase, I. (1995)
Patientenbedürfnisse in der Diskussion, in: Haase, I., Dierks, M.-L., Schwartz, F.-W. (Hrsg.), Patientenbedürfnisse im Gesundheitswesen: die Rolle von Patientenbedürfnissen in der Reformdiskussion des deutschen Gesundheitswesens, Sankt Augustin, 9-14

Haase, I., Dierks, M.-L., Schwartz, F.-W. (Hrsg.)(1995)
Patientenbedürfnisse im Gesundheitswesen: die Rolle von Patientenbedürfnissen in der Reformdiskussion des deutschen Gesundheitswesens, Sankt Augustin

Hallauer, J., Hildebrandt, H., Döring, R. (2004)
Zwischen Light und Full Size, Integrierte Versorgung – Übersicht über die Vertragsformen, in: Krankenhaus Umschau, 73, 7, 615-617

Händeler, E. (2003)
Die Geschichte der Zukunft : Sozialverhalten heute und der Wohlstand von morgen (Kondratieffs Globalsicht), Brendow, Moers

Handels, H., Pöppl, S. J. (Hrsg.) (1999)
Telemedizin: Grundlagen- Perspektiven- Systeme- Anwendungen, Proceedings des Lübecker Telemedizinsymposiums am 25.-26. März 1999, Als Manuskript gedruckt, Aachen

Hansen, U., Hennig-Thurau Th. (2001)
Co-Produzenten-Ansatz, Prosumer, in: Diller, H. (Hrsg.), Vahlens Großes Marketinglexikon, 2., völlig überarbeitete und erweiterte Auflage, München, 237

Harlow, L. L., Prochaska, J. O., Redding, C. A., Rossi, J. S., Velicer, W. F., Snow, M. G., Schnell, D., Galavotti, C., O'Reilly, K., Rodes, F. (1999)
Stages of condom use in a high HIV-risk sample, in: Psychology and Health, 14, 143-157

Hart, D. (Hrsg.) (2005)
Klinische Leitlinien und Recht, Baden-Baden

Hasenbein, U., Walesch, C.-W., Räbiger, J. (2003)
Ärztliche Compliance mit Leitlinien. Ein Überblick vor dem Hintergrund der Einführung von Disease-Management-Programmen, in: Gesundheitsökonomie und Qualitätsmanagement, 8, 363-375

Literaturverzeichnis   251

Hass, P. (1997)
    Die Implementierung der digitalen Patientenakte ist ein komplexer und irreversibler Prozeß, in: Kranken-
    haus Umschau spezial: „EDV", 9, 21-25

Hayward, R. (2004)
    Informing Health Choices. Reflections on Knowledge Integration Strategies for Electronic Health Re-
    cords, in: Roberts, A., Yeager, K. (Hrsg.), Evidence-based Practice Manual. Research and Outcome
    Measures in Health and Human Service, New York, 29-46

Heberer, M., Imark, P., Freiermuth, O., Hurlebaus, T., Juhasz, E., Bodoky, A. (2002)
    Welche Kennzahlen braucht die Spitalführung in: Schweizerische Ärztezeitung, 83, 9, 425-433

Heinen-Kammerer, T., Kiencke, P., Motzkat, K., u. a. (2005)
    Wirtschaftlichkeitsanalyse des Telemedizin-Projektes Zertiva bei Herzinsuffizienz-Patienten der Techni-
    ker Krankenkasse, in: Kirch, W., Badura, B., Prävention – Ausgewählte Beiträge des Nationalen Präven-
    tionskongresses, Berlin u. a., 531-549

Heinzen, F. (2002)
    Strategien für ein zukunftsfähiges Versorgungssystem der gesetzlichen Krankenversicherung, Dissertation
    an der Fakultät für Gesundheitswissenschaften der Universität Bielefeld. URL: http://bieson.ub.uni-
    bielefeld.de/volltexte/2003/334/ [Stand: 26.01.2006]

Heitkamp, H.-C., Bott, M. (2001)
    Kolorektalkarzinome und körperliche Aktivität, in: Deutsches Ärzteblatt, 98, 10, 612-618

Heitmann, K. U. (2001)
    Leitlinien in informationsverarbeitenden Prozessen, in: Lauterbach, K. W., Schrappe, M. (Hrsg.), Ge-
    sundheitsökonomie, Qualitätsmanagement und Evidence-based Medicine – Eine systematische Einfüh-
    rung, Stuttgart, 502-511

Hellmann, W. (Hrsg.) (2004)
    Handbuch Integrierte Versorgung, Landsberg

Hennig-Thurau, T., Hansen, U. (2001)
    Kundenzufriedenheit, in: Diller, H. (Hrsg.), Vahlens Großes Marketinglexikon, 2. völlig überarbeitete und
    erweiterte Auflage, München, 878-881

Hess, K. (2003)
    Managed Care und der vergessene Patient, in: Schweizer Zeitschrift für Managed Care, 7, 7-8

Hippisley-Cox, J., Pringle, M., Cater, R., u. a. (2003)
    The electronic patient record in primary care-regression or progression? A cross sectional study, in: Brit-
    ish Medical Journal, 326, 1439-1443

Hludov, S., Vorwerk, L., Meinel, C. (1999)
    Intranet/Internet-basierte PACS, in: Jäckel, A. (Hrsg.), Telemedizinführer Deutschland Ausgabe 2000,
    Bad Neuheim, 250-253

Hoffmann, C., Schöffski, O. (2000)
    Lebensqualität als Ergebnisparameter in gesundheitsökonomischen Studien, in: Schöffski, O., Schulen-
    burg, J.-M. Graf v. d. (Hrsg.), Gesundheitsökonomische Evaluationen, 2., vollst. neu überarb. Auflage,
    Berlin u. a., 247-260

Holzwarth, F., Kuypers, H. (2005)
    Kodierqualität immer noch ein Problem. Ergebnisse von Untersuchungen zur Dokumentationsgüte, in:
    Krankenhaus Umschau, 74, 8, 678-681

Homburg, C., Becker, A., Hentschel, F. (2005)
    Der Zusammenhang zwischen Kundenzufriedenheit und Kundenbindung, in: Bruhn, M., Homburg, C.,
    Handbuch Kundenbindungsmanagement, 5. überarbeitete und erweiterte Auflage, Wiesbaden, 93-124

Homburg, C., Bruhn, M. (2005)
    Kundenbindungsmanagement – Eine Einführung in die theoretischen und praktischen Problemstellungen,
    in: Bruhn, M., Homburg, C., Handbuch Kundenbindungsmanagement, 5. überarbeitete und erweiterte
    Auflage, Wiesbaden, 3-40

Horvath, P. (1994)
    Controlling, 5. vollständig überarbeitete Auflage, Stuttgart

Hövelmann, A. (2000)
    Datenschutz in vernetzten Strukturen, in: Eissing, U. (Hrsg.), MEDNET, Arbeitsbuch für die integrierte
    Gesundheitsversorgung 2000/1, Bremen, 185-212

Hovermann, E. (2002)
   Die Altermedizin der Zukunft, in: Forum für Gesundheitspolitik, 149-152

Huber, F., Marti, C., Götschi, A. S., u. a. (2002)
   Managed Care in der Schweiz, in: Schweizerische Ärztezeitung, 83, 48, 2629-2632

Hughes, J. S., Averill, R. F., Eisenhandler, J., u. a. (2004)
   Clinical Risk Groups (CRGs) A classification system for risk-adjusted capitation-based payment and
   health care management, in: Medical Care, 42, 81-90

Hummels, T., Jäcker, A. (2003)
   Prozentuale Zuzahlung bei Arzneimitteln – Ein Weg zu mehr Transparenz und Wettbewerb im Arzneimit-
   telmarkt/ Das Konzept des Deutschen Generikaverbandes, in: Pharm.Ind., 65, 4, 298-301

IBM/Orga (2004)
   Arbeitspaket 16 - Kosten-/Nutzen-Analyse, Szenario 4: Server-/Netzbasiertes eRezept-Hoher Kartenpreis
   (HKP), URL: http://daris.kbv.de, DocId= 1003742652 [Stand: 26.01.2006]

IGES, Lauterbach, K. W., Wasem, J. (2005)
   Klassifikationsmodelle für Versicherte im Risikostrukturausgleich. Endbericht. Unter-suchung zur Auswahl geeigneter Gruppenbildungen, Gewichtungsfaktoren und Klassi-fikationsmerkmale für einen direkt
   morbiditätsorientierten Risikostrukturausgleich in der gesetzlichen Krankenversicherung, Förderzeichen
   222-42260-4, Schriftenreihe des BMGS (URL:
   http://www.bmgs.bund.de/download/broschueren/F334.pdf)

Initiative Demenzversorgung in der Allgemeinmedizin (2005)
   Presseinformation, IDA - Initiative Demenzversorgung in der Allgemeinmedizin, Die Fakten, URL:
   http://www.projekt-ida.de/media/downloads/presse/IDA_Factsheet.pdf [Stand: 22.05.2005]

Institut für Demoskopie Allensbach (2005)
   Gesundheit aus dem Netz, Allensbacher Berichte 2003, Nr. 22, URL : http://www.ifd-allensbach.de
   [Stand: 23:08.2005]

Iss (2003)
   Telematik ist nicht aus der Portokasse zu zahlen, GMDS-Tagung in Münster/Gesundheitskarte kostet niedergelassene Ärzte bis zu 2000 Euro, in: Ärzte Zeitung, 17.09.2003, URL:
   http://www.aerztezeitung.de/docs/2003/09/17/166a1202.asp [Stand: 26.01.2006]

Jäckel, A. (Hrsg.) (1999)
   Telemedizinführer Deutschland Ausgabe 2000, Bad Neuheim

Jäckel, A. (Hrsg.) (2000)
   Telemedizinführer Deutschland Ausgabe 2001, Ober-Mörlen

Jäckel, A. (Hrsg.) (2001)
   Telemedizinführer Deutschland Ausgabe 2002, Ober-Mörlen

Jäckel, A. (Hrsg.) (2002)
   Telemedizinführer Deutschland Ausgabe 2003, Ober-Mörlen

Jähn, K., Nagel, E. (Hrsg.)(2004)
   e-Health, Berlin, Heidelberg, New York

Janus, K., Amelung, V. E. (2004)
   Integrierte Versorgungssysteme in Kalifornien – Erfolgs- und Misserfolgsfaktoren der ersten 10 Jahre und
   Impulse für Deutschland, in: Das Gesundheitswesen, 66, 649-655

Javitt, J. C., Steinberg, G., Locke, T., u. a. (2005)
   Using a Claims Data-Based Sentinel System to Improve Compliance With Clinical Guidelines: Results of
   a Randomized Prospektive Study, American Journal of Managed Care, 11, 93-102

Jimmy, G. (2000)
   Bewegungsförderung auf Grundlage des Transtheoretischen Modells, in: Prävention und Gesundheit im
   Kanton Zürich, 8, 6-7

Jostock, K. (2000)
   Außendienststeuerung in der pharmazeutischen Branche, Frankfurt a. M., URL: http://www.wiwi.uni-
   frankfurt.de/profs/skiera/lehre/00ss/abwl-seminar/Jostock.pdf [Stand: 20.05.2005]

Kaas, K., Uhlmann, B. (1989)
   Pharma-Marketing: Möglichkeiten und Grenzen nach der Strukturreform des Gesundheitswesens, in:
   Zeitschrift für Betriebswirtschaft 59, 6, 620-636

Kaden, I. (2002)
    ABC (activity based costing) eines RIS/PACS, Vortragsunterlagen vom 02.10.2001 beim 8. In-
    terdisziplinärer Workshop KIS / RIS / PACS, URL: http://www.uniklinikum-giessen.de/kis-ris-
    pacs/archiv/2001/di1210.pdf [Stand: 26.01.2006]

Kämmerer, W. (1999)
    Kooperation der Dr.-Horst-Schmidt-Kliniken GmbH (HSK), Wiesbaden, mit einem Pharmaunternehmen
    am Beispiel „Imipenem", in: Braun, G. E. (Hrsg.), Handbuch Krankenhausmanagement, Stuttgart, 310-
    327

Kaplan, R. S., Norton, D. P. (1996)
    The Balanced Scorecard, translating strategy into action, Boston

Kaplan, R. S., Norton, D. P. (2001)
    Die strategiefokussierte Organisation: Führen mit der Balanced Scorecard. Stuttgart

Kappauf, H. (2001)
    Beziehungsmedizin im Akutkrankenhaus – aus der Sicht eines internistischen Onkologen, in: Balint Jour-
    nal, 2, 4, 95-100

Kassenärztliche Bundesvereinigung (2003a)
    Informationstechnologie in ärztlichen Kooperationen – Handbuch zur Umsetzung von IT-Lösungen in
    neuen Versorgungsformen, URL: http://www.kvhh.net/kvh/public/documents/broschueren/IT-HB-
    KVHamburg.pdf [Stand: 26.01.2006]

Kaufmann, T. (2005)
    Pillendose mit SMS-Sender zur Dosierungsüberwachung, URL: http://www.golem.de/0501/35967.html
    [Stand: 07.06.2005]

Kautz, H. (2003)
    Im Wettlauf um die integrierte Versorgung, in: Ärztezeitung, 230, 17.12.03, 6

Kautz, H. (2005)
    Kassen wollen mit neuen Daten die Versorgung steuern, in: Ärztezeitung, 11.04.2005,
    URL:http://www.aerztezeitung.de/docs/2005/04/11/064a0601.asp?cat= [Stand: 24.02.2006]

Kayser, B., Schwefing, B. (1998)
    Managed Care und HMOs, Bern

Kazimerczak, K., Lindczak, G. (2002)
    Stiefkind Medizinische Dokumentation, in: Krankenhaus Umschau, 71, 12, 1091-1094

Keller, S. (1998a)
    Zur Validität des Transtheoretischen Modells – Eine Untersuchung zur Veränderung des Ernährungsver-
    haltens, Dissertation am Fachbereich Psychologie der Philipps Universität Marburg

Keller, S. (1998b)
    Implications of the Stage of Change Model for medication compliance, in: European Respiratory Review,
    8, 260-266

Keller, S. (Hrsg.) (1999)
    Motivation zur Verhaltensänderung: Das transtheoretische Modell in Forschung und Praxis, Freiburg

Keller, S., Velicer, W. F., Prochaska, O. J. (1999)
    Das Transtheoretische Modell – Eine Übersicht, in: Keller, S. (Hrsg.) (1999), Motivation zur Verhaltens-
    änderung: Das transtheoretische Modell in Forschung und Praxis, Freiburg, 17-56

Keller, T. (2002)
    Beziehungsmanagement im Arzt-Patient-Verhältnis, Wiesbaden

Kempe, L. (1995)
    Das filmlose Krankenhaus, Digitale Röntgenabteilung aus einem Guß, Deutsches Ärzteblatt, 95, 5, A225

Kenny, T., Wilson, R., Purves, I., u. a. (1998)
    A PIL for every ill? Patient information leaflets (PILs): a review of past, present and future use, in: Family
    Practice, 15, 5, 471-479

Kielhorn, R. (2001)
    Die Arzt-Patient-Beziehung zwischen Wunsch und Wirklichkeit, in: Balint Journal, 2, 1, 7-11

Kirch, W., Badura, B. (2005)
    Prävention – Ausgewählte Beiträge des Nationalen Präventionskongresses, Berlin u. a.

Kirchner, H., Fiene, M., Ollenschläger, G. (2003)
    Bewertung und Implementierung von Leitlinien, in: Die Rehabilitation, 42, 74-82

Klaus, B., Ritter, A., Große Hülsewiesche, H., u. a. (2005)
Untersuchung zur Qualität der Kodierungen von Diagnosen und Prozeduren unter DRG-Bedingungen, in: Das Gesundheitswesen, 67, 9-19

Klaus, P. (2001)
Die dritte Bedeutung der Logistik, Nürnberg

Kleinaltenkamp, M. (1997)
Kundenintegration, in: Wirtschaftswissenschaftliches Studium, 26, 7, 350-354

Kleinschmidt, P. (2001)
Vernetzte medizinische Dienste: Wird eine Vision zur Realität?, in: Zeitschrift für ärztliche Fortbildung und Qualitätssicherung, 95, 9, 624-628

Klement, B. (2002)
QM – Chance oder Plage, in: Der niedergelassene Arzt, 51, 12, 12-13

Klusen, N. (2002)
Software unterstützt Balanced Scorecard Prozess in: Versicherungsbetriebe, 2, 6, 38-40

Köhl, Ch. (2003)
Der Handlungsdruck wächst, Die Elektronische Patientenakt als Steuerungsinstrument, in: Krankenhaus Umschau, 72, 5, 372-376

Kolenda, K.-D. (2005)
Sekundärprävention der koronaren Herzkrankheit: Effizienz nachweisbar, in: Deutsches Ärzteblatt, 102, 26, 1889-1895

Kongstvedt, P. R. (1996)
Refining reimbursement methods for physician services, in: Boland, P. (Hrsg.), The Capitation Source-book: a practical guide to managing at-risk arrangements, Berkeley, 96-118

Kongstvedt, P. R. (2001a)
Compensation of Primary Care Physicians in Managed Health Care, in: Kongstvedt, P. R. (Hrsg.), The Managed Health Care Handbook, 4. Aufl., Gaithersburg, 110-146

Kongstvedt, P. R. (2001b)
Managed Health Care at the Millenium, in: Kongstvedt, P. R. (Hrsg.), The Managed Health Care Handbook, 4. Aufl., Gaithersburg, 1346-1356

Kongstvedt, P. R. (Hrsg.) (2001)
The Managed Health Care Handbook, 4. Aufl., Gaithersburg

Kongstvedt, P. R., Plocher, D. W., Stanford, J. C. (2001)
Integrated Health Care Delivery Systems, in: Kongstvedt, P. R. (Hrsg.), The Managed Health Care Handbook, 4. Aufl., Gaithersburg, 42-72

Korzilius, H. (2004)
Institut für Qualität und Wirtschaftlichkeit: Horrorszenario oder „zahnloser Tiger"?, in: Deutsches Ärzteblatt, 101, 24, A-1712

Kotler, P., Bliemel, F. (2001)
Marketing-Management: Analyse, Planung und Verwirklichung, 10. überarbeitete und aktualisierte Auflage, Stuttgart

Kranich, C. (1999)
Patientenunterstützung in Deutschland, in: Badura, B. (Hrsg.), Bürgerorientierung im Gesundheitswesen: Selbstbestimmung, Schutz, Beteiligung, Baden-Baden, 305-348

Kranich, C., Vitt, K. D. (Hrsg.)(2003)
Das Gesundheitswesen am Patienten orientieren, Frankfurt am Main

Krauth, C., Schwartz, F. W., Perleth, M., u. a. (1997)
Zur Weiterentwicklung des Vergütungssystems in der ambulanten ärztlichen Versorgung, Diskussionspapier Nr. 9 der Forschungsstelle für Gesundheitsökonomie und Gesundheitssystemforschung, URL: http://www.ivbl.uni-hannover.de/~fgg/dkp/dp009.pdf [Stand: 26.01.2006]

Kreyher, V. J. (Hrsg.) (2001)
Handbuch Gesundheits- und Medizinmarketing, Heidelberg

Krüger-Brandt, H. E. (2003)
Ärzteimage im Fernsehen: Abschied vom „Halbgott in Weiß", in: Deutsches Ärzteblatt, 100, 45, A-2928-A-2931

Kuhr, N. (2002)
    Status Arztnetze. Ergebnisse der MEDNET-Umfrage, in: Eissing, U., Noelle, G., Kuhr, N. (Hrsg.),
    MEDNET. Arbeitsbuch für die integrierte Gesundheitsversorgung 2002/3, Bremen, 54-73

Kunath, U. (2003)
    Der kundige Patient – Wie bekomme ich die optimale Behandlung?, Göttingen

Kunstmann, W., Butzlaff, M., Böcken, J. (2002)
    Freie Arztwahl in Deutschland – eine historische Perspektive, in: Das Gesundheitswesen, 64, 170-175

Kuperman, G., Gibson R. (2003)
    Computer Physician Order Entry: Benefits, Costs, and Issues, in: Annal Internal Medicine, 139, 31-39

KV Nordrhein (2004)
    EDV- und Konventionell-Abrechner in der KV Nordrhein, URL:
    http://www.kvno.de/mitglieder/itidprax/statisti/konvent.html [Stand: 20.04.2005]

KVB (2005a)
    Mythen und Fakten zur Richtgrößenprüfung 2002, URL:
    https://www.kvb.de/servlet/PB/show/1102465/Statement_Richtgroeen_270405.final.pdf [Stand:
    22.05.2005].

KVB (2005b)
    Arzneimittel-Management in Bayern, URL:
    https://www.kvb.de/servlet/PB/show/1101853/Verordnung_AMP_Aktuelle-Informationen_Februar05-
    komplett.pdf [Stand: 22.05.2005]

Lahm, C. (2005)
    Sachverständige für Verhandlungen, in: Pharmazeutische Zeitung, 7, 563, URL:
    http://www.pharmazeutische-zeitung.de/pza/2005-07/pol2.htm [Stand: 30.08.2005]

Lamers, L. M. (1999)
    Pharmacy Cost Groups: A Risk-adjuster for Capitation Payments Based on the Use of Prescribed Drugs,
    in: Medical Care, 37, 8, 824-830

Lamers, L. M., van Vliet, R. C. J. A. (2003)
    Health-based risk adjustment. Improving the Pharmacy-based Cost Group model to reduce gaming possi-
    bilities, in: European Journal of Health Economics, 4, 2, 107-114

Lamers, L. M., van Vliet, R. C. J. A. (2004)
    The Pharmacy-based Cost Group model: validating and adjusting the classification of medication for
    chronic conditions to the Dutch situation, in: Health Policy, 68, 113-121

Landenberger, M. (2002)
    Grundlagen des Gesundheitssystems in Deutschland, in: Diefenbach, S.,

Landenberger, M., Weiden, G. v. d. (Hrsg.)
    Kooperation in der Gesundheitsversorgung: das Projekt „VerKet"- praxisorientierte regionale Versor-
    gungsketten, Neuwied u. a., 31-46

Landenberger, M., Münch, M. (2002)
    Bewertung von Versorgungsketten im Gesundheitswesen – Ergebnisse einer Expertenbefragung, in Die-
    fenbach, S., Landenberger, M., Weiden, G. v. d. (Hrsg.), Kooperation in der Gesundheitsversorgung: das
    Projekt „VerKet"- praxisorientierte regionale Versorgungsketten, Neuwied u. a., 170-188

Lang, H. (2001)
    Die Vergütung der Vertragsärzte und Psychotherapeuten im Recht der gesetzlichen Krankenversicherung,
    in: Schmidt, E. (Hrsg.), Beiträge zur Sozialpolitik und zum Sozialrecht, 30, Berlin

Laprell, S. (2002)
    Ambulantes oder stationäres Operieren: Klinische Behandlungspfade steigern die Effizienz der Kranken-
    hausorganisation, in: führen und wirtschaften im Krankenhaus, 19, 6, 665-667

Lassmann, M., Reiners, C. (2002)
    Ein DICOM-basiertes PACS für eine nuklearmedizinische Klinik, in: electromedica, 70, 1, 21-30

Lauterbach, K. W., Schrappe, M. (Hrsg.) (2001)
    Gesundheitsökonomie, Qualitätsmanagement und Evidence-based Medicine – Eine systematische Einfüh-
    rung, Stuttgart

Lehmann, H. (2003)
    Managed Care: Kosten senken mit alternativen Krankenversicherungsformen?, Zürich

Leiner, F., Gaus, W., Haux, R. (1997)
    Medizinische Dokumentation: einführendes Lehrbuch, 2. Auflage, Stuttgart

Lemb, G. S., Stempel, J. E. (2000)
    Pflegerisches Case Management aus Patientensicht: Die Entwicklung zum Insider-Experten, in: Ewers, M., Schaeffer, D. (Hrsg.), Case Management in Theorie und Praxis, Bern, 161-178

Lesser, C. S., Ginsburg, P. B. (2000)
    Update on the nation's health care system:1997-1999, in: Health Affairs, 19, 6, 206-216

Levine, B. A. (2002)
    Home Monitoring bei Diabetikern – Erfahrungen mit einer web-basierten Lösung, in: Niederlag, W., Bolz, A., Lemke, H. U. (Hrsg.), Health Academy – Telemonitoring und Tele Home Care, Dresden, 62-68

Liebl, A., Spannheimer, A., Reitberger, U., u. a. (2002)
    Kosten für Spätkomplikationen bei Diabetes mellitus Typ 2 in Deutschland, in: Medizinische Klinik, 97, 12, 713-719

Lindenthal, J., Sohn, S., Schöffski, O. (2004)
    Praxisnetze der nächsten Generation: Ziele, Mittelverteilung und Steuerungsmechanismen, Schriften zur Gesundheitsökonomie, Bd. 3, Burgdorf

Linzbach, M., Ruß, A., Ohmann, C. (2001)
    Das Internet als Instrument der Veränderung in der Medizin, in: Kreyher, V. J. (Hrsg.), Handbuch Gesundheits- und Medizinmarketing, Heidelberg, 133-140

Litz, D. (2001)
    Konsumentenstärkung im Gesundheitswesen, in: von Reibnitz, C., Schnabel, P.-E., Hurrelmann, K. (Hrsg.), Der mündige Patient, Weinheim und München, 299-310

Löllgen, H. (2002)
    Körperliche Aktivität beugt Krankheiten vor, in: Deutsches Ärzteblatt, 99, 18, 2758-2760

Longson, C. (2005)
    Health Technology Appraisal, Beta interferon & glatiramer acetate for multiple sclerosis, URL: http://www.nice.org.uk/pdf/MS_Reviewdecision.pdf [Stand: 04.06.2005]

Lonsert, M., Harms, F. (2005)
    Innovative Therapiekonzepte erfordern Paradigmenwechsel im Marketing, in: Absatzwirtschaft, 48, 1, 26-30

Lopez, L. Schwarzmann, P., Binder, B. (2001)
    KAMEDIN- Kostengünstige Lösung für die interaktive Teleradiologie, in: Jäckel, A. (Hrsg.), Telemedizinführer Deutschland Ausgabe 2002, Ober-Mörlen, 238-241

Lubitz, J. (1987)
    Health status adjustments for Medicare capitation, in: Inquiry, 24, 4, 362-375

Lübke, N. (2000)
    Dokumentation und Qualitätssicherung im klinischen Alltag, in: Zeitschrift für ärztliche Fortbildung und Qualitätssicherung 94, 2, 101-106

Luhmann, N. (2002)
    Soziale Systeme. Grundriss einer allgemeinen Theorie, 10. Aufl., Frankfurt am Main

Luke, R. D., Walston, S. L. (2003)
    Strategy in an Institutional Environment: Lessons Learned from the 1990s "Revolution" in Health Care, in: Mick, S. S., Wyttenbach, M. E. (eds.), Advances in health care theory, Jossey-Bass, San Francisco, 289-324

MacStravic, R. S. (1991)
    Beyond patient satisfaction: building patient loyalty, Ann Arbor, Michigan

Martin-Diener, E. (2000)
    Rauchentwöhnung per Computer, in: Prävention und Gesundheit im Kanton Zürich, 8, 4-6

Martin-Diener, E., Suter, T., Somaini, B. (1999)
    Computergestützte Interventionsprogramme – Entwicklung, Wirksamkeit und Umsetzung, in: Keller, S. (Hrsg.), Motivation zur Verhaltensänderung: Das transtheoretische Modell in Forschung und Praxis, Freiburg, 129-144

Marx, K. (1985)
    Ökonomisch-philosophische Manuskripte aus dem Jahre 1844, in: MEW, 40, 465-588

Mayer, J. (2004)
    Arzt-Patienten-Beziehung im Wandel, in: Jähn, K., Nagel, E. (Hrsg.): e-health, Berlin Heidelberg New York, 320-325

Meer, A. (2005)
Die ambulante Notfallversorgung im Umbruch, in: Primary Care, 20, 5, 459-463.

Meer, A., Simonin, C., Trapp, A., u. a. (2003)
Einfluss der medizinischen computerassistierte Telefontriage auf das Patientenverhalten: Erste Erfahrungen aus der Schweiz, in: Schweizer Ärztezeitung, 84, 2160-2165

Meer, A., Wirthner, A., Simonin, C. (2005)
Medizinische Call Center entlasten den ärztlichen Notfalldienst, in: Schweizer Ärztezeitung, 86, 18, 1073-1076

Meyer, J. W., Rowan, B. (1977)
Institutionalized Organizations: Formal Structure as Myth and Ceremony, American Journal of Sociology, 83, 340-363

Meyer-Lutterloh, K. (2000)
Praxiskooperationen und Praxisnetze, 5 Auflage, Berlin

Mick, S. S., Wyttenbach, M. E. (2003)
Themes, Discovery and Rediscory, in: Mick, S. S., Wyttenbach, M. E. (eds.), Advances in health care theory, Jossey-Bass, San Francisco, 1-22

Mick, S. S., Wyttenbach, M. E. (eds.) (2003)
Advances in health care theory, Jossey-Bass, San Francisco

Milde, B., Winnemöller, Ch. (2002)
St. Elisabeth-Stiftung in Bochum, in: Trill, R. (Hrsg.), Informationstechnologie im Krankenhaus: Strategien, Auswahl, Einsatz, Neuwied u. a., 241-254

Mintzberg, H. (1979)
The Structuring of Organizations. Englewood Cliffs, NJ

Mintzberg, H. (1994)
The Rise and Fall of Strategic Planning: Reconceiving Roles for Planning, Plans, Planners. Free Press, New York

Mintzberg, H. (1998)
The Positioning School: A Guided Tour Through the Wilds of Strategic Management. Free Press, New York

Möller, J., Schmidt, C., Sonntag, A.-K. (2003)
Gegen Krankheit, Armut und politische Instabilität – Gesundheitsinvestitionen unterbrechen den unheilvollen Kreislauf, in: Gesundheitsökonomie und Qualitätsmanagement, 8, 376-378

Morra, F. (1996)
Wirkungsorientiertes Krankenhausmanagement, Dissertation Nr. 1788 der Universität St. Gallen, Bern u. a.

Mühlbacher, A. (2002)
Integrierte Versorgung: Management und Organisation: Eine wirtschaftswissenschaftliche Analyse von Unternehmensnetzwerken der Gesundheitsversorgung, Bern, Göttingen, Toronto

Müller-Bohn, T. (2003)
Ökonomische Bedingungen für die Erstattungsfähigkeit von Arzneimitteln liegen europaweit im Trend, in: Dermotopics, 1, URL: http://www.dermotopics.de/german/ausgabe_1_03_d/erstattungen_1_03_d.htm [Stand: 04.06.2005]

Müller-Jones, K., Hütter, R., Koischwitz, K., u. a. (2001)
Telematik-Architekturen für ein sicheres integriertes verteiltes Informationsmanagement in der Medizin, in: Jäckel, A. (Hrsg.), Telemedizinführer Deutschland Ausgabe 2002, Ober-Mörlen, 32-37

Naidoo, J., Wills, J. (2003)
Lehrbuch der Gesundheitsförderung, Gamburg

Nefiodow, L. A. (2001)
Der sechste Kondratieff: Wege zur Produktivität und Vollbeschäftigung im Zeitalter der Information, 5. Auflage, St. Augustin

Neubauer, G., Schenk, R. (1998)
Patientenorientierung im Gesundheitswesen – Erfahrungen und Perspektiven, München, Bern, Wien u. a.

Newhouse, J. P., Buntin, M. B., Chapman, J. D. (1997)
Risk adjustment and Medicare: taking a closer look, in: Health Affairs, 16, 5, 26-43

Newhouse, J. P., Manning, W. G., Keeler, E. B., u. a. (1989)
Adjusting capitation rates using objective health measures and prior utilization, in: Health Care Financing Review, 10, 3, 41-54

NICE (2001)
Multiple sclerosis - beta interferon and glatiramer acetate (Technology appraisal No. 32), URL: http://www.nice.org.uk/page.aspx?o=27588 [Stand: 07.03.2006]

Niederlag, W., Bolz, A., Lemke, H. U. (Hrsg.) (2002)
Health Academy – Telemonitoring und Tele Home Care, Dresden

Nink, K., Schröder, H. (2006)
Arzneiverordnungen nach Arztgruppen, in: Schwabe U., Paffrath, D. (Hrsg.), Arzneiverordnungsreport 2005, Heidelberg, 969-979

Noelle, G., Eissing, U. (2002)
Serverbasierte Lösungsansätze für eine Gesundheitsreform, Ein Vergleich der Systeme und Projekte, in: Eissing, U., Noelle, G., Kuhr, N. (Hrsg.), MEDNET, Arbeitsbuch für die integrierte Gesundheitsversorgung 2002/3, Bremen, 166-174

Noelle, G., Warda, F., Dudeck, J. (1999)
Extensible Markup Language, Ein neuer Standard in der Medizin-Informatik?, in: Handels, H., Pöppl, S. J. (Hrsg.), Telemedizin: Grundlagen- Perspektiven- Systeme- Anwendungen, Proceedings des Lübecker Telemedizinsymposiums am 25.-26. März 1999, Als Manuskript gedruckt, Aachen, 117-126

North, Douglas (1992)
Institutionen, institutioneller Wandel und Wirtschaftsleistung, Mohr, Tübingen, 1992

Nübling, M., Mühlbacher, A., Niebling, W. (2004)
Patientenbefragung in der Hausarztpraxis: Entwicklung, Valisierung und Einsatz eines Instruments, in: Zeitschrift für ärztliche Fortbildung und Qualität im Gesundheitswesen, 98, 4, 301-308.

Nutbeam, D., Harris, E. (2001)
Theorien und Modelle der Gesundheitsförderung, Gamburg

o. V. (2001a)
Aut-idem Fragen und Antworten, URL: http://www.ifasystems.de/anwender/fragen.htm [Stand: 26.01.2006]

o. V. (2001b)
Kopfpauschalen (Capitations) in der Schweiz, in: Zeitschrift für Managed Care und Care Management, 4, 1, 17-18

o. V. (2002)
Episode Risk GroupsTM Nears 45 Million Covered Lives, URL: www.symmetry-health.com/PressReleases/ERGmay2002.htm [Stand: 02.09.2005]

o. V. (2004a)
Nur ein Managertyp kann in integrierter Versorgung bestehen, in: Ärzte Zeitung, vom 22.01.2004, 1

o. V. (2004b)
The Risk Sharing Scheme, URL: http://www.msdecisions.org.uk/content/risk.htm [Stand: 04.06.2005]

o. V. (2005a)
Rabattverträge, in: prodialog, 3, 7, 2, URL: http://www.aok-gesundheitspartner.de/imperia/md/content/aokbundesverband/ dokumente/pdf/service/prodialog_070705.pdf [Stand: 20.09.2005]

o. V. (2005b)
Arzneimittel-Rahmenvertrag, in: prodialog, 3, 7, 4, URL: http://www.aok-gesundheitspartner.de/imperia/md/content/aokbundesverband/ dokumente/pdf/service/prodialog_070705.pdf [Stand: 20.09.2005]

o. V. (2005c)
Ein berufsrechtlicher Flickenteppich droht in Deutschland, in: Ärzte Zeitung, 13.09.2005, URL: http://www.aerztezeitung.de/docs/2005/09/13/162a1601.asp?cat= [Stand: 24.02.2006]

o. V. (2005d)
FAQs, URL: http://www.projekt-ida.de/2_0_0_0_faq.html [Stand: 22.05.2005]

o. V. (2005e)
Mehr Lebensqualität, in: prodialog, 3, 5, 1, URL: http://www.arzt-aok.de/ imperia/md/content/aokbundesverband/ dokumente/ pdf/service/prodialog_05_05.pdf [Stand: 17.06.2005]

o. V. (2005f)
SIMpill solution for missed drug doses, URL: http://www.e-health-insider.com/news/item.cfm?ID=1016 [Stand: 07.06.2005]

o. V. (2005g)
The SIMpill solution, URL: http://www.cbn.co.za/issues/months/February2005/2_2005_1381.htm [Stand: 07.06.2005]

Oberender, P., Fibelkorn, A. (1997)
Ein zukunftsfähiges deutsches Gesundheitswesen, Bayreuth

Oberender, P., Fleischmann, J. (2002)
Gesundheitspolitik in der Sozialen Marktwirtschaft: Analyse der Schwachstellen und Perspektiven einer Reform, Stuttgart

Obrist, R. (2001)
Guidelines – Was sie sollten und was sie tun, in: Schweizer Ärztezeitung, 82, 24, 1278-1281

OECD (2004)
OECD Health Data 2004 – Tables and charts, URL: http://www.oecd.org/dataoecd/3/62/31938359.pdf [Stand: 26.01.2006]

Ollenschläger, G., Gerlach, F. M., Kirchner, H., Weingart, O. (2003)
Über die Umsetzung „evidenzbasierter Medizin" in den Alltag einer Allgemeinpraxis, in: Internistische Praxis, 43, 811-822

Opaschowski, H. W. (1991)
Von der Geldkultur zur Zeitkultur, in: Schanz, G. (Hrsg.), Handbuch Anreizsysteme in Wirtschaft und Verwaltung, Stuttgart, S. 35-51

Ostermeyer, A. (1997)
Krankenhausinformationssysteme sind von Workflow-Management noch Lichtjahre entfernt, in: Krankenhaus Umschau spezial: „EDV", 9, 2-10

Östreicher, S. (2005)
Multidimensionales Beziehungsmanagement zwischen der pharmazeutischen Industrie und integrierten Versorgungsverbünden, Diplomarbeit am Lehrstuhl für Gesundheitsmanagement der FAU Erlangen-Nürnberg

Peissl, W., Tellioglu, H., Wild, C. (1997)
Das digitale Krankenhaus, Eine Technikfolgen-Abschätzung moderner Telekommunikationstechnologien im Krankenhaus am Beispiel Donauspital, URL: http://www.oeaw.ac.at/ita/ebene5/d2-2b9.pdf [Stand: 26.01.2006]

Petermann, F. (Hrsg.) (1998)
Compliance und Selbstmanagement, Göttingen

Pfaff, H. (2004)
Versorgungsforschung – Begriffsbestimmung, Gegenstand und Aufgaben, Arbeitspapier des Zentrums für Versorgungsforschung Köln (ZVFK). URL: http://www.gesundheitspolitik.net/01_gesundheitssystem/krankenversicherung/versorgungsforschung/VersorgungsforschungBegriffsbestimmungGegenstandundAufgaben.pdf [Stand: 26.01.2006]

Pfaff, M., Nagel, F. (1995)
Vergütungsformen in der vertragsärztlichen Versorgung, Ein Überblick über die Honorierungsmodelle und ihre Steuerungswirkungen, in: Soziale Sicherheit, 44, 2, 41-46

Pietzsch, J. B., Gemünden, H. G., Bolz, A. (2000)
Erfolgsfaktoren bundesdeutscher Telemedizinprojekte, in: Jäckel, A. (Hrsg.), Telemedizinführer Deutschland Ausgabe 2001, Ober-Mörlen, 49-52

Polak, M. (2002)
Slow start for MS risk-sharing-scheme, in: The Pharmaceutical Journal 269, 7209, 153-154, URL: http://www.pharmj.com/pdf/news/pj_20020803.pdf [Stand: 08.07.2005]

Polke-Majewski, K. (2006)
Gesundheitsreform – Pharmalobby wehrt sich, in: ZEIT online, 02.02.06, 1-2

Pope, G. C., Adamache, K. W., Walsh, E., u. a. (1998)
Evaluating alternative risk adjusters for Medicare, in: Health Care Financing Review, 20, 2, 109-129

Pope, G. C., Ellis, R. P., Ash, A. S., u. a. (2000)
Diagnostic Cost Group Hierarchical Condition Category Models for Medicare Risk Adjustment, URL: http://www.cms.hhs.gov/researchers/reports/2000/pope.pdf [Stand: 09.09.2005]

260

Popp, E. (1997)
Ökonomie und Versicherungstechnik in der managed-care-Versorgung: Untersuchungen zur Effektivität, Effizienz und Chancengleichheit integrierter Versorgungs- und Vergütungsmodelle in der gesetzlichen Krankenversicherung bei Honorierung mit „Kopfbudgets und kombinierten Budgets", in: Knappe, E., Neubauer, G., Oberender, P. (Hrsg.): Schriften zur Gesundheitsökonomie, Bd. 19, Bayreuth

Porter, M. E. (1980)
Competitive Strategy: Techniques for Analyzing Industries and Competitors, New York

Porter, M. E. (1999)
Wettbewerb und Strategie, München

Porter, M. E. (2000)
Wettbewerbsvorteile: Spitzenleistungen erreichen und behaupten, 6. Auflage, Frankfurt/Main und New York

Preuß, K.-J., Räbiger, J., Sommer, J. (2002)
Managed Care, Evaluation und Performance Measurement integrierter Versorgungsmodelle, Stuttgart, New York

Prochaska, J. O., DiClemente, C. C. (1983)
Stages and processes of self-change of smoking: Toward an integrative model of change, in: Journal of Consulting and Clinical Psychology, 51, 390-395

Prochaska, J. O., Velicer, W. F. (1997)
The transtheoretical model of health behavior change, in: American Journal of Health Promotion, 12, 38-48

Rakowski, W., Ehrlich, B., Goldstein, M .G., u. a. (1998)
Increasing mammography among women aged 40-74 by use of a stage-matched, tailored intervention, in: Preventive Medicine, 27, 748-756

Reinhardt, U. E. (2000)
The Rise and Fall of the Physician Practice Management Industry, in: Health Affairs, 19, 1, 42-55

Reschke, P., Lauterbach, K., Wasem, J., u. a. (2002)
Klassifikationsmodelle für Versicherte im Risikostrukturausgleich. Zwischenbericht November 2002, Gutachten im Auftrag des Bundesministeriums für Gesundheit, Berlin

Rich, M. W. (1995)
A multidisciplinary intervention to prevent the readmission of elderly patients with congestive heart failure, in: The New England Journal of Medicine, 333, 18, 1190-1195

Richter-Reichhelm, M. (2001)
Vernetzung von Arztpraxen: Telekonsil/ Telekonferenz, in: Zeitschrift für ärztliche Fortbildung und Qualitätssicherung, 95, 9, 620-624

Rieckmann, N. (2002)
Chronische Krankheiten, in: Schwarzer, R., Gesundheitspsychologie von A bis Z, Göttingen, 56-59

Riedel, N. (2003)
Akzeptanz und Widerstände bei der Einführung von Datenkommunikation in das Gesundheitswesen, Seminararbeit am Lehrstuhl für Gesundheitsmanagement der FAU Erlangen-Nürnberg

Riedel, R., Schmidt, J., Hefner, H. (2005)
Leitfaden zur Integrierten Versorgung aus der Praxis, Version 3.0, Köln

Riegl, G. F. (2000)
Netzwerkmarketing Teil 2: Marketingwerkzeuge für Praxisnetze, in: Deutsches Ärzteblatt, Beilage PraxisComputer, 6, 26-28

Riepelmeier, T. (2004)
Die Finanzierung der Karte steht, in: Klartext – Die Zeitung der Kassenärztlichen Bundesvereinigung, 6, 3

Roberts A., Yeager K. (Hrsg.) (2004)
Evidence-based Practice Manual. Research and Outcome Measures in Health and Human Service, New York

Robra, B.-P., Wille, E. (2002)
Evaluationskonzept für das Praxisnetz Berlin, in: Preuß, K.-J., Räbiger, J., Sommer, J., Managed Care, Evaluation und Performance Measurement integrierter Versorgungsmodelle, Stuttgart, New York, 108-115

Roeder, N., Hensen, P., Fiori, W., u. a. (2004)
    Arzt oder „Koder" – wer kodiert Diagnosen und Prozeduren im Krankenhaus?, in: das Krankenhaus, 96,
    10, 802-810

Roeder, N., Hensen, P., Hindle, D., u. a. (2003)
    Instrumente zur Behandlungsoptimierung, in: Der Chirurg, 74, 12, 1149-1155

Roetmann, B., Zumtobel, V. (2001)
    Klinische Informationssysteme: Strategien zur Einführung, in: Deutsches Ärzteblatt, 98, 14, A-892-A-894

Roland Berger (1997)
    Telematik im Gesundheitswesen – Perspektiven der Telemedizin in Deutschland – für Bundesministerium
    für Bildung, Wissenschaft, Forschung und Technologie und Bundesministerium für Gesundheit, München

Roland Berger (2002)
    Auswirkungen der trankssektoral integrierten Gesundheitsversorgung auf die Medizinproduktindustrie –
    Studiendokumentation – BVMed, Berlin, URL:
    http://www.bvmed.de/linebreak4/mod/netmedia_pdf/data/langfassung.pdf [Stand: 25.02.2006]

Rosenbrock, R. (2001)
    Wussten Sie das schon? in: Bundesgesundheitsblatt, 44, 8, 751-752

Rüschmann, H.-H., Roth, A., Krauss, C (2000)
    Vernetzte Praxen auf dem Weg zu managed care?, Berlin

Sachverständigenrat für die Konzertierte Aktion im Gesundheitswesen (1994)
    Gesundheitsversorgung und Krankenversicherung 2000: Eigenverantwortung, Subsidiarität und Solidari-
    tät bei sich ändernden Rahmenbedingungen, Sachstandsbericht 1994, Baden-Baden

Sachverständigenrat für die Konzertierte Aktion im Gesundheitswesen (2001a)
    Bedarfsgerechtigkeit und Wirtschaftlichkeit, Gutachten 2000/01. Band III: Über-, Unter- und Fehlversor-
    gung, Bt-Drs. 14/6871

Sachverständigenrat für die Konzertierte Aktion im Gesundheitswesen (2001b)
    Bedarfsgerechtigkeit und Wirtschaftlichkeit, Zur Steigerung von Effizienz und Effektivität der Arzneimit-
    telversorgung in der gesetzlichen Krankenversicherung (GKV), Addendum zum Gutachten 2000/2001
    (Bände I bis III), URL: http://www.svr-gesundheit.de/Gutachten/Gutacht01/addendum.pdf [Stand:
    07.06.2005]

Sachverständigenrat für die Konzertierte Aktion im Gesundheitswesen (2001c)
    Bedarfsgerechtigkeit und Wirtschaftlichkeit, Band I (Zielbildung, Prävention, Nutzenorientierung und
    Partizipation) u. Band II (Qualitätsentwicklung in Medizin und Pflege), Kurzfassung

Sachverständigenrat zur Begutachtung der Entwicklung im Gesundheitswesen (2005)
    Koordination und Qualität im Gesundheitswesen, URL: http://www.svr-
    gesundheit.de/Gutachten/Gutacht05/Langfassung2.pdf [Stand: 15.06.2005]

Salfeld, R., Spang, S. (2001)
    Informationstechnologie-Einsatz im Gesundheitswesen, in: Salfeld, R. Wettke, J. (Hrsg.), Die Zukunft des
    deutschen Gesundheitswesens. Perspektiven und Konzepte, Berlin u. a., 125-139

Salfeld, R., Wettke, J. (Hrsg.) (2001)
    Die Zukunft des deutschen Gesundheitswesens. Perspektiven und Konzepte, Berlin u. a.

Schaefer, H., Birr, C. (Hrsg.) (1982)
    Funk-Kolleg: Umwelt und Gesundheit – Aspekte einer sozialen Medizin, Bd. 2, Frankfurt am Main

Schaller, T. (2005)
    Controllinginstrumente zur Effizienzsteigerung integrierter Versorgungsstrukturen, Diplomarbeit am
    Lehrstuhl für Gesundheitsmanagement der FAU Erlangen-Nürnberg

Schanz, G. (Hrsg.) (1991)
    Handbuch Anreizsysteme in Wirtschaft und Verwaltung, Stuttgart

Schlingensiepen, I. (2002)
    Knappschaft weitet ihr Netzangebot auf eine neue Region aus, in: Ärzte Zeitung, 10.10.2002, URL:
    http://www.aerztezeitung.de/docs/2002/10/10/182a0701.asp [Stand: 24.02.2006]

Schmid, M., Wang, J. (2003)
    Der Patient der Zukunft: Das Arzt-Patienten-Verhältnis im Umbruch, in: Schweizerische Ärztezeitung,
    84, 41, 2133-2135

Schmidt, E. (Hrsg.) (2001)
    Beiträge zur Sozialpolitik und zum Sozialrecht, 30, Berlin

262

Schneider, A., Broge, B., Szecsenyi, J. (2003)
Müssen wir messen um noch besser werden zu können? Die Bedeutung von Qualitätsindikatoren in strukturierten Behandlungsprogrammen und Qualitätsmanagement, in: Zeitung für Allgemeinmedizin, 79, 547-552

Schneider, U. (2002)
Beidseitige Informationsasymmetrien in der Arzt-Patient-Beziehung: Implikationen für die GKV, in: DIW Vierteljahreshefte zur Wirtschaftforschung, 71, 4, 447-458

Schnurrer, J. U., Frölich, J. C. (2003)
Zur Häufigkeit und Vermeidbarkeit von tödlichen unerwünschten Arzneimittelwirkungen, in: Der Internist, 44, 7, 889-895

Schöffski, O., Schulenburg, J.-M. Graf v. d. (Hrsg.) (2000)
Gesundheitsökonomische Evaluationen, 2., vollst. neu überarb. Auflage, Berlin u. a.

Schöffski, O., Uber, A. (2000)
Grundformen gesundheitsökonomischer Evaluationen, in: Schöffski, O., Schulenburg, J.-M. Graf v. d. (Hrsg.), Gesundheitsökonomische Evaluationen, 2., vollst. neu überarb. Auflage, Berlin u. a., 175-204

Schräder, W. F., Ryll, A. (2003)
Pauschalierende Vergütungssysteme in der integrierten Versorgung, in: Tophoven, C., Lieschke, L. (Hrsg.), Integrierte Versorgung: Entwicklungsperspektiven für Praxisnetze, Köln, 131-169

Schrappe, M. (2005)
Clinical Pathways, in: Hart, D. (Hrsg.), Klinische Leitlinien und Recht, Baden-Baden, 163-171

Schreyögg, J., Plate, A., Busse, R. (2005)
Identifizierung geeigneter Versichertengruppen für die integrierte Versorgung anhand von GKV-Routinedaten, in: Gesundheitsökonomie & Qualitätsmanagement, 10, 349-355

Schroeders, N. v., Köbberling, J. (2002)
Einfluss von Vergütungssystemen auf die medizinische Qualität, Medizinische Klinik, 97, 7, 429-433

Schug, S. H. (2003)
Gesundheitstelematik – Aktuelle Entwicklungen und Konsequenzen für Krankenhäuser und Versorgungsverbünde, in: Der Klinikarzt, 32, 391-397

Schulenburg, J.-M. Graf v. d. (1981)
Systeme der Honorierung frei praktizierender Ärzte und ihre Allokationswirkungen, Tübingen

Schulenburg, J.-M. Graf v. d., Greiner, W. (2000)
Gesundheitsökonomik, Tübingen

Schulze Ehring, F. (2004)
Beitragsanstieg in der gesetzlichen Krankenversicherung, Studie des wissenschaftlichen Instituts der PKV (WIP), Köln, URL: http://www.pkv.de [Stand: 18.02.2006]

Schwabe U., Paffrath, D. (Hrsg.) (2006)
Arzneiverordnungsreport 2005, Heidelberg

Schwabe, U. (2006)
Arzneiverordnungen 2004 im Überblick, in: Schwabe, U., Paffrath, D. (Hrsg.), Arzneiverordnungsreport 2005, Heidelberg, 3-36

Schwartz, F. W., Bitzer, E. M., Dörning, H., u. a. (1999)
Schwartz-Gutachten – Gesundheitsausgaben für chronische Krankheit in Deutschland – Krankheitskostenlast und Reduktionspotentiale durch verhaltensbezogene Risikomodifikation, Lengerich

Schwarzer, J., Kaden, I. (2002)
Activity Based Costing eines RIS/PACS, Eine Prozessanalyse, in: Management & Krankenhaus, 21, 3, 12

Schwarzer, R. (1999)
Self regulatory processes in the adoption and maintenance of health behaviors, in: Journal of Health Psychology, 4, 2, S 115-127

Schwarzer, R. (2002)
Gesundheitspsychologie von A bis Z, Göttingen

Schwarzer, R. (2004)
Psychologie des Gesundheitsverhaltens: Einführung in die Gesundheitspsychologie, 3. überarbeitete Auflage, Göttingen

Schwing, C. (2004a)
Klinische Behandlungspfade – „Das Fürstentumsdenken der Chefärzte ist nicht einfach zu knacken", in: Krankenhaus Umschau, 73, 1, 52-54

Schwing, C. (2004b)
Die Tele-Portal-Cluster-Klinik, in: Krankenhaus Umschau, 73, 9, 758-763

Segal, L. (1998)
The importance of patient empowerment in health system reform, in: Health Policy, 44, 1, 31-44

Seitz, R., König, H.-H., Stillfried, D., Graf v. (1997)
Grundlagen von Managed Care, in: Arnold, M., Lauterbach, K. W., Preuß, K.-J. (Hrsg.), Managed Care: Ursachen, Prinzipien, Formen und Effekte, in: Robert-Bosch-Stiftung (Hrsg.), Beiträge zur Gesundheitsökonomie, Bd. 31, Stuttgart, 3-24

Semler, S. C. (2001)
Automatisierte Arztbriefschreibung –Eine Serviceleistung des Arztes, in: Deutsches Ärzteblatt, 98, 11, Supplement: Praxis Computer, 10-13

Semler, S. C., Wünnemann, J. (2001)
Die lokale Elektronische Patientenakte- notwendige Basis für Interoperabilität in medizinischen Versorgungsnetzen, in: Jäckel, A. (Hrsg.), Telemedizinführer Deutschland Ausgabe 2002, Ober-Mörlen, 272-283

Semmler S., Engelbrecht, R. (2002)
Erwartungen an die digitale Akte, in: Krankenhaus Umschau, 71, 12, 1076-1078

Senn, Ch. (1996)
Key Account Management für Investitionsgüter, Anforderungen – Methodik – Erfolgsfaktoren, Hallstadt

Senn, Ch. (2001)
Key Account-Management, in: Diller, H. (Hrsg.), Vahlens Großes Marketinglexikon, 2., völlig überarbeitete und erweiterte Auflage, München, 768-769

Shalala, D. E. (2000)
Align payment incentives, in: Secretary of health and human services (Hrsg.), Report to Congress. Safeguards for individuals with special health care needs enrolled in Medicare Managed Care, 06.11.2000

Shortell, S. M., Zukoski, A. P., Alexander, J. A., u. a. (2002)
Evaluating partnerships for community health improvement: Tracking the footprints, in: Journal of Health Politics, Policy and Law, 27, 1, 49-94

Simon, M. (2000)
Neue Krankenhausfinanzierung – Experiment mit ungewissem Ausgang: Zur geplanten Umstellung auf ein DRG-basiertes Fallpauschalensystem, Veröffentlichungsreihe der Arbeitsgruppe Public Health, Wissenschaftszentrum Berlin für Sozialforschung, URL: http://skylla.wz-berlin.de/pdf/2000/p00-201.pdf [Stand: 27.02.2006]

Skerra, M. (2002)
Softwareauswahl – Projektmanagement aus Anbietersicht, in: Trill, R. (Hrsg.), Informationstechnologie im Krankenhaus: Strategien, Auswahl, Einsatz, Neuwied u. a., 217-241

Sohn, S., Schöffski, O. (2002)
Organisations- und prozesstheoretische Grundlagen für den Aufbau und Betrieb von Praxisnetzen, in: Gesundheitsökonomie und Qualitätsmanagement, 7, 6, 365-372

Sojer, R. (2001)
Design und Organisation von medizinischen Dokumenten in der Klinik mit Poliklinik für Kinder und Jugendliche der Universität Erlangen-Nürnberg, Studienarbeit im Fach Informatik, Institut für Mathematische Maschinen und Datenverarbeitung, Lehrstuhl für Betriebssysteme- Prof. Dr. Hofmann, Friedrich-Alexander-Universität, Erlangen Nürnberg

Sordyl, C. (1997)
Patienten- und Zuweiserzufriedenheit mit den Krankenhäusern Westmecklenburgs – Ergebnisse einer Patienten- und Zuweiserbefragung, in: Techniker Krankenkasse Landesverband Mecklenburg-Vorpommern (Hrsg.): Kundenorientierung in den Krankenhäusern Mecklenburg-Vorpommerns. Fachtagung der Krankenhausgesellschaft Mecklenburg-Vorpommern und der Techniker Krankenkasse am 12.3.97, Schwerin: Techniker Krankenkasse, 11-14

Spielberg, P. (2001)
Digitales Röntgenzeitalter hat längst begonnen, in: Ärzte Zeitung, 06.06.2001, URL: http://www.aerztezeitung.de/docs/2001/06/06/103a1501.asp [Stand: 26.01.2006]

264

Spycher, S. (2002)
    Risikoausgleich in der Krankenversicherung: Notwendigkeit, Ausgestaltung und Wirkungen, Bern, Stuttgart, Wien

Stadler, J. (2002a)
    Elektronische Patientenakte liefert kompakte Gesundheitsinformationen, in: führen und wirtschaften im Krankenhaus, 19, 6, 660-661

Stadler, J. (2002b)
    Einführung der elektronischen Patientenakte im Psychiatrischen Zentrum Nordbaden (PZN), in: das Krankenhaus, 94, 11, 959-962

Stadler, J. (2003)
    Marktanalyse Elektronische Patientenakte, Der Einsatz der elektronischen Patientenakte in den Krankenhäusern der BRD, Psychiatrisches Zentrum Nordbaden, Wiesloch, URL: http://www.digitale-krankenakte.de/veranstaltungen/symposium2003/marktanalyse.htm [Stand: 26.01.2006]

Statistisches Bundesamt (2006)
    VGR des Bundes - Bruttolöhne und -gehälter: Deutschland, Jahr, Wirtschaftsbereiche, URL: http://www-genesis.destatis.de [Stand: 6.03.2006]

Stausberg, J., Lehmann, N., Kaczmarek, D., u. a. (2005)
    Einheitliches Kodieren in Deutschland: Wunsch und Wirklichkeit, in: das Krankenhaus, 97, 8, 657-662

Steinbach, H., Sohn, S., Schöffski, O. (2004)
    Möglichkeiten der Kalkulation von sektorübergreifenden Kopfpauschalen (Capitation), Schriften zur Gesundheitsökonomie, Bd. 4, Burgdorf

Steiner A., Wyss, P., Zemp, R. (1998)
    Wettbewerbsorientierung im Gesundheitswesen: Ansätze zur Kostensenkung, Management Weiterbildung, Universität Zürich Heft 14, Bern

Steiner, M., Riedel, W., Maetzel, J., Kühn, K., Lühr, O. (2005)
    Wissenschaftliche Begleitung des Qualitäts- und Kooperationsmodells Rhein-Neckar (Hausarztmodell), 1. Zwischenbericht, URL: http://www.aok.de/bawue/download/pdf/hausarztmodell/zwischenbericht.pdf [Stand: 22.02.2006]

Steininger-Niederleitner, M., Sohn, S., Schöffski, O. (2003)
    Managed Care in der Schweiz und Übertragungsmöglichkeiten nach Deutschland, Schriften zur Gesundheitsökonomie, Bd. 1, Burgdorf

Steyer, G. (2002)
    Telemedizin-Stand und Perspektiven, in: Trill, R. (Hrsg.), Informationstechnologie im Krankenhaus: Strategien, Auswahl, Einsatz, Neuwied u. a., 141-174

Stillfried, D., Graf v. (2001)
    Leistungsvergütung in der integrierten Versorgung als Sonderfall des Grundsatzes „Geld folgt Leistung", in Arnold, M., Litsch, M., Schellschmidt, H., Krankenhausreport 2000, Stuttgart, 295-315

Stock, J. (2001)
    Budgetverantwortung – eine Chance für Arztnetze, in: Eissing, U., Noelle, G., Kuhr, N. (Hrsg.), MED-NET. Arbeitsbuch für die integrierte Gesundheitsversorgung 2001/2, Bremen, 85-98

Stockdreher, K., Kuls, G., Modrack, M., u. a. (2004)
    Parallelkodierung von Krankenhausfällen, in: das Krankenhaus, 96, 6, 437-443

Stoschek, J. (2005)
    Mit Demenz zu Hause leben – in Mittelfranken soll der bestmögliche Versorgungsstandard neu definiert werden, in: Ärzte Zeitung, 26.04.2005, URL: http://www.aerztezeitung.de/docs/2005/04/26/075a0203.asp?cat= [Stand: 24.05.2005]

Strauss, B. (2005)
    Kundenbindung durch Beschwerdemanagement, in: Bruhn, M., Homburg, C., Handbuch Kundenbindungsmanagement, 5. überarbeitete und erweiterte Auflage, Wiesbaden, 315-341

Strehle, O. (2005)
    Der Patient in der Integrierten Versorgung - Ökonomischer Impact von positiven Verhaltensänderungen, Diplomarbeit am Lehrstuhl für Gesundheitsmanagement der FAU Erlangen-Nürnberg

Strehle, O., Weber, A. (2003)
    Voraussetzungen für eine diagnosebezogene Capitationberechnung in der Schweiz, in: Managed Care, 8, 33-39

Streit, V., Letter, M. (Hrsg.) (2004)
Marketing für Arztpraxen, Berlin

Stüwe, H. (2005)
Freie Arztwahl ist viel wert, in: Deutsches Ärzteblatt, 102, 25, 1784

Sudlow, C., Counsell, C. (2003)
Problems with UK government's risk sharing scheme for assessing drugs for multiple sclerosis, in: British Medical Journal 326, 7385, 388-392, URL: http://bmj.bmjjournals.com/cgi/reprint/326/7385/388.pdf [Stand: 08.02.2006]

Symmetry Data Health Systems (2004)
Episode Treatment Groups – An Illness Classification and Episode Building System, URL: www.symmetry-health.com [Stand: 09.09.2005]

Szecsenyi, J., Broge, B., Pelz, J., u. a. (1999)
Pharmakotherapie, in: Szecsenyi, J., Magdeburg, K., Kluthe, B., Weber, C., Bausch, J., Schindler, H. (Hrsg.), Ein Praxisnetz erfolgreich gestalten – Erfahrungen und Ergebnisse aus zwei Jahren „Ärztliche Qualitätsgemeinschaft Ried" (AQUA-Materialien Band VII), Göttingen, 128-164

Szecsenyi, J., Broge, B., Pietratus, S. (1998)
Entwicklung qualitätsgerechter Dokumentationsverfahren für die hausärztliche Praxis, Hannover

Szecsenyi, J., Klingenberg, A., Pelz, J., Magdeburg, K. (2001)
Bewertung eines Patientenbuches durch Patienten – Ergebnisse aus der Ärztlichen Qualitätsgemeinschaft Ried, Zeitschrift für ärztliche Fortbildung und Qualität im Gesundheitswesen, 407-412

Szecsenyi, J., Magdeburg, K., Kluthe, B., Bausch, J. (Hrsg.) (1999)
Ein Praxisnetz erfolgreich gestalten, Erfahrungen und Ergebnisse aus zwei Jahren „Ärztliche Qualitätsgemeinschaft Ried", Göttingen, URL: http://www.aqua-institut.de/pdf/Riedbericht_gesamt_mit_Deckblatt.pdf [Stand: 20.07.2005]

Szecsenyi, J., Stock, J. (2002)
Gute Netze halten länger, in: Gesundheit und Gesellschaft, 5, 10, 16-17

Szecsenyi, J., Stock, J., Broge, B. (2003)
Qualität greifbarer machen: Qualitätsindikatoren der AOK für Arztnetze, in: Zeitschrift für Managed Care und Care Management, 6, 1, 18-20

Tausch, B. (2000)
Ärztliche Qualitätszirkel auf dem Prüfstand, Eine arbeits- und organisationspsychologische Analyse des ärztlichen und betrieblichen Qualitätszirkelkonzepts, Münster, New York, München

Tenckhoff, B., Perl, P. (2002)
Clinical Pathways erfordern eine anwenderorientierte Umsetzung in Struktur und Inhalt, in: führen und wirtschaften im Krankenhaus, 19, 6, 668-669

Thielscher, C., Schroeders, N. v. (2002)
Nutzung neuer elektronischer Möglichkeiten bei der Zusammenarbeit von Rehabilitationsträgern und Leistungserbringern in Rehabilitation, Prävention und Gesundheitswesen – Projekt „PEP": Perspektiven einer Elektronischen Patientenakte, Abschlussbericht der Machbarkeitsstudie für den Beauftragten der Bundesregierung für die Belange der Behinderten, Karl Hermann Haack, in: Jäckel, A. (Hrsg.), Telemedizinführer Deutschland Ausgabe 2003, Ober-Mörlen, 54-69

Tophoven, C., Lieschke, L. (Hrsg.) (2003)
Integrierte Versorgung: Entwicklungsperspektiven für Praxisnetze, Köln

Tophoven, C., Müller, G. (2000)
Ausgestaltungsaspekte und Berechnungsprinzipien, in: Netzeigene Budgets, in: Kassenärztliche Bundesvereinigung (Hrsg.), Handbuch für Netzberater (unveröffentlicht), 7-18

Trautner, C., Dong, Y., Ryll, A. (2005)
Verlässlichkeit von Diagnosen niedergelassener Ärzte in Niedersachsen, in: Gesundheits- und Sozialpolitik, 59, 1-2, 36-43

Trill, R. (2000)
Krankenhaus-Management: Aktionsfelder und Erfolgspotentiale, 2. erweiterte und überarbeitete Auflage, Neuwied u. a.

Trill, R. (2002a)
Anwendungen – Übersicht, in: Trill, R. (Hrsg.), Informationstechnologie im Krankenhaus: Strategien, Auswahl, Einsatz, Neuwied u. a., 45-56

Trill, R. (2002b)
Anwendungen – Prozess- versus Funktionsorientierung, in: Trill, R. (Hrsg.), Informationstechnologie im Krankenhaus: Strategien, Auswahl, Einsatz, Neuwied u. a., 56-61

Trill, R. (2002c)
Anwendungen – eHealth, in: Trill, R. (Hrsg.), Informationstechnologie im Krankenhaus: Strategien, Auswahl, Einsatz, Neuwied u. a., 88-174

Trill, R. (2002d)
Softwareauswahl – der Auswahlprozess, in: Trill, R. (Hrsg.), Informationstechnologie im Krankenhaus: Strategien, Auswahl, Einsatz, Neuwied u. a., 177-201

Trill, R. (2002e)
Softwareauswahl – Erfolgsfaktoren des Projektmanagements, in: Trill, R. (Hrsg.), Informationstechnologie im Krankenhaus: Strategien, Auswahl, Einsatz, Neuwied u. a., 201-216

Trill, R. (Hrsg.) (2002)
Informationstechnologie im Krankenhaus: Strategien, Auswahl, Einsatz, Neuwied u. a.

van de Ven, W. P. M. M. (2001)
Plädoyer für risikogerechte Kopfpauschalen, in: Zeitschrift für Managed Care und Care Management 4, 1, 9-11

van de Ven, W. P. P. M., Ellis, R. P. (2000)
Risk Adjustment in Competitive Health Plan Markets, in: Culyer, A. J., Newhouse, J. P. (Hrsg.), Handbook of Health Economics, 1, 755-845 (auch unter URL: http://people.bu.edu/ellisrp/EllisResearch.html [Stand: 26.01.2006])

van de Ven, W. P. P. M., van Vliet, R. C. J. A., Lamers, L. M. (2004)
Health-Adjusted Premium Subsidies in the Netherlands, in: Health Policy, 23, 3, 45-55

van Vliet, R. C. J. A. (1992)
Predictability of individual health care expenditures, in: The Journal of Risk and Insurance, 59, 3, 443-460

van Vliet, R. C. J. A., Prinsze, F. J. (2003)
Eindrapportage: Onderhout FKG's en nader vervolgonderzoek naar DKG's voor toepassing in het ZFW-verdeelmodel 2004, Rotterdam, Erasmus Universiteit –iBMG

van Vliet, R. C. J. A., van de Ven, W. P. M. M. (1992)
Towards a capitation formula for competing health insurers, in: Social Science and Medicine, 9, 34, 1035-1048

Verband Deutscher Arztpraxis-Softwarehersteller e. V. (2003)
VCS- der Kommunikationsstandard, URL: http://www.vdap.de [Stand: 24.02.2006]

Vetter, R. (2001)
Datenschutzrechtliche Aspekte der Telemedizin, in: Zeitschrift für ärztliche Fortbildung und Qualitätssicherung, 95, 9, 662-666

VFA (2004)
VFA-Positionspapier „Wahlfreiheit statt Einheitsversorgung: Perspektiven für die Weiterentwicklung des deutschen Gesundheitssystems", URL: http://www.vfa.de/download/de/politik/positionen/pos_wahlfreiheit.html/pos_wahlfreiheit.pdf [Stand: 04.06.2005]

Volmer, T., Kielhorn, A. (1998)
Compliance und Gesundheitsökonomie, in: Petermann, F. (Hrsg.), Compliance und Selbstmanagement, Göttingen, 45-72

von Reibnitz, C., Schnabel, P.-E., Hurrelmann, K. (Hrsg.) (2001)
Der mündige Patient, Weinheim und München

von Stackelberg, J.-M. (2004)
Nutzenpotenziale und Risiken bei den aktuellen IV-Verträgen, Vortrag am 11.06.2004 zum Konsil im Park, URL: http://www.gesundheitsconsult.de/kip/kip_unterlagen_gesamt.pdf [Stand: 22.02.2006]

Wagner, E. R. (2001)
Types of Managed Care Organizations, in: Kongstvedt, P. R. (Hrsg.), The Managed Health Care Handbook, 4. Aufl., Gaithersburg, 28-41

Wallhäuser, M (2002)
Wer haftet für IT-Risiken?, in: Krankenhaus Umschau, 71, 10, 838-839

Walter, U., Grobe, T. (2002)
Prävention stärken, in: Forum für Gesundheitspolitik, Mai 2002, 185-188

Wambach, V., Lindenthal, J. (2004)
Das Projekt „Qualität und Effizienz – QuE" im Praxisnetz Nürnberg Nord, in: Hellmann, W. (Hrsg.), Handbuch Integrierte Versorgung, Landsberg

Warda, F., Noelle, G. (2002)
Telemedizin und eHealth in Deutschland: Materialien und Empfehlungen für eine nationale Telematikplattform, o. O.

Warda, F., Noelle, G. (2003)
Telematikinfrastruktur: Individualvergütung für die Ärzte, in: Deutsches Ärzteblatt, 100, 37, A2356-A2358

Wasem, J., Buchner, F. (1999)
Morbidität und der Ausgleich von Risikostrukturen – was kann die USA uns lehren?, in: Arbeit und Sozialpolitik, 11-12, 21-29

Weber, A. (2001)
Ärztegruppen mit Capitation, Novartis Managed Care Workshop am 7.04.2001, Basel

Weber, A. (2005)
Case und Disease Management im Ärztenetz, in: Schweizer Zeitschrift für Managed Care, 3, 20-22

Weber, A., Götschi, A. S., Kühne, R., Meier, D. (2004)
Patientenrekrutierung für Disease Management, in: Schweizer Ärztezeitung, 85, 48, 2581-2584.

Weber, A., Huber, F. (1998)
Bedeutung der Risikokorrektur für Hausarztmodelle und HMOs, in: Schweizer Zeitschrift für Managed Care, 5, 36-37

Weißbach, H.-J., Witzgall, E., Vierthaler, R. (1990)
Außendienstarbeit und neue Technologien, Branchentrends, Fallanalysen, Interviewauswertungen, Opladen

Welling, H. (2005)
Das Handbuch für den Praxiserfolg, 3. überarbeitete Auflage, Stuttgart

Welsh, F. (1996)
Self-Regulation: The True Key to Success of Physician-Directed Networks, in: Journal of Health Care Finance, 23, 2, 1-18

Wensing, M., Broge, B., Kaufmann-Kolle, P. et al. (2004)
Quality circles to improve prescribing patterns in primary medical care: What is their actual impact?, in: Journal of Evaluation in Clinical Practice, 10, 3, 457-466, URL: http://www.blackwell-synergy.com/doi/pdf/10.1111/j.1365-2753.2004.00517.x [Stand: 28.02.2006]

Westebbe, P. W. (1999)
Ärzte im Netz: Ein Bericht über Vernetzte Praxen und Praxisnetze in Deutschland. Eine qualitative Untersuchung über die Entwicklung neuer Kooperations- und Organisationsformen in der ambulanten Medizin in Deutschland, Neuss

Wickramasinghe, N., Silvers, J. B. (2003)
IS/IT the Prescription to Enable Medical Group Practices Attain Their Goals, in: Health Care Management Science, 6, 75-86

Wiechmann,M. (2003)
Managed Care – Grundlagen, internationale Erfahrungen und Umsetzung im deutschen Gesundheitssystem, Wiesbaden

Wienke, A.(2001)
Organisationsverschulden bei vernetzten Strukturen, in: Zeitschrift für ärztliche Fortbildung und Qualitätssicherung 95, 9, 629-632

Wild, M., Herges, S. (2000)
Total Costs of Ownership (TCO) – ein Überblick, URL: http://geb.uni-giessen.de/geb/volltexte/2004/1577/pdf/Apap_WI_2000_01.pdf [Stand: 22.02.2006]

Wille, E. (2002)
Welche Auswirkungen hat die „4. Hürde" auf Über-, Unter- und Fehlversorgung und auf die deutsche Gesundheitsindustrie?, in: Lauterbach, K. W., Volmer, T. (Hrsg.), Arzneimitteltherapie – Über-, Unter- und Fehlversorgung, Was leisten „neue Steuerungsinstrumente", Stuttgart, 33-55

Wille, E. (Hrsg.) (2002)
Anreizkompatible Vergütungssysteme im Gesundheitswesen, Gesundheitsökonomische Beiträge, Bd. 38, Baden-Baden

Williamson, O. E. (1971)
    The Vertical Integration of Production: Market Failure Considerations, American Economic Review, LXI, 2, May, 112-123, abgedruckt in: Williamson, O. E., Masten, S. E. (Hrsg.) (1999), The Economics of Transaction Costs, Cheltenham u. a., 23-34

Williamson, O. E., Masten, S. E. (Hrsg.) (1999)
    The Economics of Transaction Costs, Cheltenham u. a.

Wirth, A. (2004)
    Lebensstiländerung zur Prävention und Therapie arteriosklerotischen Krankheiten, in: Deutsches Ärzteblatt, 101, 24, 1745-1752

Wölker, T. (2001)
    Compliance sichern mit „Beratungs-Rezepten", erschienen in Ärzte Zeitung 16.01.2001, URL: http://www.bononet.de/berater/19/Compli.pdf [Stand: 04.07.2005]

Wölker, T. (2004)
    Die Arzthelferin als Erfolgsfaktor, in: Amon, U. (Hrsg.), Qualitätsmanagement in der Arztpraxis, Berlin, Heidelberg, 105-138

Zeller, W. J. (2006)
    Immuntherapeutika und Zytostatika, in: Schwabe, U., Paffrath, D. (Hrsg.), Arzneiverordnungsreport 2005, Heidelberg, 673-685

Zeno Executive Conferences (2005)
    Rabatte pharmazeutischer Unternehmen für die Integrierte Versorgung, URL: http://www.zeno24.de/e3/e6/e472/Rabatte130a10-05i.pdf [Stand: 30.08.2005]

Zentrum für Telematik im Gesundheitswesen (2003)
    DICOM Digital Imaging and Communications, URL: http://www.ztg-standards-db.de [Stand: 24.02.2006]

Zhao, Y., Ash, A. S., Ellis, R. P. (2003)
    Predicting Costs and Describing Population Disease Burden Using Medical and Pharmacy Claims, URL: http://econ.bu.edu/ellis/Papers/ZhaoAshEllisAyanian071703.pdf [Stand: 26.01.2006]

Zhao, Y., Ash, A. S., Ellis, R. P. (2005)
    Predicting Pharmacy Costs and Other Medical Costs Using Diagnoses and Drug Claims, in: Medical Care 43, 1, 34-43

Zhao, Y., Ellis, R. P., Ash, A. S. (2001)
    Measuring Population Health Risks Using Inpatient Diagnoses and Outpatient Pharmacy Data, in: Health Services Research 36, 6 (Part II), 180-193

Zimmermann, I. (2003)
    Der neue elektronische Arztausweis geht jetzt in die Testphase, in: Ärzte Zeitung, 04.08.2003, URL: http://www.aerztezeitung.de/docs/2003/08/04/144a0301.asp [Stand: 26.01.2006]

Zinn, J. S., Mor, V., Intrator, O., u. a. (2003)
    The impact of the prospective payment system for skilled nursing facilities on therapy service provision: a transaction cost approach, in: Health Services Research, 38, 6, 1467-1485

Zok, K (2005)
    Bonusprogramme und Zusatzversicherung in der GKV, in: WidO-Monitor, 1/2005

Zöll, R., Berchtel, T. (2005)
    Qualitätsmanagement und Zertifikate in Gesundheitseinrichtungen: Viele Konzepte, Viele Verfahren und kaum Transparenz, Gesundheitsmonitor der Bertelsmann Stiftung, 2/2005

Zorn, U., Ollenschläger, G. (1999)
    Qualitätsbestimmung in der medizinischen Versorgung – ein universelles Entwicklungsschema für Qualitätsindikatoren, in: ZaeFQ, Köln, 123-128

ZVFK (o. J.)
    Definition der Versorgungsforschung, Was ist Versorgungsforschung?, URL: http://zvfk.de/content/e323/e338/index_ger.html [Stand: 20.06.2005]

Schriften zur Gesundheitsökonomie

HERZ

Health Economics Research Zentrum
Buchweizenfeld 27
31303 Burgdorf
Fax: +49(0)5136/976187
email: herz@schoeffski.de

Bisher erschienen:

Band 1   *Steininger-Niederleitner, M., Sohn, S., Schöffski, O. (2003)*
Managed Care in der Schweiz und Übertragungsmöglichkeiten nach Deutschland
ISBN 3-936863-00-8, 172 S., 18 Abb., Geb. EUR 19,90

Band 2   *Esslinger, A. S. (2003)*
Qualitätsorientierte strategische Planung und Steuerung in einem sozialen Dienstleistungsunternehmen mit Hilfe der Balanced Scorecard
ISBN 3-936863-01-6, 276 S., 36 Abb., 50 Tab., Geb. EUR 29,90

Band 3   *Lindenthal, J., Sohn, S., Schöffski, O. (2004)*
Praxisnetze der nächsten Generation: Ziele, Mittelverteilung und Steuerungsmechanismen
ISBN 3-936863-02-4, 216 S., 16 Abb., 19 Tab., Geb. EUR 24,90

Band 4   *Steinbach, H., Sohn, S., Schöffski, O. (2004)*
Möglichkeiten der Kalkulation von sektorenübergreifenden Kopfpauschalen (Capitation)
ISBN 3-936863-03-2, 312 S., 22 Abb., 28 Tab., Geb. EUR 29,90

Band 5   *Glock, G., Sohn, S., Schöffski, O. (2004)*
IT-Unterstützung für den medizinischen Prozess in der integrierten Versorgung
ISBN 3-936863-04-0, 208 S., 22 Abb., Geb. EUR 24,90

Band 6   *Hagn, D., Schöffski, O. (2005)*
Orphan Drugs. A Challenge for the Pharmaceutical Industry in Europe
ISBN 3-936863-05-9, 160 S., 37 Abb., 20 Tab., Geb. EUR 19,90

Band 7   *Pelleter, J., Sohn, S., Schöffski, O. (2004)*
Medizinische Versorgungszentren. Grundlagen, Chancen und Risiken einer neuen Versorgungsform
ISBN 3-936863-06-7, 196 S., 18 Abb., Geb. EUR 24,90

Band 8   *Sohn, S. (2006)*
Integration und Effizienz im Gesundheitswesen. Instrumente und ihre Evidenz für die integrierte Versorgung
ISBN 3-936863-07-5, 288 S., 26 Abb., 28 Tab., Geb. EUR 29,90